# 자폐와 아스퍼거 치료를 위한
# 의학적 접근법

Dr. TOMATO PROTOCOL FOR AUTISM

# 자폐와 아스퍼거 치료를 위한
# 의학적 접근법

Dr. TOMATO PROTOCOL FOR AUTISM

김문주 지음

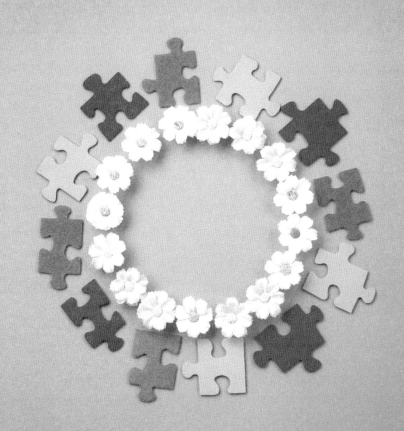

와이겔리

# 자폐 성향에서 정상발달로 성장한 초3 아이 이야기

● 유튜브 채널 〈ME:racle tv〉 운영자,
  한국플로어타임센터/플로어타임 홈스쿨 이사

지금으로부터 7년 전에는 자폐스펙트럼에 관한 인식 자체가 매우 부족했습니다. 우리 아들은 퇴행이 심해지면서 눈맞춤과 호명반응이 전혀 안 되었는데, 저는 단순히 남자아이라서 조금 늦된 것뿐이라고 생각했습니다. 그런데 아이가 자폐 성향을 많이 보인다는 것을 여러 의료진에게 확인받는 순간 너무 절망적이었습니다. 드라마나 영화에서 있을 법한 일이 펼쳐진 것 같았고, 하늘이 무너지는 느낌이 들었습니다.

그 당시는 유튜브도 없었고, 카페 정보도 부정확해 보이고, 완치 사례를 찾기도 힘들어서 어디서부터 무엇을 어떻게 시작해야 할지 몰랐습니다. 그때 우리 동네에서 가장 큰 아이발달센터를 찾아간 곳이 우연히 아이토마토한의원과 토마토아동발달센터(현 한국플로어타임센터)였고, 그곳에서 김문주 원장님을 만나면서 '우리 아이에게도 희망이 있겠구나.'라고 생각했습니다. 근본적인 치료, 최신 치료라는 말이 제 마음을 사로잡았습니다.

다닌 지 한 달 만에 크레인만 하던 아이가 포인팅을 하고, 3개월 만에 비언어적 의사소통이 가능해지고, 6개월이 지나자 자기 의사 표현을 어느 정도 하기 시작했습니다. 아이는 1년이라는 짧은 시간에 기적적으로 정상발달 범주로 회복될 수 있었습니다. 물론 그 후 2~3년간은 산만함과 충동성을 조절하는 데 시간이 걸렸습니다.

지금 초등학교 3학년에 다니는 아이는 〈마인크래프트〉와 보드게임을 좋아하는 평범한 아이로 자라고 있습니다. 아직 남아있는 자폐 성향 때문에 교실에서 남들보다 조금 긴장하는 편이라서 집에서 최대한 스트레스를 풀 수 있도록 해줍니다.

김문주 원장님의 도움이 아니었다면, 아이가 정상범주까지 회복하는 일은 불가능에 가까웠을 겁니다. 지금까지도 연구에 매진하며 많은 부모에게 희망을 전달하는 김문주 원장님께 박수를 보냅니다.

예전의 치료 방식을 벗어버리고 최신의 치료를 통해 여러분 가정의 아이에게도 기적이 깃들기를 기도드립니다.

# 자폐를 이겨낸
# 우리 아들 이야기를
# 들려드립니다

● 조영식(자폐에서 완치된 하진이 아빠, 단국대학교 교직원)

2020년 4월, 우리 아이는 "ASD로 보이나 나이가 어려 확진하지 않고, 언어치료를 권고한다."라는 대학병원의 리포트를 받았다. 간단한 단어로 대화가 가능했던 아이는 더 이상 '엄마', '아빠'라는 쉬운 말도 하지 못할 정도로 급속도로 퇴행하고 있었는데, "치료 약은 없으며 훈련을 통해 상황을 타개해야 한다."라는 전문의의 의견은 청천벽력과도 같았다. 매주 주말마다 함께했던 자폐/지적장애 등 발달장애 아이들 돌봄 봉사를 통해 해당 질병의 예후를 너무나도 잘 알고 있었던 우리 부부는 절망 속에서도 어떻게든 돌파구를 찾으려 부단히 노력했고, 일주일 정도 모든 자폐 관련 정보를 검색하던 중 Dr. TOMATO 선생님의 특별한 치료법을 보게 되었다.

Dr. TOMATO 선생님은 뇌 면역이 취약한 우리 아이 뇌에서 염증반응이 일어나고 있다고 설명하며, 뇌의 원시적 영역에서 시작한 염증반응이 점점 확장되기 전에 정상발달을 할 수 있도록 치료해야 한다며 '한약과 식이요법'을 해결책으로 제시하였다. 자폐의 발병 원인부터 경과에 관해서까지 매우 깊이 있는 고찰을 확인할 수 있었기에 신뢰할 수 있었고, 치료약이 없다는 주류의학의 접근법과는 다른 선생님의 치료법에 확신이 들어 치료를 시작하였다.

크레인, 아빠의 손을 활용한 포인팅, 무표정, 다양한 감각추구, 까치발, 호명반응과 눈맞춤이 안 되는 등 중증으로 빠르게 퇴행하던 우리 아이는 한약 복용과 동시에 GF, CF, SF 식이요법을 병행하였는데, 치료한 지 일주일도 안 되어 눈맞춤이 회복되기 시작하였다. 한 주 한 주가 지날 때마다 크레인이 사라지고, 포인팅이 사라졌으며, 호명반응이 돌아왔고, 높은 톤의 목소리로 즐기던 감각추구는 약 3개월쯤부터 사라지기 시작했다. 약 6개월이 지날 즈음, 주변 지인들에게 아이를 관찰시켰으나 자폐에 관한 정보가 없는 사람들은 전혀 특이한 점을 찾을 수 없는, 말만 늦은 아이가 되어갔다. 약 9개월이 지날 즈음부터 아이는 다시금 '엄마', '아빠'를 말할 수 있게 되었고, 언어표현이 가파르게 성장하였다. 치료한 지 1년이 지난 시점에는 다시금 자폐 이전의 아이로 돌아왔으며, 2년이 경과하였을 때는 모든 의학적 치료를 마쳤다. 자폐 발병을 확인한 이후 3년이 지난 현재는 '완치'라는 표현 외에 다른 표현은 사용할 수가 없다. 여느 아이들과 같이 친구들을 사랑하고, 가끔 싸우다가 화해하기도 하며, 부모에게 장난과 애교가 가득하고, 유창한 표현과 함께 시각적 탐구력과 기억력이 매우 좋은 아이로 성장하고 있으며, 내년에는 초등학교 입학을 앞두고 있다.

자폐는 만 3세 이전에 시작되는 암보다도 무서운 질병으로서 한 인간의 삶에 재앙과도 같은 결과를 가져온다고 생각한다. 하지만 현재의 의료시스템은 이에 대해 정확한 원인 파악조차 하지 못한 채 모든 것을 부모의 몫으로만 전가하고 있다. 주류의학 중 소아정신과에서 다루고는 있으나 발병 원인에 대해서도 명확히 파악하지 못해 치료법과 처방이 없으므로, 수익이 나지 않는 의료구조상 전문의 배출도 원활히 이뤄지지 않는 것으로 보인다. 대학병원 외에는 진료조차도 어렵고, 그 또한 길고 긴 대기 시간을 거쳐서 진료를 받더라도 해결 방안은 언어훈련, 행동훈련 등이 전부였다.

　　Dr. TOMATO 선생님은 자폐에 새로운 패러다임을 가지고 도전적인 수많은 임상연구를 통해 많은 아이를 구해내고 있지만, 비주류의학이라는 한계로 인해 그동안 외로운 싸움을 해왔다. 그럼에도 수많은 음해 속에서도 연구를 거듭해 왔다는 점을 너무나 잘 알고 있다. "자폐는 완치가 불가능하므로 완치라는 말은 사용하지 말아야 한다."라는 대부분 주류의학 전문의들의 그릇된 컨센서스에 홀로 맞서며 때로는 울고 싶고 다 포기하고 싶기도 했을 것이다. 하지만 아이들을 질병에서 구해내는 과정에서 얻는 보람과 성취감이 사명감으로 다가와 완성형에 가까운 치료 프로토콜을 제시할 수 있는 현재에 이르렀다고 생각한다.

　　Dr. TOMATO 선생님은 이렇게 말한다. "이제는 자폐 치료에 선택의 여지가 없다. 영유아 시기에 예방접종을 통하여 결핵, 소아마비, 홍역이라는 질병의 발병을 억제하는 것과 같이 해마다 증가하는 ASD라는 질병 또한 영유아검진에서 필수검사로 포함하여 조기발견과 적절한 치료로 적극적으로 대응해야 한다. 뛰어난 지능을 가지고 태어난 아이들이 치명적인 질병으로 인해 더 이상 사회적 보호 대상으로 전락하는 상황을 방치해서는 안 되며, 정상발달을 통해 소중한 사회적 인재로서 역할을 할 수 있도록 보호, 관리해야 한다." 나는 Dr. TOMATO 선생님의 이번 책이 제시하는 닥터 토마토 프로토콜이 세계적으로 증가세에 있는 자폐라는 질병에 대해 기존의 의학적 견해를 뒤엎는 새로운 패러다임을 제시할 뿐만 아니라, 그 해법에서도 치료효과를 결과로 증명하는 가장 진보된 치료법이라고 확신한다.

나는 우리 아이를 통해 아이들이 자폐에 빠져드는 과정과 치료과정, 예후를 경험하였기에 "자폐는 빠른 발견과 적절한 치료법으로 접근한다면 일반 아이들처럼 완치가 가능한 질환이다."라고 명확히 말할 수 있는 산증인이다. 부디 이 책을 접하는 자폐인 부모님들께서는 '감각통합, ABA, 언어치료를 통해 우리 아이는 좋아지고 치료될 거야.'라는 나이브한 생각에서 벗어나, 뚜렷한 치료성과를 내는 비주류 한의학자의 '근거 있는 외침'에 시선을 맞추고 집중하길 바란다. 나아가 이 책에서 거론되는 내용이 'ASD에 대한 새로운 이해와 치료에 대한 뉴노멀'로 인정되어, 지금 이 순간도 고통받고 있고 앞으로도 나타날 많은 자폐인의 치료에 기여할 수 있기를 소망한다.

# 절망, 절박, 불안 끝에 찾아온 희망과 행복

● 오니 아빠(한의사)

2년 6개월여 전쯤이었습니다. 어느 날 아이 엄마가 "아이가 말이 너무 늦고, 또래와 뭔가 다르다. 발달지연이나 자폐가 아닐까?"라고 얘기했습니다. 전혀 생각지도 못했기에 짜증 섞인 목소리로 "뭐가 그리 성급하냐, 좀 기다려보자, 좀 늦게 트일 수도 있지." 하고 몇 달이 지났습니다. 하지만 시간이 지나도 아이의 발달이 진행되지 않고, 눈맞춤과 호명반응이 떨어지고, 언어 무발화 등이 지속되는 것을 보고, '단순히 생각할 것이 아니구나, 뭔가를 해야겠다.'라고 생각했습니다.

전부터 김문주 원장님과는 한약 공부를 사사하며 인연을 맺었고, 근래 자폐 진료를 하고 계신다고 들어 아이토마토한의원으로 직행했습니다. 진료 후 "중증은 아니지만, 자폐가 명확하다."라는 진단을 받았고, 그때의 절망감은 지금 생각해도 아찔합니다. "중증은 아니고, 아직 어려서 충분히 완치 가능하다."라는 김 원장님의 말은 당시엔 진짜 허울뿐인 위로로 들렸습니다. 하지만 선택의 여지는 없었고, 아이에게 도움이 되는 뭔가라도 해야 한다는 절박함만 있었습니다. 당장 한약 치료, 식이요법, 영양제요법, 플로어타임 등 권하는 모든 치료를 동시에 시작했습니다. 아이 엄마는 코로나 시국에도 어린아이와 주 2회 지방에서 서울을 당일 왕복하며 플로어타임 치료를 했고, 그 와중에 식이요법 챙기랴, 영양제와 한약 챙기랴, 플로어타임 강의를 수강하며 정말 정신없는 시간을 보냈습니다.

동시에 자폐에 관해 찾아보고 공부하고, 우리 애가 진짜 그런가 반문하는 그런 힘겨운 날들의 연속이었습니다. 대학병원 진단을 받아보자 싶어 몇 군데 예약한 후 S대 병원에서 ADOS 검사를 받았는데, "어려서 확진할 순 없지만, 자폐 경향이 명확하다."라는 요지의 얘기를 들었습니다. 그래도 혹시나 아니었으면 좋겠다는 한 줄기 희망마저 사라졌습니다.

진단과는 별개로 치료는 계속되었습니다. 과정은 결코 순탄치 않았습니다. 조금씩 호전되었지만, 속도가 만족스럽지 않았습니다. 뭔가 좋아지면 다른 부분의 호전이 더딘 것 같고, 좀 좋아졌다 다시 나빠지는 것 같기도 한 그런 과정의 반복이었습니다. 초기에는 언어, 상호작용, 수면과 대변 상태 등의 지표와 현재 상태 점검을 위해 중간중간 했던 유기산검사 모두 썩 만족스럽지 않았습니다. 조금씩 좋아지긴 하는데 이대로 간다고 정상발달 범주로 들어설 수 있을지 불안함의 연속이었습니다. 중간에 킬레이션 요법, 감통치료, 또래 친구와 짝치료 등 할 수 있는 것들을 추가로 시행했습니다. 그러던 중 어느 순간부터 속도가 붙기 시작했습니다. 하나씩 하나씩… 말을 조금씩 하기 시작하고, 상호작용의 질이 올라가며 수면과 대변 상태도 개선되었습니다. 조금 더 지나자 믿기지 않는 속도로 성장하기 시작했고, 어느 순간 이제 정상발달 아이들과 간격을 좁히고 있다는 확신도 생겼습니다.

그리고 지금입니다. 만 4세 6개월, 치료를 시작한 지 2년 3개월. 그러고 보니 아이 인생의 절반을 치료하다 보냈습니다. 현재는 유치원에 잘 적응하며 다니고 있습니다. 언어, 상호작용, 여타 다른 부분에서 이 정도면 자폐라 여길 만한 요소는 없어 보입니다. 우리 딸만이 지닌 또래와 약간 다른 부분이 있지만, 그건 누구나 가질 수 있는 개인차로 여겨질 정도입니다. 이제 김 원장님도 한약 복용은 중단해도 된다고 합니다. 더없이 행복합니다. 물론 성장하며 또 다른 어려움을 겪진 않을지 일말의 불안감은 있습니다만 자폐 증상에 관한 것은 아니며, 부모라면 으레 갖고 있는 자식에 대한 걱정 수준인 것 같습니다.

자폐는 이겨낼 수 있습니다. 그래야 한다는 당위가 아닌 실제로 수많은 사람이 이겨낸 기록지와 증거가 있습니다. 다만 그 과정을 알 수 없을 뿐입니다. 따라서 우린 뭔가 해야 하고 가능하면 최대한 빨리 최적의 노선으로 해야 합니다. 하지만 대다수 부모님이 의심단계나 진단단계에서 여러 가지 감정의 소용돌이를 겪으며 정확하고 시의적절한 판단을 하기는 어려울 것으로 생각합니다. 그 과정을 조금 먼저 겪었던 아이 아빠로서 혹은 자폐 전문은 아니지만 의료인으로서 제 생각을 얘기해보고자 합니다.

식이요법, 영양제요법, 한약요법, 킬레이션 등 먹는 것을 통한 요법에 방점을 두어야 합니다. 그것이 우리 아이의 본질적인 문제를 변화시킬 수 있는 동력이기 때문인데, 이 책을 읽으면 이해할 수 있을 것입니다. 그리고 치료에 중심이 되어줄 멘토도 중요합니다. 그 과정에서 닥터 토마토 프로토콜이 최선의 방안이 될 수 있다고 생각하며 적극 추천합니다. 수많은 정보와 소음 속에서 중심을 잡아주며, 여러 가지 치료를 병행하고 조합하여 최선의 결괏값을 기대할 수 있는 길잡이가 될 것입니다. 그런 점에서 원래 김문주 원장님을 알고 있었던 것은 저에게 큰 행운이었습니다. 평소 그분의 학문적 소양을 알고 있었기에 처음에 시간을 낭비하지 않고 아이토마토로 갈 수 있었고, 치료를 주저하지 않고 시작했으며, 중간에 좌고우면하지 않으며 치료를 지속할 수 있었습니다. 추가적으로 한의사로서 당부하고 싶은 것이 있습니다. 시중에 떠도는 한약에 대한 근거 없는 불신(간 수치를 높인다, 특정 약재가 해롭거나 부작용이 있다 등) 때문에 한약 치료를 망설이거나 배제하지 않았으면 합니다. 의료인이 그 사람에 맞게 적정 약재를 배합하여 적정 용량으로 처방한 한약은 안전하며, 편견 때문에 우리 아이에게 소중한 치료 시기를 놓친다면 정말 안타까운 일이기 때문입니다.

"자폐가 치료됩니까?"라고 누군가 저한테 묻는다면, "학문적 원리나 과정은 잘 모르겠습니다. 모두 다 치료되는지도 모르겠습니다. 하지만 치료된 수많은 예가 있으며, 우리 아이도 거의 다 치료된 것 같아 가능하리라 생각됩니다."라고 얘기할 것 같습니다. 의심 많은 누군가가 "원래 자폐가 아니었던 거 아닙니까?"라고 묻는다면, "우리나라에서 자폐에 S대에서 시행한 ADOS보다 진단적으로 의미 있는 검사가 있습니까?"라고 반문하고 싶습니다. 마지막으로 그동안 아이 엄마의 무한한 헌신에 존경을 표하며, 김 원장님께 진심으로 감사 인사를 드리고 싶습니다. 또한 아이의 자폐나 기타 여러 질환으로 번뇌하고 고민하고 괴로워하고 있을 부모님들께 좋은 결과와 행복한 앞날이 있길 기원합니다.

# 우리 가족에게
# 찾아온
# 한 줄기 희망의 빛

● 유나 엄마(일본 도쿄 전문학교 사회의학기술학원 작업치료학과)

　　김문주 원장님의 신간『자폐와 아스퍼거 치료를 위한 의학적 접근법』은 매우 중요하고 가치 있는 책입니다. 이 책은 자폐스펙트럼장애의 근본적인 원인부터 그 치료까지 소중한 정보를 전달하는 데 중요한 역할을 할 것입니다. 자폐를 이겨낸 부모로서 이 책의 추천사를 맡게 되어 정말 영광입니다. 칠흑같이 깜깜했던 제게 등불이 되어 길을 밝혀주시고 긴 여정의 지표가 되어주신 김문주 원장님께 무한한 감사와 존경을 표하며, 신간을 진심으로 축하드립니다. 이 자리를 빌려 항상 닥터 토마토와 함께하시는 위브레인 선생님들께도 그 열정과 진심에 감사 인사를 드리겠습니다.

　　일본 도쿄의 모 유명 대학병원에서는 아이가 자폐 검사를 받기도 전에 초진에서 "자폐스펙트럼이 맞습니다."라고 말했습니다. 일본 아이치 소아전문의료센터에서는 "이 아이는 보통 아이들처럼 말할 수 없습니다."
라는 이야기를 들었습니다. 이렇게 자폐스펙트럼은 우리 가족에게 절망
을 안겨주었습니다. 아이가 소통에 어려움을 겪고 있는데, 그 본질을 이
해하지 못하는 것은 부모에게 상실과 무력감을 느끼게 했습니다. 그러나
유튜브 채널에서 처음 본 김문주 원장님의 강의는 저에게 한 줄기 희망의
빛을 가져다주었습니다. 이후 원장님의 전문적인 지식과 열정적인 접근과
치료에 대한 확신은 엄마인 저에게 아이의 미래를 밝게 그릴 기회를 만들
어주었습니다. 우리는 김문주 원장님께 치료를 받기 시작하였고, 그것은
우리 가족과 딸아이(36개월)의 인생에 가장 큰 전환점이 되었습니다.

　　일본에서 들었던 말과는 달리 아이토마토한의원의 김문주 원장님은
"자폐스펙트럼입니다. 퇴행한 히스토리가 짧으므로 예후가 좋을 것입니
다."라고 이야기하셨습니다. 우리 아이는 건강하게 태어나서 잘 먹고 잘
자고 잘 웃고 대답도 잘했는데, 16개월이 지나면서 점점 무표정, 무발화,
무관심인 아이로 변했습니다. 겁먹은 강아지와 같은 눈빛과 눈물의 절규
로 도움을 호소하고 있었으나 적절한 도움을 주지 못하였고, 이내 아이
는 세상과 담을 쌓기 시작하였습니다. 모든 상황이 낯설고 무서웠던 저
는 김문주 원장님의 치료와 Dr. 토마토 팀의 지원에 힘입어 비로소 아이를
이해하기 시작했습니다. 온전히 아이에게 집중하는 시간과 노력이 이어지
자 아이는 놀라울 정도로 빠르게 눈맞춤과 공동 주시가 가능하게 되었으
며 소통하는 능력이 향상되었습니다. 또 주변과 상호작용도 자연스레 시
작되고, 감각이 안정화되면서 비언어 의사소통이 늘어나고, 자아표현능
력이 향상되어 개성과 재능을 발견할 수 있게 되었습니다.

　　만 6세 2개월이 된 지금, 아이는 명랑, 발랑, 유쾌, 귀여움의 아이콘
이 되어 행복하고 당당하게 사회와 소통하며 건강하게 성장하고 있습니

다. 유치원에서 친구들과 협동하여 미술작품을 만들고, 친구들과 게임하기를 즐기며, 때로는 경쟁하고, 때로는 친구와 갈등도 겪으며 즐겁고 소중한 순간들을 공유하고 있습니다. 또 우리 가족에게 매일 행복한 순간을 선물해주고 있으며, 어떤 다른 가족에게는 희망을 주는 소중한 존재로 자립해가고 있습니다.

만약 제가 김문주 원장님을 만나지 못했다면, 이 책에서 소개하고 있는 의학적 이론들을 접하지 못했다면, 이러한 발전은 없었을 것입니다. 우리 아이의 변화는 결코 기적이 아닙니다. 이 책은 그 사실을 모두 말해주고 있습니다. 저는 자폐스펙트럼 아동의 가족에게 희망을 잃지 말라고 전하고 싶습니다. 김문주 원장님과 같은 전문가의 지도를 받으며 내 아이를 이해하고 사랑으로 함께하는 데 집중하시기를 바랍니다. 자폐스펙트럼은 반드시 극복할 수 있습니다. 여기에 그 답이 있습니다. 이 책은 자폐스펙트럼 아동의 가족에게 희망을 알려주는 중요한 자원이 될 것입니다. 감사합니다.

## 책을 읽기 전에

자폐스펙트럼장애가 대유행이다. 자폐라는 질병의 본질을 이해하고 현실을 본다면, 이 말이 과장이 아니라는 것을 알게 될 것이다. 유전적으로 자폐적인 성향의 사람들은 과거에도 있어 왔다. 언어발달이 평균보다 늦고 사람들과 어울리기보다 혼자 놀기를 즐기는 사람들은 과거에도 적지 않았다. 그러나 대부분 늦게라도 유창하게 말을 하게 되었으며, 필요할 때면 친구들과 어울리며 성장하였다. 그들 중 상당수는 지능적으로 우수한 경향을 보이기도 하였다.

그들이 자식을 낳고 또다시 자식들에 이르면서 상황은 달라지기 시작했다. 아무리 기다려도 말을 못 하는 아이로 고착되었고, 혼자 놀기만 할 뿐 타인과의 교류에는 관심도 없고, 의사소통하는 방법도 깨치지 못하는 고립된 아이가 되었다. 지능은 우수한 경향이 있지만 사람들과 소통능력을 발전시키지 못하니 지적능력도 떨어지는 저능아로 평가되었다. 유전적인 경향은 유지되었지만, 과거에 비해 매우 왜곡되고 퇴행한 양상으로 변질되며 자폐스펙트럼장애는 급증가하고 있다.

유전적 표현을 왜곡시키는 원인인 환경 변화가 심각해지며, 태아 시기부터 영아기에 걸쳐 신경발달의 이상을 만들어내고 있다. 자폐의 증가는 마치 지구온난화와 같은 현상이다. 인류의 문명발달이 환경을 파괴하며 지구온난화라는 위기 상황을 만들어냈다. 자폐의 급격한 증가 현상 역시 환경적인 변질에서 유래하는 위기 상황의 진행을 의미한다. 자폐를 유발하는 환경적인 위험요소는 다양하게 지적되고 있다. 무수히 많은 요인 중 의학적인 견지에서 평가한다면 과당(fructose)의 과다 섭취와 감기약의 과다 사용이 가장 위협적으로 작용하고 있다. 책 전반에 걸쳐 이에 관해서 설명할 것이다.

이 책은 자폐스펙트럼장애의 치료에 관하여 이야기할 목적으로 기획되었다. 그것도 심리학적인 접근이 아니라 의학적인 접근을 통하여 자폐를 극복할 수 있다는 것을 보여주고 싶었다. 자폐의 발생과 악화 과정부터 치료에 이르기까지 의학적인 주제 전반을 다루고 있다. 자폐의 치료법에만 한정하여 정보를 얻고 싶다면 3장과 4장에서 다루고 있는 '닥터 토마토(Dr. Tomato) 프로토콜' 부분만 봐도 될 것이다. 그러나 자폐 발생의 원인부터 악화요인까지 꼼꼼하게 다 이해해야 치료 프로토콜에 관한 이해도 깊어질 것이다. 그러므로 1장과 2장에서 다루고 있는 자폐의 발생과 악화에 관한 이야기부터 천천히 읽어가길 권한다.

원래 계획은 현재 의학적으로 자폐 치료에 사용하는 약물치료의 문제점을 다루려고 했다. 아빌리파이, 리보트릴 그리고 메틸페니데이트에 이르기까지 자폐아동에게 자주 사용하는 정신과 약물의 문제점을 확인하고 싶었다. 당연히 이런 약물들은 치료 효과는 전혀 없으며, 아이를 편하게 통제할 목적으로 사용하는 것들이다. 게다가 성장기 어린이의 신경발달에 심각한 해가 되는 약물들이다. 나는 이런 약물들은 아이를 위한 약물이 아니라 어른들이 편해지고자 사용하는 약물이라고 표현한다. 이런 내용을 상세히 다루면 책 내용이 너무 길어지기에 진정한 치료에 관한 정보만을 다루면서 불필요한 정보는 제외하였다.

또한, 그 외에도 자폐 치료에 유의미하다고 인정되는 특수치료의 장점과 한계도 다룰 예정이었다. 뇌자기자극치료(TMS), 뇌파치료(뉴로피드백) 미주신경자극기(VNS) 등이 대표적이다. 이런 치료들은 자폐 치료에 아주 부분적인 도움이 될 수는 있겠지만, 근본적인 치료법이 되지 못한다. 이런 치료법은 물리적 자극을 가하는 방법일 뿐인데, 자폐스펙트럼장애는 신경계 염증반응이 기본이 된다. 인체의 실질적인 염증이 지속해서 진행되는데 물리적 자극으로 이를 변화시키는 것은 애초에 불가능한 것이다. 이 내용 역시 자세히 다루는 것은 책 내용이 너무 비대해져 삭제하였다. 1장과 2장을 이해한 독자라면 스스로 해답을 찾을 수 있을 것으로 생각한다.

이 책이 자폐아동을 치료하는 데 사명감을 느끼는 의료인들에게 도움이 되길 바란다. 그리고 자신의 아이를 의학적인 방법으로 치료하고자 노력하는 희생적인 부모님들에게 이 책이 큰 도움이 되길 기원한다.

2024년 김문주

# 차례

# 자폐와 아스퍼거의 완전한 회복을 위한 의학적 접근

나는 과학자가 아닌 임상가인 한의사다. 내가 가진 과학 지식은 매우 부족하여 자폐스펙트럼장애(ASD) 치료에 얽힌 의학적인 문제를 생화학적으로 모두 설명하지는 못한다. 다만 현실에 존재하는 현상을 과학적으로 해석하고 접근할 수 있는 능력은 갖췄다. 나는 내가 임상에서 관찰하고 반복해서 경험한 사실을 해석할 도구가 필요했다. 이 책에서 인용한 논문들은 나의 임상 경험과 일치하는 주장을 담고 있다. 물론 반대 의견을 가진 주장도 있지만, 의도적으로 배제하였다. 그런 면에서 이 책의 주장들은 편협하다는 비판을 받을 수도 있을 것이다. 그러나 대단히 분명한 것은 내가 자폐 치료과정에서 반복해서 경험한 사실에 부합하기에 몇 가지 오류가 있을지언정 진실에 매우 근접한 주장일 것으로 생각한다.

나는 자폐의 치료 가능성을 확신하는 사람이다. 보다 정확히 표현하자면 조기에 발견하여 치료한다면 전형적인 신경발달을 보이는 일반적인 아동같이 회복되는 완전한 회복, 완치도 가능하다고 믿는다. 나의 이런 믿음은 철저히 경험적이며 귀납적인 사유의 산물이다. 가장 강력한 근거는 나의 진료실에서 자폐아동이 정상범주로 회복하는 것을 경험한 것이다. 나 역시 자폐가 불치병이라는 세속적인 신념에 익숙해 있었기에 자폐를 벗어나는 아동을 목격하는 것은 심한 충격이었다. 이후 난 미친 듯이 다양한 자료를 수집하기 시작했고, 자폐를 벗어난 다양한 사례가 있다는 것을 확인할 수 있었다. 그리고 한 걸음 더 나아가 자폐 발생의 원인을 찾아내고 그것을 치료하기 위한 의학적 접근법을 체계적으로 모색할 수 있었다.

현대 주류의학은 자폐는 불치병이라는 주장에 암묵적인 지지를 보내고 있다. 이를 논거로 하여 환자와 보호자 역시 세속적인 믿음인 자폐 불치병 이론을 종교적인 신념으로 가지고 있다. 현대의학이 가진 자폐 불치병 이론은 아주 단순한 연역적인 추론에 의한 신념 체계이다. 첫 번째 명제는 자폐는 선천적인 뇌신경질환이다. 두 번째 명제는 선천적인 뇌신경질환은 치료할 수 없다. 세 번째 명제는 자폐 역시 선천성 뇌신경질환이기에 치료할 수 없다는 삼단논법의 결론에 도달하는 것이다.

그러나 자폐가 온전한 선천적 뇌질환이 아니라는 증거는 차고도 넘친다. 정상 발달 중 퇴행을 보고한 사례가 너무도 많다. 이후 본문에서 소개하겠지만 명백하게도 퇴행성 자폐로 분류된 자폐의 영역이 존재하는 것을 확인할 수 있다. 그리고 뇌 신경계의 재생이나 변화는 불가능하기에 선천적 뇌신경질환은 치료가 안 된다는 기존의 학설도 뒤집히고 있다. 뇌 신경계도 부분적으로 재생이 된다는 것이 확인되고 있다. 또한 유전적인 한계 때문에 자폐 불치병 이론을 생각하던 주류의학의 사고 체계도 흔들리고 있다. 유전도 결국 환경적인 요인에 의하여 활성화될 수도 있고 발현이 유보될 수도 있다는 후생 유전학이 등장하며 설득력을 얻고 있다. 결론적으로 자폐 불치병 이론은 매우 고루한 과거의 주장이다.

난 이 책을 통하여 자폐스펙트럼장애를 이해하고 치료하는 데 있어 기성의 사고방식을 완전히 넘어선 패러다임 전환을 주장할 것이다. 첫 번째로 주장할 패러다임 전환은 치료와 훈련의 혼란을 종식하는 것이다. 전통적인 주류의학에서 추천하는 자폐스펙트럼장애 치료법은 ABA라고 불리는 응용행동분석치료법이다. 그리고 언어치료와 감각통합치료법을 결합할 것을 권유한다. 이런 접근법들은 자폐의 발병 과정을 이해하고 보자면 자폐스펙트럼장애 치료법이라 볼 수 없다. 이들은 근본적으로 지적장애와 자폐스펙트럼장애의 차이를 이해하지 못하고 있다. 그래서 지적장애 아동에게 적용해야 할 반복훈련학습법을 적용하는 것에 불과하다.

자폐스펙트럼장애 상태에서 벗어나고 정상생활로 회복한 청년이 어릴 적 자신이 경험했던 ABA 치료사를 아동 학대범으로 고소한 사례가 문제의 본질을 바로 보여준다. 성격이 온순하여 고소를 감행하지 않은 자폐인들 역시 ABA는 정말 싫었다고 후일담을 하는 것을 나는 무수히 경험하였다.

언어치료에 별 반응이 없던 무발화 자폐아동이 감기로 고열을 앓는다든지 하는 특별한 계기로 발화를 시작하여 바로 문장으로 이야기를 한 사례가 적지 않다. 역으로 언어치료를 지속하여 몇 마디 단어를 힘들게 따라 하는 데 성공하였던 아이가 언어치료를 지속하는데 더 발전하는 게 아니라 다시 언어발화가 사라지며 무발화가 되는 사례도 존재한다. 이는 언어치료라는 접근법보다 근본적으로 발화를 방해하는 병리적인 요인을 제거하는 것이 더 중요하다는 것을 의미한다.

자폐 치료에 필수로 등장하는 감각통합 역시 문제이다. 자폐스펙트럼장애 아동은 감각처리능력에 문제가 있다는 것은 주지의 사실이다. 감각통합이라는 프로그램 이름은 마치 자폐아동에게 발생하는 감각 이상을 해결해 줄 것 같은 착각을 불러일으킨다. 프로그램 이름이 아주 근사하기 때문이다. 감각통합이라고 하니 자폐아동에게 관찰되는 감각분리 감각둔화라는 문제를 모두 해결해 줄 것이라 환상을 일으키는 것이다. 그러나 안타깝게도 감각통합이라는 프로그램은 거의 운동치료에 가깝다. 아주 단순하게 신체 동작이 좀 원활하게 개선될 뿐 자폐아동에게 그 이상의 효과를 주지 못한다.

이런 프로그램은 치료라기보다는 반복 훈련일 뿐이다. 이런 전통적인 치료법으로 자폐를 호전시킬 가능성은 거의 제로 퍼센트이며 단지 몇 가지 기능 수행의 개선만을 얻어낼 뿐이다. 언어치료 감각통합치료 ABA를 하면서 자신의 아이가 자폐를 벗어날 것이라 기대하는 사람들이 있다면, 하루빨리 꿈에서 벗어나라고 조언하고 싶다. 자폐를 극복할 수 있는 유일한 방법은 자폐를 발생시키는 신경망의 이상을 해결하는 의학적인 접근법뿐이다. 나는 본문에서 전통적인 접근법의 한계를 조금 더 상세히 지적할 것이고, 의학적인 접근만이 자폐를 극복할 수 있는 유일한 길임을 강조할 것이다. 또한 가능한 한 상세히 그 방법을 소개할 것이다. 그래서 나는 책의 제목을 『자폐와 아스퍼거 치료를 위한 의학적 접근법』이라고 하였다.

두 번째로 자폐 치료에 의료적인 접근을 시도하는 생의학(Biomedicine) 또는 기능의학(Functional Medicine)의 접근법에서도 근본적인 패러다임 전환이 요구된다. 비주류의학인 생의학 기능의학적 접근법은 자폐가 치료할 수 있는 질환임을 입증하는 데 큰 성과를 만들었으며, 다양한 치료법을 도입하여 적용하는 데도 이바지했다. 이들의 노력은 DAN [1] 닥터들의 모임으로 구체화되었는데 수십 년간 지속된 노력에도 불구하고 점차 그 영향력이 축소되고 있는 듯하여 안타깝다.

　　DAN 프로토콜 접근법의 가장 큰 문제는 자폐 발생 원인에 매우 잘못된 시각을 유지하고 있다는 것이다. 가장 치명적으로 문제가 되는 주장은 자폐 발생의 원인을 수은중독으로 돌리는 것이다. 이는 백신 접종이 원인이라는 일종의 음모론으로 확산되어 사회문제가 되었다. 이런 접근법은 수은중독을 해독하는 것을 위주로 치료법을 발달해 왔다. 수은을 인체 밖으로 제거한다는 킬레이션 요법이 대표적이다. 이는 분명히 자폐 증세를 완화하는 효과를 보이는 치료법이다. 그러나 대규모 연구 활동을 통하여 백신 접종은 수은중독과 자폐 발생과는 상관이 없다는 것이 명백해졌다. 심지어 백신 원인론을 전파한 최초의 논문이 윤리적인 문제가 있었음이 확인되며 DAN 닥터들의 영향력은 급속히 약화되고 있는 듯하다. DAN 닥터들의 영향력이 감소하며 킬레이션 치료법의 영향력도 줄어들고 있는 듯 보인다. 그러나 아직 명맥을 유지하고, DAN 닥터들의 치료법을 계승하는 기능의학을 하는 의사들은 수은중독이나 다양한 중독 이론에 사로잡혀 있으며 여전히 해독을 이야기하고 있다.

　　후에 본문에서 상세히 서술하겠지만 킬레이션 요법이 가지는 놀라운 효과는 분명히 존재한다. 그러나 그것을 수은 제거 효과라고 단정하

---

1] 'Defeat Autism Now'의 약자. DAN 프로토콜은 심리학자이자 '자폐증 연구소(Autism Research Institute)'의 창립자인 버나드 림랜드(Bernard Rimland) 박사가 1995년에 처음 소개했다.

는 것은 이미 재고의 가치가 없는 것이다. 나는 킬레이션 요법이 지니는 효과에 관하여 다른 방식의 해석을 제시할 것이다.

DAN 닥터 또는 기능의학적으로 이해하는 자폐 발생 원인의 또 다른 문제점은 매우 지엽적인 대사이상을 그 원인 중의 하나로 꼽는다는 것이다. 자폐아동에게 나타나는 다양한 병리적인 문제점이 존재한다. 모든 검사에서 비타민B군의 부족이 확인되며, 항산화작용 간의 해독 작용의 문제점도 확인된다. 또한 B12의 부족도 확인되고 메틸레이션 대사, 미토콘드리아 대사의 문제도 다 확인된다. 기능의학적인 접근은 이런 부족의 문제를 자폐 발생의 원인으로 보는 오류를 범하고 있다. 부족한 것을 보충하면 문제가 해결될 것이라는 단순한 논리는 엄청난 양의 영양제를 복용하는 것으로 자폐가 치료될 것이라는 기대로 이어진다.

물론 도움은 된다. 그러나 이런 과정을 통하여 자폐를 완전히 벗어나는 경우는 아주 손에 꼽을 정도로 일부에 지나지 않는다. 논리는 장황한데 치료 결과는 매우 미약하다. 원인은 매우 간단하다. 이런 다양한 병리적인 현상은 자폐 발생의 원인이 아니라 결과이기 때문이다. 원인과 싸우지 못한다면 일관된 치료 성과를 얻지 못하는 것이다. 기능의학의 치료율의 한계를 보면 결국 상위 레벨의 자폐 발생 원인이 존재한다는 것이 명백하다.


나는 자폐 발생의 근본 원인으로 바이러스 감염론을 주장할 것이다. 그리고 점차 악화된 이후 장내세균 감염이라는 2차 감염을 통하여 자폐 증세가 급격하게 악화하여 고착된다는 2중 감염론을 주장할 것이다. 항산화작용의 부재, 간기능 저하, 비타민 B군 대사장애, 미토콘드리아 대사장애 등 다양한 병리 현상은 2중 감염의 결과에 불과하다. 그러므로 2

중 감염을 해결한다면 별도의 영양제 공급 없이 다양한 대사장애가 차례로 회복되는 것을 확인할 수 있다. 이 과정에서 가장 중요한 것은 당연하게도 근본 원인으로 지적된 1차 감염인 바이러스 감염이다. 바이러스 감염에서 발생한 신경망의 염증을 진정시키는 것 없이는 자폐 치료가 불가능할 것이다.

화학적인 단일 성분으로 항바이러스 효과를 광범하게 만드는 것은 불가능하다. 이는 영양제 요법도 마찬가지다. 다양한 영양제를 배합해도 항바이러스 효과를 만족스럽게 통제하지는 못한다. 이 지점이 전통 주류의학과 비주류의학인 기능의학이 가지는 공통의 한계점이다. 모두 화학 성분 일부를 체내에 주입하는 것으로 치료 효과를 의도하기 때문이다. 이 문제를 해결할 유일한 접근법은 천연허브를 치료에 광범하게 도입하는 것이다. 천연허브 중 항바이러스 효과를 지니는 약제들은 단일한 바이러스에 타켓형 작용은 약하지만, 매우 포괄적으로 광범하게 항바이러스 효과를 지닌다. 본문에서 이야기하겠지만 자폐스펙트럼장애를 유발하는 바이러스 감염은 한두 종류가 아니라 다양한 종류가 복합적으로 공존하여 감염을 진행시킨다. 그러므로 포괄적인 감염상태라 이해되며, 포괄적 항바이러스 작용을 하는 천연허브의 결합이 매우 적합한 치료법이 된다.

바이러스 감염의 치료에 효과 있는 천연허브 다수를 복합적으로 배합하는 방식은 단일 허브 사용에 비하여 항바이러스 효과를 수십 배 수백 배 배가할 수 있다. 이런 노하우는 전통적으로 극동아시아에서 'Herbal Medicine(한약)'으로 발전해 왔다. 적절한 Herbal Medicine으로 1차 바이러스 감염과 2차 장내세균 감염을 통제한다면, 자폐증세 대부분을 의학적으로 통제할 수 있다. 나는 이것을 이미 가설 수준이 아니라 실제 임상에서 매우 안정적으로 재현해내고 있다. 그러므로 나는 자폐 치료에서

Herbal Medicine을 중심으로 하고, 기능의학적인 접근을 보조요법으로 사용하는 패러다임 전환을 이야기할 것이다.

세 번째는 자폐스펙트럼장애라는 단일한 병명을 폐기하고 세부적인 재분류를 지향하는 패러다임 전환이 요구된다. 현재 통용되는 자폐스펙트럼장애라는 병명은 치료 의지를 상실한 질병 분류체계이다. 어차피 치료는 불가능한데 언어치료나 사회성 자극이 필요하다는 공통성이 있으니 하나의 범주로 묶은 것에 불과하다. 그러나 실제 치료를 고민하고 자폐스펙트럼장애를 정상범주로 회복시키고자 시도하는 의사 입장에서 보면 이런 단일한 분류는 참으로 허망하게 느껴진다.

예후도 매우 좋으며 치료가 매우 용이한 자폐스펙트럼장애가 존재한다. 반면 예후도 매우 불량하며 치료 난도도 매우 높아 장기간 치료를 지속해야만 하는 중증 자폐도 있다. 이를 구별하지 않고 단일한 병명으로 분류하는 것은 결코 바람직하지 못하다. 또한 같은 자폐에서도 감각 처리장애가 주된 문제인 자폐성장애가 있고, 반면 자율신경장애가 더 문제가 되는 자폐성장애도 존재한다. 이들의 치료법과 관리법은 완전히 달라야 한다. 그리고 신경학적으로 비가역적인 손상이 존재하는 경우와 가역적인 손상 상태인 경우 또한 예후가 전혀 다르며 치료 반응도 전혀 다르다.

이들을 하나의 범주로 묶어서 치료한다는 것은 치료를 포기하는 것과 마찬가지며, 이는 주류의학의 태도이다. 또 다른 문제점은 환자에 따른 차별화된 치료법을 적용하지 못하고 결과적으로 범용적인 치료법을 적용하는 우를 범하게 된다. 기능의학적인 접근법이 그렇다. 자폐의 원인과 증세에 따른 세밀한 분류를 해내지 못하니 유효성이 보고된 영양제나 치료법을 모두 다 해보자는 식의 투망식 치료법을 적용한다. 그 결과 모든 자폐 환자에게 루틴하게 다량의 영양제를 투약하며, 건강이 좋아지면 자폐도 좋아질 것이라는 희망 섞인 논리를 치료 프로토콜에 반영하고 있다. 이런 이유로 기능의학의 치료 논리와 방법은 원인에 따른 타겟형 치료법을 제시하기보다는 무한 반복 순환 논리를 제공하게 된다.

나는 바이러스 감염의 양상에 따른 자폐의 세분류를 시도할 것이다. 또한 2중 감염의 패턴에 따라 달라지는 자폐의 양상과 예후도 세부 분류할 것이다. 그리고 신경학적인 손상이 동반되는 경우나 뇌전증이 동반되는 경우에 대해서도 세분류를 할 것이다. 이런 3가지 요인이 결합하는 양상에 따라 자폐는 다양한 표현형을 나타낸다. 이것이 자폐가 스펙트럼 양상의 장애 형태를 띠는 이유이다. 나는 각각의 경우에 따라 다른 치료법을 제기할 것이다. 치료의 예후도 다르게 제기할 것이다. 나는 이를 두고 스펙트럼 양상에 맞게 스펙트럼적인 치료법을 적용해야 한다고 이야기하곤 한다.

그리고 마지막으로 내가 생각하는 치료 프로토콜을 세부적으로 소개할 것이다. 내가 치료에 사용하는 도구는 3가지다. 첫째는 한약을 이용한 Herbal Medicine이 가장 기본이다. 둘째는 식이요법이다. 세 번째는 최소한의 영양제를 사용하는 영양제 요법을 보조요법으로 사용한다. 각각의 치료법은 자폐스펙트럼장애의 양상에 따라 각기 다른 그레이드의 요법을 결합해야 한다. 이는 이미 'dr-tomato.com'이라는 웹사이트에 'The Dr. Tomato Protocol'이라는 이름으로 상세히 소개되어 있다. 이 책에서는 보다 상세히 이론적으로 이 방법을 안내할 것이다. 이용하는 영양제 종류와 복용량 그리고 복용량을 조정하는 방법을 아주 상세히 소개할 것이다. 이는 환자들이 보면 쉽게 따라 할 수 있게 소개될 것이다. 그리고 식이요법도 질환 수준에 따라 3단계로 구별하여 소개할 것이다. 자기 아이의 증세를 분류해보고 진단이 이루어진다면 그에 맞는 식이요법을 선택할 수 있을 것이다. 식이요법과 영양제 요법은 모든 정보를 공개하여 제시할 것이다.

그러나 안타깝지만, Herbal Medicine에 대한 정보는 부분적으로만 제시할 것이다. 천연물 허브인 약제들은 화학 성분의 약들에 비하여 부작용이 거의 적은 것이 사실이다. 그런 이유로 여러 나라에서 부작용 없는 영양제와 마찬가지로 별다른 규제 없이 유통되고 있다. 일종의 부작용 없는 보충제(supplement)로 취급되는 것이다. 천연 약제 대부분은 부작용이 거의 없는 것이 사실이다. 그러나 몇 가지 약제들은 잘못 사용하면 치명적인 부작용이 있을 수 있다. 예를 들어서 내가 자폐 치료에 필수적으로 사용하는 마황, 반하, 대황, 석고 등은 유독성 약재로 분류된다. 환자의 상태에 맞지 않게 다량 복용할 경우 다양한 부작용이 동반된다. 가장 대표적으로 약물성 간염을 유발할 수 있으며, 급성위염과 장염을 유발할 수도 있다. 또한 과량 사용 시 심한 영양장애를 초래할 수도 있다. 그러므로 매우 조심스럽게 사용되어야 한다. 그러나 현실은 매우 안타까운 상황이다. 대부분 나라에서 이런 약제들은 규제 없이 유통되고 있어 문제가 되고 있다.

더구나 유독성 약재가 유효성을 발휘하는 용량은 환자마다 차이가 있다. 예를 들어 마황은 한국, 미국, 중국 등지에서는 식품으로 유통하는 것을 엄격하게 금지하고 있다. 그러나 일부 국가에서는 하루 2g까지 식품으로 사용을 허가한다고 한다. 그러나 일부 아동은 2g 사용만으로도 심한 부작용에 노출될 수 있다. 반면 어떤 아동들은 마황의 용량을 하루 3~4g 이상으로 사용해야만 자폐증세를 극복하는 치료에 성공할 수 있다. 이런 경우 천연물 사용에 능통한 사람들은 마황의 부작용을 완화할 수 있는 중화용 약제를 배합하는 방법을 통하여 고용량을 사용한다. 이를 잘 이해하고 수행하려면 전문적인 교육과 훈련 과정을 거쳐야만 한다. 그러므로 나는 내가 사용하는 약제의 종류를 공개할 것이지만, 배합법이나 용량을 표기하지는 않을 것이다. 이는 부작용이 있는 치료법을 유포하는 결과를 만들기 때문이다.

가장 좋은 것은 전문가에게 Herbal Medicine 처방을 받는 것이다. 다만 거리상 접근이 용이하지 못하고, 고비용에 치료를 시작하지 못하는 경우가 많아 안타깝다. 나는 이 문제를 극복하기 위하여 유독성 약제를 아주 저용량으로 배합하여 건강기능식품으로 공급할 계획이다. 그렇게 된다면 경증의 자폐스펙트럼장애는 저비용으로 큰 부작용 없이 자가 치료할 수 있는 길이 열리게 될 것이다. 하루빨리 그때가 오기를 바란다. 이 책은 그때 자가 치료를 시도할 환자와 보호자를 위한 안내서 역할을 하게 될 것이다.

# 1장

---

# 자폐의
# 의학적 접근

# 자폐는
# 정상범주로 치료할 수 있는
# 질환이다

## 최초로 자폐를 벗어나
## 정상으로 회복된 자폐인들

레오 캐너(Leo Kanner)는 자폐증을 최초로 분류한 자폐증 연구 선구자이다. 1943년 레오 캐너는 '조기유아자폐(Early Infantile Autism)'라는 단어로 발달장애 증상을 처음으로 묘사했다. 《너버스 차일드(*Nervous Child*)》지에 발표한 논문 「정서적 접촉의 자폐성장애(*Autistic Disturbances of Affective Contact*)」에 존스홉킨스 대학교에서 만난 자폐아동 11명의 자폐증세를 묘사해 놓았다. 이들 11명은 학문적으로 분류된 최초의 자폐인들이다.

캐너는 아주 뛰어난 관찰자였다. 이들을 캐너 증후군으로 분류하는 것에 멈추지 않고, 15년에서 30년에 걸쳐 이들의 변화를 관찰하고 기록하였다. 그리고 그중 세 명이 정상범주로 회복되어 생활하고 있음을 보고하였다. 이들 세 명은 공식적으로 자폐인으로 분류된 이후에 정상범주로 회복된 최초의 자폐인들이다.

캐너에 의하여 명백한 유아 자폐로 분류된 이후 정상생활을 영위한 세 명의 청년은 다음과 같다. 로버트라는 청년은 8세경 명백한 유아 자폐로 진단되었는데, 23세 때 확인하니 2년째 기상학자로 해군에 복무 중이었다. 또한 작곡을 공부하여 그가 작곡한 곡들이 여러 관현악단에서 연주되기도 하였다고 한다. 그리고 다른 아이는 수학과 물리학에 우수한 능력을 발휘하며 컬럼비아대학에 장학생으로 입학했는데, 안타깝게도 교통사고로 사망하였다고 한다. 마지막으로 도널드 T라는 청년은 대학을 졸업한 이후 은행 창구 직원으로 근무하였는데 사람 응대에 능숙했으며, 지역사회에서도 활발히 활동하여 지역 상공인 모임의 회장으로 선출되기도 하였다고 한다.

또한 캐너는 나머지 8인의 비참한 삶에 대하여서도 관찰하고 기록하였다. 누군가는 짐승같이 울부짖으며 머리를 찧는 자해 행동을 반복하였고, 누군가는 종일 그림 퍼즐만 맞추면서 사람을 기피하며 생활하였다고 한다. 모두 중증 자폐인의 전형적인 행동에 머물러 있었던 것이다. 자폐증세의 호전과 악화가 발생하는 원인을 캐너는 교육법의 차이에서 찾았다. 캐넌은 자폐를 선천적인 뇌질환으로 이해했기 때문에 교육법의 차이 외에는 다른 원인을 언급할 수 없었다. 후에 언급하겠지만 급격한 호전은 결코 교육만으로 이루어질 수는 없다. 교육을 넘어서는 신경망의 변화가 동반되어야만 가능하다.

어쨌든 캐너는 아이들에게 타고난 재능을 계발할 기회를 주는 것이 중요하다고 하였다. 정상범주로 회복된 이들은 모두 수용시설의 치료를 거부하고, 부모의 따뜻한 보호와 지지 속에서 자란 청년들이었다고 한다.

반면 수용기관에 입원하여 치료받은 아이들은 빛나는 재능이 빠르게 상실되었다고 표현하였다.

유아 자폐를 최초로 분류한 캐너의 관찰에 의하면 자폐는 결코 영구불변하는 불치병이 아니었다. 자폐로 진단되었음에도 정상범주로 회복된 아이들이 명백히 존재했다. 특히나 도널드 T에 대한 보고는 놀라운 것이다. 흔히 몇 가지 기능적인 우수성으로 사회에서 정상생활을 영위한 것만이 아니라 놀라운 사교성까지 보여주었다. 다양한 사람을 응대하는 서비스직에서 종사했으며 상공인 모임의 회장까지 했다니 자폐 성향이 조금이라도 남아 있었다면 불가능한 일이었다. 특히나 캐너의 보고에 의하면 호전된 이들이 최초에 결코 경중이 아닌 중증 자폐아동이었다고 한다. 오히려 수용시설에서 중증으로 고착된 아동 중에 최초 진단 시에는 놀라운 재능을 보이는 경중 자폐들이 있었다고 서술하였다.

결국 캐너의 관찰에 의하면 자폐는 유아 시절 중증인지 경중인지 상관없이 정상범주로 회복될 가능성이 열려있는 질환인 것이다. 흔히들 자폐를 극복하여 정상회복 된 사례를 보면 초기 진단이 오진이었을 것이라 주장한다. 자폐가 아닌 사람을 자폐로 오진했을 것이라는 주장이다. 그러나 자폐 진단의 기준을 처음으로 분류한 캐너의 진단에 설마 오류가 있을 것이라 주장하는 사람은 없을 것이다. 자폐의 정상회복 가능성을 부정하려는 이들이 제기하는 또 다른 논리는 인지기능이 매우 좋은 일부가 기능적으로 회복된다고 주장한다. 그러나 캐너의 관찰은 초기 진단 시에 중증이었음에도 정상범주로 생활하고 있다고 확인하였다. 자폐라는 진단 범주를 만든 캐너의 관찰 결과는 자폐 범주의 아이들이 존재하는데, 장기적으로 관찰해보니 중증이었던 아이도 정상범주로 생활할 수 있게 회복된 사례가 적지 않다는 것이었다.

## 자폐가 호전 가능하다는 것을
## 관찰 보고한 논문들

자폐스펙트럼장애 진단 후에도 정상범주로 회복이 가능하다는 관찰은 캐너의 보고에 그치지 않는다. 더욱 다양한 방법으로 여러 자폐아동이 정상범주로 회복되는 것을 관찰한 논문이 다수 존재한다. 마리안 시그먼(Marian Diamond Sigman)은 1999년 발표한 논문에서 자폐아동의 발달을 관찰한 결과 17%가량이 자폐를 벗어나 정상범주로 회복되었다고 보고한 바 있다. 또한 몰리 헬트(Molly Helt)는 2008년 「자폐아동은 회복될 수 있는가? 만약 그렇다면, 어떻게?(*Can Children with Autism Recover? If So, How?*)」라는 논문에서 장기적인 관찰 결과를 종합하여 대체로 자폐 진단을 받은 사람 중 적게는 3%에서 많게는 25%가량이 정상범주로 회복되는 것으로 보고하였다. 더불어 Helt는 회복의 예측 인자로 상대적으로 높은 지능, 수용 언어, 언어 및 운동 모방능력을 뽑았다. 그러나 상동행동이나 감각추구 등 자폐증상의 중등도는 회복 예측 인자로는 큰 의미가 없다고 하였다.

이들 외에도 자폐를 벗어나 정상범주로 회복된 것을 관찰 기록한 보고는 무수히 많다. 이런 보고는 2가지 의문에 시달려야 했다. 첫 번째는 어릴 적 자폐로 오진된 아동일 가능성과 두 번째는 고기능 자폐를 정상범주로 오진했을 가능성 역시 제기되었다. 이런 의문을 해결하기 위하여 미국 코네티컷대학의 데보라 페인(Deborah Fein)은 매우 정교한 연구 방식을 설계하여 「자폐 병력이 있는 사람의 최적의 결과(*Optimal Outcome in individuals with a history of autism*)」라는 논문에서 자폐를 벗어나 정상범주로 회복되는 자폐인들이 존재한다는 것을 아주 명쾌하게 논증하였다.

데보라 페인은 정상범주로 회복을 최적의 산출이라는 의미로 'Optimal Outcome'이라고 정의하였다. 이는 정상범주의 일반인과 비교하여 사회적 교류능력과 언어소통능력, 학습능력에서 차이가 없는 상태에 도달했다는 의미이다. 이는 사실상 자폐를 벗어나 신경학적으로 전형적인 사람들과 차이가 없다는 의미에서 완치라고 해석해야 한다.

이 논문은 아주 정교하게 설계되었다. 먼저 'Optimal Outcome'으로 회복되었다고 보고된 아이들의 어릴 적 진단에서 오진을 피하기 위하여 두 가지 과정을 거쳤다. 당시 전문의로부터 자폐로 진단받은 문서를 확인했다. 그리고 부모들에게 당시 아이의 증세를 기록하게 하여 이를 전문가에게 다시 자폐로 확진하는 과정을 거쳤다. 이 두 가지 과정을 모두 만족하는 기록을 가진 아이들만을 선별했으니 오진 가능성은 제거된 것이다. 그리고 'Optimal Outcome' 그룹과 정상발달인 그룹을 비교하기 위하여 가장 엄격한 자폐 검사 도구인 ADOS를 이용하여 평가하였으며, 언어적인 지능과 비언어적인 지능검사를 비교하였다. 그 결과 'Optimal Outcome' 그룹은 정상범주의 그룹과 전혀 차이를 보이지 않았다. 또한 데보라 페인은 고기능 자폐의 정상범주로의 오진 가능성을 확인하기 위하여 같은 방식으로 정상범주의 아동과 비교 검사를 시행하였다. 그 결과 고기능 자폐인들은 ADOS 검사상 자폐 범주로 분류되어 'Optimal Outcome'과는 명확한 차이를 보였다. 결국 어릴 적 자폐로 진단된 아동 중 성장하면서 신경학적으로 정상범주로 회복되는 아동이 존재하는 것이 명확해졌다.

## 중증 자폐도 폭발적인 호전 경과를 보이는 경우가 많다

데보라 페인의 논문 보고 후에도 자폐 호전 가능성을 의심하는 사람들은 아주 경중의 일부만이 호전되었을 것이라 주장한다. 물론 인지기능이 좋고 언어표현이 가능한 경중일수록 치료 가능성이 높은 것은 사실이다. 그러나 중증 자폐도 폭발적인 호전 경과를 보이는 사례도 적지 않다. 식이요법을 진행한 이후 한두 달 사이에 중증 자폐가 경중 자폐로 호전되었다는 부모들의 경험 보고는 매우 흔하다. 또한 DAN 닥터들의 치료 증례 보고를 보면 특정 요법을 시행한 후에 매우 빠르게 정상범주로 근접해가는 호전 사례 역시 적지 않다.

중증 자폐도 폭발적인 호전이 가능하다는 것을 확인할 수 있는 논문이 있다. 미국 캘리포니아에서 자폐아동 6,975명의 발달 정도를 2세부터 14세까지 평가하여 6가지 패턴의 발달궤적이 나타남을 확인하였다([도표 1]). 그리고 「자폐아동의 여섯 가지 발달궤적 특징(*Six Developmental Trajectories Characterize Children With Autism*)」이라는 논문으로 발표하였다. 이 논문에 나타난 5가지 발달궤적은 일반인들이 모두 납득할 만큼 평범한 궤적이다. 2살 때 증세를 경중과 중증도에 따라 5가지 등급으로 분류하는데, 경중은 많은 호전을 보이는 반면 중증은 약간의 호전만을 보인다. 12년 동안 경중이 중증으로 악화하지도 않고 중증이 경중으로 호전되지도 않는다. 출발점이 좋으면 숙명같이 좋은 결과로 이어진다. 전통적인 치료법이란 결국 교육과 반복훈련법이기에 인지기능이 좋고 수용언어 상태가 좋은 아이들만이 호전되어가는 것이다. 이들은 캐너가 강조했듯이 아주 과거에 비한다면 양질의 교육과 치료를 받은 아이들이었다. 그러나 캐너의 관찰같이 중증이던 아이들이 현격하게 호전되는 궤적이 나타나지는 않는다. 양질의 교육을 진행해도 중증이 경증으로 바뀌지는 않는 것이다.

그러나 이런 5가지 발달궤적과 완전히 동떨어진 6번째 발달궤적이 있다. 연구진들이 활짝 꽃이 피는 듯하다는 의미로 '블루머스(Bloomers)'라고 분류한 발달궤적이다. 이 궤적 상태에서는 3세경에 가장 중증에 가까운 궤적에 머물러 있지만, 이후 급격한 호전을 지속하며 12세경에는 최상위 궤적에 근접한 호전 상태를 보인다. 자폐아동 중 대략 7.5%가량이 이 궤적을 보이는데 연구진들은 이들의 공통적 특성을 찾기는 어려웠다고 한다. 다만 부모들의 경제력이 좋은 아이들이라는 공통성을 보인다고 한다. Bloomers들의 궤적은 절대로 전통적인 교육과 반복훈련으로 만들어낼 수 없는 변화이다. 이들은 자폐증세를 중증으로 만들 정도로 악화된 뇌 신경망의 손상이 경중도의 뇌신경 상태로 자가 회복되며 교육 효과가 점차로 증대되어 간 것으로 해석하는 것이 합리적이다.

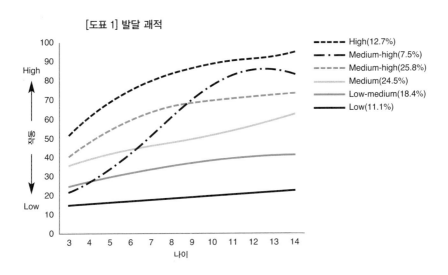

[도표 1] 발달 궤적

이를 통하여 우리는 자폐스펙트럼장애는 경증과 중증에 상관없이 정상발달로 회복할 수 있음을 명확히 이해해야 한다. 자폐는 절대 비가역적인 뇌 손상을 의미하지 않는다. 호전의 메커니즘이 어떻게 되는지는 불분명하지만, 경증이든 중증이든 정상범주로 치료가 가능한 뇌신경질환인 것이다. 이렇게 역동적인 변화가 가능한 뇌 질환이 어떻게 발생하는지 보도록 하자.

## 모든 자폐는 퇴행성 자폐이다

캐너의 생각과 달리 자폐스펙트럼장애는 태어날 때부터 장애가 완성된 형태로 시작되지 않는다. 보다 정확히 말하자면 매우 정상적인 신경반응 상태로 태어나서 점차로 자폐적인 신경반응이 심해지는 퇴행성질환의 양상을 보인다. 자폐아동의 부모들을 인터뷰하면 아이가 정상발달을 하다가 특정 시점부터 반응이 떨어지면서 자폐적 양상이 고착되어 갔다고 회상하는 경우를 많이 접하게 된다.

자폐아동 중에서 퇴행 양상을 보이는 것을 연구한 최초의 연구논문은 2005년에 발표된 「퇴행성 자폐아동의 조기 발달에 관한 부모 보고서: 지연 및 회귀 표현형(*Parental report of the early development of children with regressive autism: The delays-plus-regression phenotype*)」이다. 샐리 오조노프(Sally Ozonoff) 연구팀은 부모들의 면접을 통하여 18개월까지 자폐아동의 발달 상태를 분류했다. 그 결과 자폐아동 대부분은 생후 1년 이전부터 조기에 자폐증세를 보이는 조기 발병 유형이었는데, 일부 아동은 정상발달 후에 퇴행 현상을 보인다고 하였다. 퇴행 현상이 관찰된 자폐아동 중

50%가량은 생후 1년 전부터 발달 지연적인 경향을 동반하였다고 한다. 이 논문은 퇴행성 자폐를 수면 위로 올리기는 했지만, 일부 현상일 것으로 추정하였다. 그러나 놀랍게도 퇴행 현상은 일부 자폐에 나타나는 현상이 아니라 모든 자폐아동의 공통 현상이었다.

이후 오조노프 연구팀은 2009년 더욱 진보된 연구논문을 발표하였다. 자폐증의 초기행동징후 출현 시점에 관한 전향적인 연구결과였다.[2] 연구결과는 놀라운 결론에 도달한다. 연구 참여자들은 생후 6, 12, 18, 24, 36개월에 발달 상태를 평가하였다. 얼굴을 응시하는 빈도, 사회적 미소 및 지시에 따른 발성 상태를 비디오로 코딩하여 심사관이 평가하였다. 이 과정에서 자폐로 진단된 아동 25명과 정상발달이 이루어진 아동 25명의 발달 상태를 평가하였다.

관찰 결과 생후 6개월까지는 얼굴을 응시하는 빈도, 미소를 공유하는 것, 다른 사람에게 소리를 내는 빈도는 두 그룹 사이에 큰 차이가 없었다. 그러나 6개월이 경과하면서 나중에 ASD로 진단된 그룹에서는 시간이 지남에 따라 평가지표가 상당히 감소하는 궤적이 분명하게 나타났다. 그리고 12개월이 되었을 때는 두 그룹 사이에 차이가 명확하게 나타났다. 그러나 해당 아동의 부모들은 자녀 발달에 퇴행이 있음을 잘 포착하지 못했다고 한다. 연구팀은 자폐 행동징후는 태어날 때 나타나는 것이 아니라 성장 과정에서 점차 상호작용 행동이 감소하는 퇴행 양상을 보이는 것이라고 결론지었다. 이는 선천적 장애를 주장한 캐너의 가설을 부정하는 것이었다.

모든 자폐는 정상발달 중 퇴행하는 것이라는 주장은 전혀 다른 연

---

2) *A Prospective Study of the Emergence of Early Behavioral Signs of Autism*, 2009.

구 방법을 통하여 같은 결론에 도달한 연구자들에 의해서도 제기되었다. 에미 클린(Ami Klin) 박사팀은 생후 2~6개월 사이에 눈맞춤 능력이 감소하는 아동은 나중에 자폐아동으로 진단된다는 주장의 논문을 2013년 발표하였다. [3] 이들은 안구추적장치라는 기계를 연구에 사용하였다. 아동들의 눈이 어디를 쳐다보는지 추적할 수 있는 기계였다. 이 기계를 통하여 아이들이 사람과의 눈맞춤에 관심을 가지는지 아니면 사물에 시선을 집중하는지 측정할 수 있었다.

오른쪽 도표에 압축적으로 나타나는 연구결과는 놀랍게도 샐리 오조노프의 연구결과와 거의 일치한다. 자폐아동과 일반아동의 시선처리능력의 변화에서 가장 큰 특징은 다음과 같다. 첫째, 일반아동의 눈맞춤 능력은 점점 상승하여 생후 9개월 이후로는 안정적으로 일반적인 시선처리 능력에 도달한다. 둘째, 자폐아동의 눈맞춤 능력은 초기에는 일반아동과 차이가 없거나 더 우수한 경향을 보인다. 셋째, 그러나 자폐아동의 눈맞춤 능력은 점차 후퇴하여 생후 24개월까지 지속해서 감소하였다.

에미 클린 박사팀은 연구결과에 기초하여 처음부터 눈맞춤 능력이 상실된 채 태어난다는 선천적인 자폐론의 타당성에 의문을 제기하였다. 그리고 생후 2~6개월 사이에 눈맞춤 능력의 감소 경향이 있다는 것을 확인할 수 있다면, 생후 6개월부터 조기 개입을 통하여 자폐 치료율을 높일 수 있을 것이라고 주장했다. 일반아동과 자폐아동의 눈맞춤 능력의 평균치를 보면 대체로 자폐아동의 눈맞춤 능력이 일반아동보다 현격하게 뒤처지기 시작하는 시점이 생후 6개월 이후다. 이는 샐리 오조노프의 연구와 완전히 일치하는 결과이다.

---

[3] *Attention to eyes is present but in decline in 2-6-month-old infants later diagnosed with autism*, 2013.

## [도표 2] 6개월에 자폐증 식별하기

### 2개월부터 24개월까지의 눈 고정 성장 차트

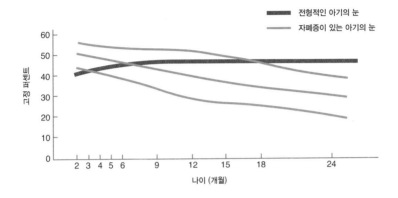

결국 선천적인 자폐는 없는 것이다. 정상적인 눈맞춤 능력과 상호작용 능력을 갖추고 있다가 점차 눈맞춤 능력이 감소하며 상호작용 능력까지 소실되는 것이다. 결국 모든 자폐는 퇴행성질환이라는 것이다. 선천적인 자폐라고 오인되는 경우는 매우 빠른 조기 퇴행 양상을 보이는 것이다. 모든 자폐가 퇴행성질환이라는 사실은 자폐 치료에 엄청난 희망을 부여한다. 퇴행 메커니즘의 원인을 밝히고 퇴행을 방지할 수 있다면 자폐의 진행을 막을 수 있다는 것이다. 또한 한 걸음 더 나아가 퇴행이 가역적이라면 퇴행을 멈추는 것을 넘어 정상적인 수준으로 회복시키는 것도 가능할 것이다. 중증 자폐에서 경증 자폐로 현격한 호전을 보였던 Bloomers들은 이런 퇴행 현상을 역행하여 호전된 아이들일 가능성이 높다. 또한 심각한 중증 자폐 상태를 벗어나 정상범주로 회복된 캐너의 자폐아동들도 교육의 결과가 아닌 퇴행 현상을 거슬러 올라가 회복된 성공한 Bloomers들일 것이다.

# 퇴행 속도의 차이가
# 다양한 자폐 양상인 스펙트럼장애를 만든다

### [도표 3] 6개월에 자폐증 식별하기

2개월부터 24개월까지의 눈 고정 성장 차트

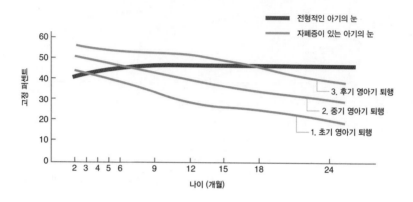

에미 클린의 도표에서 보이는 퇴행의 속도를 이해하는 것은 매우 중요하다. 자폐아동의 증상의 경중을 추정하는 것이 가능하며, 기능상에도 큰 차이를 나타내기 때문이다. 도표에 기록된 3가지 퇴행 그래프에 주목을 해보자. 나는 그림에서 보이듯이 퇴행 속도에 따라 번호를 표기하였다. 이제 3가지 퇴행 패턴의 차이에 따른 다양한 특성을 이해해보자.

1번 유형은 생후 2개월 이후 정상범주보다 눈맞춤 능력이 퇴행하는 경우이다. 부모는 퇴행 현상을 인지하지 못하며 처음부터 발달 자체가 느렸다고 기억한다. 나는 1번 유형을 초기 영아기 퇴행이라고 표현한다. 2번 유형은 생후 6개월 이후 정상범주보다 눈맞춤 능력이 퇴행하는 경우이다. 이 경우 부모 중 일부는 퇴행을 기억하는 경우도 있지만 많지는 않다. 이 퇴행 패턴을 중기 영아기 퇴행이라고 하자. 그리고 3번 유형은 생후 15

개월 전후로 정상범주보다 눈맞춤 능력이 퇴행하는 경우이다. 이 경우의 부모들 대부분은 퇴행 시점을 기억한다. 나는 이런 퇴행 패턴을 두고 후기 영아기 퇴행이라고 표현한다. 아동의 퇴행 패턴은 안구추적장치가 없어도 아동의 발달에 관한 히스토리를 세밀하게 조사해보면 어렵지 않게 분류할 수 있다. 나는 지난 6~7년간 퇴행 속도를 조사하면서 아동들의 증세를 관찰하고 분류해왔다.

대부분은 정상범주보다 눈맞춤이 떨어지는 그 시점 이후로는 사회성 발달에서 정체가 이루어진다. 사람에 대한 관찰 능력이 소실되는 시점이기 때문에 그 후로는 반복 학습에 의한 기능 몇 가지가 추가될 수는 있지만, 자연스러운 사회성 발달은 거의 멈추게 된다. 1번인 초기 영아기 퇴행형의 대부분은 무발화 자폐이다. 보통은 12개월 직전에 자연스러운 언어의 출현이 이루어지므로 그 시기에 정상적인 눈맞춤 능력을 유지하는 경우에 언어가 출현하게 된다. 그런 이유로 3번 후기 영아기 퇴행 유형은 대부분이 발화를 했던 히스토리를 보인다. 이후로도 대부분 언어발달지연은 나타나지만, 간단한 언어능력은 유지하며 무발화인 경우는 드물다. 2번 유형은 무발화인 경우가 압도적으로 많은 것으로 추정되며, 간혹 간단한 언어모방을 하는 경우도 관찰된다.

퇴행 속도에 따라 수용언어능력과 인지학습능력에도 현격한 차이가 존재한다. 초기 퇴행 유형은 수용언어능력도 매우 떨어지며 인지학습능력도 매우 떨어져 지시수행도 어려우며, 놀이도 단순 감각놀이에만 머문 경우가 대부분이다. 반면 후기 퇴행 유형은 표현 언어는 발달지연이 있지만 수용언어에서는 매우 안정적인 경우가 많다. 또한 인지학습능력도 유지되어 지시수행도 원활하며, 때로는 스스로 글자를 깨치는 우수한 학습능력을 보이기도 하며, 고기능 자폐스펙트럼장애의 특성을 나타내기도 한다. 중기 영아기 퇴행 유형의 경우 인지발달과 수용언어가 무난한 경우와 그렇지 못한 경우가 각각 50%가량인 듯싶다. 그러나 우수한 학습능력을 보이는 경우는 거의 보질 못했다.

　　퇴행이 조기에 이루어질수록 중증이며 후기 퇴행할수록 경증 자폐가 형성된다. 애미 클린의 도표는 빈도수가 높은 대표 유형일 뿐이다. 퇴행 속도와 퇴행 양상은 개인차가 매우 심하게 나타난다. 나는 24개월까지 정상발달하며 유창한 언어를 사용하다가 갑자기 무발화로 퇴행한 아동을 본 적도 있다. 다만 대단히 분명한 것은 퇴행이 명확해진 시점이 늦을수록 아동의 증세는 경증이며 인지학습능력이 우수한 경향이 있다는 것이다. 또한 퇴행 속도에 따라 뇌신경조직의 손상 양상에도 차이가 있는 것으로 보인다. 신경망의 손상 양상의 차이 역시 다양한 스펙트럼 양상을 만드는데 이와 관련해서는 다음 장에서 상세히 이야기하겠다.

# 뇌조직 어디에서
# 퇴행이 시작되는가
## ─ 뇌간 위주의 심부뇌조직

자폐는 뇌신경질환이면서 퇴행성질환임을 앞서 확인하였다. 그러면 뇌조직 어느 부위에서 퇴행성 손상이 진행되는 것일까? 그리고 퇴행을 발생시키는 원인은 무엇이고, 퇴행 손상은 가역적인지 비가역적인지를 차례로 밝혀야 한다. 그래야만 자폐의 치료 가능성과 방법론을 제대로 정립할 수 있을 것이다. 이 장에서는 퇴행이 발생하는 뇌조직 위치는 어디인지를 확인해 볼 것이다.

흔히들 자폐스펙트럼장애를 대뇌피질의 질환으로 추정해왔다. 질환의 본질이 언어발달장애를 동반한 사회성장애이기 때문이다. 사회적 소통능력과 언어사용능력은 매우 고도한 뇌 신경계의 역할로 대뇌피질이 종합적으로 관여하는 기능이기 때문이다. 대뇌피질의 손상이 자폐의 본질이라는 생각은 자폐인은 공감을 만들어내는 뇌 신경망인 거울신경계가 손상되어 있다는 매우 무모한 주장으로까지 이어졌다. 인간의 공감능력을 만들어내는 거울신경계는 여러 인지적, 감정적, 운동적 요인들과 상호작용하면서 형성되는 것이지, 이를 단일한 뇌 영역인 거울신경계로 설명하는 것은 잘못된 주장이다. [4] 대뇌피질 손상론이나 거울신경계 손상론 모두 자폐가 선천적 결손이라는 주장과 함께 자폐불치론을 강화해왔다. 최근 들어 뇌조직의 재생능력이 확인되기는 하였지만, 대뇌피질의 손상은 상당히 비가역적인 성격을 지니고 있기 때문이다. 그러나 자폐의 퇴행 과정을 상세히 들여다보면 ASD 발생의 근본 원인은 대뇌피질 손상이 아니라 뇌간을 중심으로 한 뇌심부조직의 손상 과정임을 명확히 알 수 있다.

## 퇴행이 시작되며 나타나는 공통 현상들

퇴행 과정을 상세히 기억하는 부모들과 인터뷰하여 정보를 모아보면 공통되며 일관성 있는 기술을 확인할 수 있다. 특히나 정상발달 기간이 명확히 존재하다가 퇴행하며 ASD가 발생하는 후기 퇴행의 경우 이 특징을 명백히 확인할 수 있다. 가장 공통으로 확인되는 것은 눈맞춤 능력이 점차로 약해진다는 사실이다. 이는 사람에 대한 관심이 점차 줄어들며 무관심한 양상으로 악화된다. 또 다른 특징은 호명반응이 점차로 약해진다는 것이다. 이는 사람들이 이름을 부르거나 대화를 시도할 때 반응이 약해지는 것으로 나타난다. 즉 시각, 청각 처리에서 감각처리장애가 진행되는 것이다.

두 번째로 확인되는 것은 수면장애가 심해진다는 것이다. 퇴행이 시작되는 시점 전후로 아이는 깊은 잠을 못 자고 자다 깨서 놀기도 하며, 깨

---

**4)** *The Mirror Neuron System: A Critical Review*, 2019.

서 울고 다시 잠이 들지 못하는 등 수면 불안정으로 부모를 매우 곤혹스럽게 한다. 더불어 울음이 많아지기도 하는데 어떤 이유에서인지 울기 시작하면 잘 달래지지 않는다. 즉 감정조절능력에서도 문제가 발생하는 것이다. 더불어 심한 변비나 설사가 병행되는 경우도 많다. 수면 유지 및 감정조절 그리고 소화 능력에 종합적으로 문제가 발생하는 것으로 보아 자율신경계의 조절능력에서도 퇴행이 진행되는 것으로 보인다.

이 과정에서 명확한 것은 아이가 이미 습득한 사회적인 소통능력은 손상 없이 유지되는 경우가 많다는 것이다. 후기 영아기 퇴행을 하는 아동에게서 이를 명확히 관찰할 수 있다. 후기 퇴행을 하는 아동은 12개월 이후까지 사회성 발달이 정상적으로 이루어지며, 언어발달도 이루어져 또래 수준의 언어능력을 획득한 이후 18개월 전후로 퇴행하는 경우가 많다. 그때 눈맞춤이나 호명반응은 떨어지며 상호작용 능력은 점차 퇴행하지만 이미 획득한 언어능력 그리고 부모들이 요구하는 지시수행능력은 그대로 유지되는 경우가 대부분이다. 다만 퇴행 이후로는 새로운 언어발달과 사회적 교류능력을 발달시키지 못하는 것이다. 언어능력과 지시수행능력은 대뇌피질에 저장된 정보의 재생으로 이루어진다. 이를 보면 퇴행 초기에 대뇌피질은 손상 없이 유지되며, 감각장애의 출현과 자율신경계의 교란현상이 사회성 습득 능력을 상실시키는 것으로 보아야 한다.


**영아기 퇴행 현상 1.**
**감각처리장애의 고착화**

자폐스펙트럼장애 아동을 한마디로 정의한다면, 다르게 보이고 다르게 들리는 아이들이다. 즉 시각과 청각 처리장애로 대표되는 다양한 감각처리장애가 ASD를 만드는 본질이라는 의미이다. 그러므로 ASD를 벗어나 정상범주로 치료된다는 것은 몇 가지 사회적 기술을 습득하는 문제로 대체되지 못한다. ASD를 벗어나 치료가 된다는 것은 제대로 보이고 제대로 들리는 상태로 회복된다는 것, 즉 퇴행한 감각처리능력이 정상으로 회복된다는 것을 의미한다. 이제 영아기 퇴행 현상에 나타나는 다양한 감각처리장애 현상을 살펴볼 것이다. 이를 제대로 이해할 수 있다면 우리는 ASD 아동이 보여주는 이상행동을 합리적으로 이해할 수 있을 것이다. 또한 감각처리 이상 양상을 제대로 이해한다면 뇌조직의 핵심 퇴행 부위를 합리적으로 추론할 수 있을 것이다.

감각처리장애의 원인을 추론할 때 가장 명확하게 퇴행 부위를 추정할 수 있는 이상 상태는 전정감각의 퇴행 현상이다. ASD 아동 중에는 회전감각 즉 어지럼증을 느끼지 못하는 경우가 많다. 제자리에서 빙글빙글 돌기를 수십 차례 쉬지 않고 반복하고도 전연 어지럼증 없이 편하게 보행하며 뛰어갈 수도 있다. 보통의 아이들은 어지러워 걷지 못하고 쓰러질 듯 휘청거릴 상황에서 아무런 불편 없이 뛰는 아이도 있었다. 회전감각을 유발하는 감각기관은 전정계이다. 전정기관 내의 림프액이 회전하면서 섬모의 움직임이 회전하고 있다는 정보를 대뇌에 전달하는 것이다. 너무 당연하게도 전정기관 자체의 고장이 아닌 한 ASD 아동의 림프액도 회전하고 있을 것이다. 이때 감지된 섬모의 움직임을 대뇌에 전달하는 중간 과정에서 문제가 생긴 것이다. 이는 감각기관과 대뇌 사이에 감각 정보를 전달하는 기능을 담당하는 뇌간 부위에서 이상이 발생했다는 것을 명확히 이해할 수 있다.

전정감각의 퇴행 현상의 결과로 일부 아동은 과둔하게, 일부 아동은 과민하게 퇴행한다. 주로 중증의 ASD 아동들이 과둔해져 어지럼증을 잘 못 느끼기에 빙글빙글 돌기 놀이를 즐기거나 높은 데 오르려 하고 팔짝팔짝 뛰는 상동행동을 즐기게 된다. 경중의 ASD 아동들은 주로 과민해져 높은 곳에서 공포감을 호소하고 격렬한 신체 동작을 꺼리는 경향을 보인다.

퇴행 현상 중 가장 두드러지게 관찰되고 또한 ASD를 규정하는 가장 핵심적인 이상증세는 눈맞춤 능력의 감소 및 퇴행 현상이다. 생후 12개월이 지나 퇴행 현상이 본격화되는 후기 영아기 퇴행에서는 물론이고 생후 6개월 이후 퇴행이 가속화하는 중기 영아기 퇴행에서도 이는 뚜렷하게 관찰된다. 생후 3개월경 나타나는 시선처리능력은 사회적 미소로 판단할 수 있다. 즉 엄마와 눈맞춤을 하면서 감정교감을 이루는 미소를 띠는 것이 3개월이면 가능하다. 6개월경에 시선처리가 안정적으로 발달하고 있는 경우는 낯선 사람을 보고 피하는 낯가림 현상이 나타난다. 그러나 중기 영아기 퇴행 아동들은 보통 3개월경에는 부모와 눈맞춤을 하고 웃는 사회적 미소를 보이다가 6개월경 눈맞춤이 약해질 시점 이후에는 사람에 대한 관심이나 관찰 능력이 소실되기에 낯가림 현상이 나타나질 않는다.

눈맞춤 능력의 퇴행은 기계적인 시선처리능력의 퇴행만을 의미하지 않는다. 인간에게서 시각처리능력은 가장 고도로 진화된 감각처리영역으로 대단히 다양한 의미를 지닌다. 즉 단순하게 사물을 관찰하는 기능에 머물지 않고 눈빛으로 감정을 교환하는 의사소통의 도구 역할까지 한다. 그러므로 ASD가 만들어지는 퇴행 과정에는 단순 눈맞춤의 감소만이 아니라 인간이 가지는 시각처리능력 전반에 걸쳐 퇴행이 나타난다.

가장 첫째로 퇴행하는 시각처리능력은 인간 위주의 사물 정보처리능력이 소실되는 것이다. 동물들은 시각처리할 때 살아있는 생명체를 우선으로 인식하게 되어있다. 포식자이건 피식자이건 동물 생명체를 우선으로 정보를 처리해야 생존할 수 있기 때문이다. 인간과 같이 사회적인 생존을 하는 동물은 거기서 한 걸음 더 나가 인간을 최우선으로 인식하는 시각처리능력으로 진화해왔다. 많은 실험을 통해서 확인되지만, 실제 인간이 아니어도 인간과 유사한 모양만 있어도 사람으로 오인하는 정보처리 경향까지 보인다.

그러나 ASD의 경우 이런 경향이 아주 명백하게 깨져간다. 사람보다는 사물을 위주로 시각처리를 하는 것이다. 그러므로 자폐인들은 거의 정밀한 세밀화를 그리듯이 조그만 사물까지도 세세하게 관찰하는 능력이 발달한다. 반면 인간에게는 시선이 머물지 못하고 사물 중 하나로 인식하는 경향이 뚜렷하다. 아주 중증 자폐의 경우는 사람에 대해서만 무관심한 게 아니라 살아있는 동물에게도 전혀 무관심한 경향이 있다. 이런 시선처리능력의 퇴행은 인간에 대한 관찰 능력을 상실시켜 인간에 대한 관심 자체를 소실시키며, 인간에 대한 이해 능력도 발달할 수 없게 만든다.

두 번째는 사람의 의도를 관찰하는 능력도 퇴행한다. 이는 주로 경증의 ASD에서 주로 관찰된다. 사람을 주시하는 능력까지는 퇴행 없이 유지하더라도 사람에 대한 시선의 집중도가 매우 짧으며, 사람의 안면을 주시하는 데 목적성이 결여된 시선처리를 하는 것이다. 인간이 인간의 안면을 보는 것은 눈맞춤을 통하여 사람의 눈빛 변화를 관찰하고 사람의 의도를 직관적으로 알아채는 과정이다. 그러므로 단순하게 짧게 이루어지는 눈맞춤만으로는 이런 의도 파악을 실현할 수 없다. 타인의 의도를 이해하기 위하여 반복적으로 눈빛의 변화를 관찰하는 의도관찰로까지 나가야 한다. 그러나 ASD 아동들은 가볍게 눈맞춤이 가능한 경우도 결코 의도관찰을 하지 못한다. 이로 인하여 타인의 의도를 이해하며 상호작용하지 못한 채 일방적인 의사소통을 하는 것이다.

세 번째로는 눈빛에 감정을 담는 능력이 퇴행하며, 눈빛으로 의사소통하는 능력도 소실된다. 인간에게서 언어를 이용한 의사소통은 최종 방식일 뿐이다. 비언어적 의사소통 방식이 오히려 빠른 정보처리 효과를 보이며 직관적인 의사소통 능력을 보인다. 비언어적 의사소통 방식 중 몸짓과 더불어 감정을 실은 눈빛의 소통은 매우 효과적인 의사소통 방식이다. ASD 아동들은 자신의 의도나 감정변화를 눈빛으로 담아내질 못한다. 이런 이유로 눈맞춤 능력이 유지되는 경우도 세밀한 감정교환 능력을 보이지는 못한다.

시선처리 방식에 퇴행이 이루어진 ASD 아동의 눈에는 사람이 어떻게 보일까? 자폐를 벗어나 정상발달로 진입한 아동 중에는 자신이 자폐 상태에서 어떤 식으로 사람이 보였는지 기억하는 경우가 있다. 이들의 인터뷰를 모아보면 사람의 눈이 보이질 않았다고 이야기한다. 또는 사람 얼굴이 물결치듯이 흔들려 보였다고도 기술한다. 이런 기술은 ASD인은 안면인식 능력이 떨어진다는 연구결과와 일치한다. 또한 안구추적장치로 시선처리를 측정했을 때 ASD 아동들은 얼굴을 볼 때도 눈을 보는 게 아니라 입을 쳐다본다고 보고한 에미 클린 박사팀의 연구결과와도 일치한다. 결국 시각정보를 처리할 때 인간에 관한 정보가 약화, 누락되는 경향으로 처리되거나 인간의 정보가 처리되어도 안면과 눈빛이 정확하게 강화되지 못한 채 왜곡된 시각정보로 전달되는 것이다. 이 과정이 초기 퇴행 과정에서 발생하는 것이다.

눈은 빛으로 감지되는 사물을 사진처럼 망막으로 감각하는 실사 장치일 뿐이다. 실사된 시각정보를 대뇌에서 모두 정보로 저장한다면 인간의 대뇌는 폭발해버릴 것이다. 결국 뇌는 생존에 필요한 시각정보를 선별적으로 전달하는 여과 과정 즉 선택과 집중 과정을 거치게 된다. ASD 아동의 시선처리능력의 퇴행 과정을 보면 시각정보의 선택과 집중이라는 여과장치에 문제가 발생하는 것을 알 수 있다. 결국 이는 심부뇌조직인 뇌간에서도 망상체의 이상으로 발생하는 것이 명확해 보인다.

　　망상체는 감각기관으로부터 유입되는 다양한 감각정보를 선별하여 대뇌피질로 전달하는 신경조직이다. 시각정보도 역시 망상체를 통하여 시각정보를 담당하는 시각피질과 연결되어 있다. 망상체는 시각적 자극을 다양한 레벨로 분석하며, 이를 통해 정보의 선택과 집중을 이루어낸다. 예를 들어, 시각적 자극의 성질이나 주위 환경 등의 정보가 중요한 경우, 망상체는 이러한 정보를 우선하여 처리하고, 덜 중요한 정보는 뒤로 미루거나 무시한다. 이러한 방식으로 망상체는 선별된 중요한 정보를 처리하며, 이를 통해 인간은 시각적 자극을 더욱 효과적으로 인식한다. 시각처리능력의 퇴행 과정에서도 우리는 뇌간 부위가 퇴행이 이루어지는 현장임을 확신할 수 있다.


　　청각처리 방식의 퇴행도 초기 퇴행기에 민감하게 관찰되는 현상이다. 호명반응이 만들어지는 시기가 대체로 생후 6개월 전후이다. 그러므로 초기나 중기 영아기 퇴행 유형의 경우는 호명반응 자체가 발달과정에서 확인되는 경우가 드물다. 후기 영아기 퇴행의 경우는 호명반응이 충분히 있던 아이가 서서히 호명반응이 사라지는 것을 경험하게 된다. 부모들은 아이의 이름을 불러도 반응이 없는 것을 느끼며 아이의 발달상의 문제를 감지하기 시작한다. 보통은 청각에 이상이 있나 싶어 청력검사를 하는 부모들이 많다. 그러나 당연히 청력검사는 정상으로 나온다. 귀라는 감각기관에서 이루어지는 감각 반응은 매우 정상적인 것이다. 문제는 감각기관이 감지한 청각정보를 대뇌에 전달하는 과정에서 선택과 집중의 왜곡이 이루어지는 것이다. 즉 청각정보처리의 불안정도 결국 뇌간부 망상체를 거치며 발생하는 것이다.

청각처리 방식이 퇴행하는 양상은 첫째 사람 목소리 위주로 정보처리를 하지 못한다는 것이다. 사람의 청각이 처리할 수 있는 가청주파수 대역은 20~20,000Hz까지 매우 넓다. 매우 저주파 영역부터 고주파수 영역까지도 인간의 청각은 느낄 수 있다. 반면 사람의 육성이 내는 음역은 125~1,500Hz로 상대적으로 좁다. 청각기관은 주변에서 나는 소리와 사람 소리를 구별하지 않고 가청권의 소리는 모두 청각정보로 감각한다. 이 정보를 대뇌피질로 전달하는 과정에서 다시 뇌간에서 선택과 집중이 이루어진다. 인간의 육성을 중심으로 정보를 선택적으로 강화하며, 다른 주파수대 청각정보는 소거하거나 약화시켜 주변 잡음으로 처리한다. 이런 이유로 엄청나게 시끄러운 환경에서도 인간은 대화할 수 있는 것이다.

그러나 ASD 아동은 이런 청각정보의 선별에 실패한다. 주변의 기계적 잡음이 사람의 육성과 구별 없이 모두 청각정보로 등록된다. 보다 정확히 말하자면 기계적인 소리를 더 강화하는 방식으로 청각정보를 처리한다. 이런 이유로 같은 조건에서 ASD아동은 사람의 소리에 집중하기보다는 기계음이나 백색소음에 집중하는 경향이 있다. 이것이 ASD 아동에게서 호명반응이 사라지는 이유이다.

또한, 청각처리에서 집중과 선택을 할 때 가까운 거리의 소리를 강화하고 원거리 소리를 약화하는 정보처리를 해야 정상적인데 역으로 처리하는 경향도 관찰된다. 가까운 거리에서 호명하는데 반응이 없던 아이가 먼 거리에서 작은 소리로 호명할 때는 반응하는 경우도 관찰된다. 같은 방에서 이루어지는 대화에 집중하지 못하고 다른 공간에서 나오는 소리에 집중하여 반응하는 경우도 흔하다. 결국 청각정보를 근거리에 있는 사람과의 대화에 집중시키는 처리능력에 손상과 퇴행이 진행되는 것이다.

둘째로는 특정한 소리의 높낮이나 청각 민감성에도 왜곡이 생기는 듯하다. 청소기나 헤어드라이어 소리, 변기에 물 내리는 소리 등에 심각한 공포반응을 보이는 ASD 아동이 많다. 이는 아마도 공포감을 유발할 정도의 소리로 증폭되어 청각처리 되는 것으로 추정된다. 또한 ASD 아동들의 목소리는 일반아동에 비하여 톤이 높고 부자연스러운 경향이 있다. 대체로 사람들은 자신의 목소리가 가장 잘 들리는 방식으로 말을 하게 된다. 결국 ASD 아동은 일반적인 사람의 목소리 톤은 청각적으로 집중 처리하지 못하기 때문에 청각처리가 용이한 방식의 목소리 톤을 내게 되는 것이다.

청각처리 방식에서 퇴행이 이루어지면서 ASD 아동은 호명반응에 퇴행이 이루어질 뿐 아니라 지시수행에서도 반응성이 떨어지게 된다. 또한 부모의 언어에 대하여 주의 집중력을 유지하는 데 어려움을 겪게 되어 경중의 ASD라도 사람과의 대화에 이해력이나 집중력이 떨어지는 현상이 나타난다. 결국 청각을 이용한 사람과의 상호작용 능력을 향상하는 데 실패하여 발달상에 정체 퇴행이 고착화되는 것이다.


신체감각능력의 종합적인 퇴행도 이루어진다. 시각과 청각 처리 과정의 퇴행이 사회성 발달을 방해하는 자폐 발생의 근본 원인이고, 전정감각의 퇴행은 자폐아동의 신체활동 패턴을 결정짓는다. 그러나 이뿐 아니라 다양한 신체 감각 영역에서 종합적인 퇴행이 진행되면서 ASD 아동의 이상행동을 만들어낸다.

일상생활에서 큰 문제로 나타나는 것은 촉각의 퇴행 현상이다. 촉각의 퇴행 양상은 주로 과민화 경향을 보인다. 사물을 접촉할 때 사물 표면의 성격을 감지하는 감각능력이 촉각이다. 이 촉각은 피부의 말단에 존재하는 촉각소체에 의하여 감지되는데 체성감각 중에서 피부의 가장 얕은 부위에 분포하여 압력이 없이 접촉만으로 감지된다. ASD에서 관찰되는 촉각처리의 퇴행은 촉각정보를 인식하지 못하는 것이 아니라 정상 감각 정도보다 과한 강도의 감각으로 인식하여 촉각 감각 자체를 고통스러워하며 피하는 촉각 거부 현상으로 나타난다. 피부 자극이 강한 옷을 격렬하게 거부하는 현상이 가장 흔하게 관찰된다. 또한 옷의 라벨이나 솔기가 피부를 자극하는 것을 괴로워하여 라벨이나 솔기를 제거해야만 옷을 입는 아이도 많다. 또한 피부에 이물질은 묻으면 괴로워해서 모래밭을 걷지 못하거나 모래놀이, 진흙놀이를 괴로워하는 경우도 많다. ASD 아동에게서 나타나는 특정 음식의 편식 경향도 특정한 질감을 기피하는 촉각 거부 현상이 결합된 경우가 많다. 촉각 거부가 심한 경우는 부모가 안아줄 때 피부의 접촉을 기피하여 부모의 접촉을 꺼리는 아이들까지 있다.

촉각은 과민해지는 반면 통각이나 압각은 과둔해지는 경향의 퇴행 현상을 보인다. 통각이나 압각은 체성감각 중 심부에 감각소체가 존재한다. ASD 아동이 통증에 둔한 반응을 보이는 것은 쉽게 관찰된다. 넘어지거나 다친 경우도 성장 초기에는 통증을 느끼지 못하여 울지 않는 경우가 많다. 신체 손상으로 운다고 해도 울음이 매우 짧게 나타나기도 한다. 또한 신체에 가해지는 압력에도 매우 둔하여 강한 압력이 가해져야만 신체 인식이 되는 것으로 보인다. 이런 이유로 자폐아동에게 매우 무거운 조끼를 착용하게 하면 신체활동도 용이해진다. ASD 아동들이 12개월 이전 퇴행을 할 때면 손가락으로 과하게 벽을 긁어대기를 반복하는 아이들이 있는데 이것은 손가락에 압력을 느끼는 반복 행위를 놀이로 하는 것이다.

ASD 아동 중에는 간혹 엄청나게 매운 음식을 처음부터 잘 먹는 아이도 있다. 이는 매운맛은 미각의 영역이 아니라 통증 감각의 영역이기에 과둔화 경향으로 인하여 매운맛의 고통에 별 반응을 하지 못하는 것이다. 또한 자신의 분노나 불만을 이마를 박는다거나 자기 팔을 무는 등의 자해 행위로 표시하는데 혹이 나거나 멍이 날 정도의 통증이 있어도 반복하는 것은 통증에 과둔한 감각 퇴행이 원인인 것이다.

체성감각 중 고유수용성감각도 과둔화 경향의 퇴행 양상을 주로 보인다. 고유수용성감각이란 신체 운동 시 신체 각 부분의 위치, 운동의 상태, 중량 등을 감지하는 감각으로 심부체성감각이다. 주로 관절, 근육, 힘줄의 움직임을 감지하는 감각이다. 그러므로 감각소체는 관절 부위나 관절주머니, 관절에 부착된 힘줄 등에 분포한다. 이들 기관에서 감지한 정보를 대뇌피질로 전달함으로써 인간은 매우 복잡한 신체 동작을 수행하는 것이다. ASD 아동은 고유수용성감각 역시 심하게 과둔화하는 과정을 거치게 된다.

ASD 아동 대부분은 새로운 동작을 습득하기 어려워한다. 이는 자기 신체의 운동 상태를 감각하는 능력이 매우 둔하여 정확한 신체 인식이 불가능하므로 매우 우스꽝스러운 신체 동작이 반복되기 때문이다. 이런 이유로 자폐아동은 퇴행이 진행되며 보행이 일반아동보다 늦어지는 경향이 뚜렷하다. 보통의 아이들이라면 11~12개월이면 충분히 가능한 보행을 14개월 이후에야 할 수 있는 경우가 많다. 또한, 대근육 운동에 문제가 없는 아동들도 소근육 사용에서는 어려움을 보이는 경우가 대부분인데, 이 역시 고유수용성 감각의 과둔화 현상 때문이다.

위에서 언급한 체성감각의 문제들이 나타나는 원인 역시 감각기관 자체의 이상이 아니라 감각된 정보를 대뇌피질로 전달하는 과정에서 나타나는 정보 왜곡 현상으로 보인다. 체성감각들의 왜곡 퇴행 현상도 ASD 아동의 이상행동을 만드는 원인으로 작용한다. 그러나 체성감각의 이상은 시각처리나 청각처리에 비한다면 사회성 발달을 방해하는 정도는 약한 것으로 보인다. 체성감각의 이상은 반복 실행을 통하여 어느 정도는 극복할 수 있다. 예를 들자면 보행이 어설프고 늦기는 하지만 결국 모든 ASD 아동은 보행에 성공한다. 또한 새로운 동작이나 신체활동의 재현을 처음에는 어려워하지만, 반복 과정을 포기하지 않는다면 ASD 아동 대부분은 재현에 성공하게 된다.

## 영아기 퇴행 현상 2.
## 수면, 소화장애 및 감정조절능력의 불안정

영아기에 나타나는 자폐 발생 및 퇴행 과정은 주로 감각장애 발생 과정으로만 이해되고 연구되었다. 그러나 명백하게도 다양한 신체대사 과정의 혼란 발생이 퇴행 과정에서 관찰된다. 가장 대표적인 현상은 수면 유지의 불안정, 각성조절장애, 소화장애가 광범하게 나타나며 감정조절능력 불안정까지도 나타난다. 후에 이야기하겠지만 중증 자폐는 감각처리장애가 사회성 발달에 가장 큰 장애가 되지만 경증의 ASD는 오히려 수면 및 각성장애와 감정조절능력의 불안정이 사회성 발달을 막는 큰 장애물이다. 그러므로 이러한 대사장애와 감정조절능력까지 회복되어야 진정으로 자폐 퇴행 현상으로부터 완전한 회복을 이루었다고 볼 수 있다. 그러면 각각의 퇴행 양상을 살펴보고 뇌조직의 주된 손상 부위를 추정해보자.

수면장애는 주로 입면장애 및 수면유지장애 형태로 나타난다. 수면에 들기 매우 어려워하며 잠들기까지 몇 시간씩 걸리는 경우가 많다. 힘들게 잠든 이후에는 수면을 유지하지 못하고 잠에서 깨게 된다. 예민한 아이들이 깊은 잠을 잘 자지 못하고 자다 깨기를 반복하는 것과는 양상이 완전히 다르다. 잠이 깨서 심하게 울고 달래지지 않은 채 장시간 울기를 지속하는 경우가 많다. 또는 3~4시간 정도의 수면 후 잠이 깨서 꼬박 밤을 새워서 노는 아이들도 있고, 새벽 내내 깨서 놀다가 다시 아침잠을 자는 등 정상적인 수면 양상을 유지하지 못한다. 이런 비정상적인 수면 패턴이 하루 이틀 지속되고 다시 회복하는 것이 아니라 영아기 퇴행 이후부터 학령기까지 지속되는 경우가 많다. 이는 단순 수면장애가 아니라 수면을 유도하고 유지하는 신경계 조절능력에 근본적인 손상이 진행되고 있는 것을 의미한다.

이러한 수면장애 양상은 아이들뿐 아니라 부모까지도 고통스럽게 만들어 ASD 아동에게 안정된 수면을 유도하려고 다양한 방법을 시도하게 된다. 주류의학에서는 아빌리파이 같은 신경정신과 약물로 강제 수면을 유도하고, 기능의학에서는 멜라토닌을 사용하기도 한다. 그러나 이런 시도들은 약간의 효과는 있지만, 수면 문제를 근본적으로 해결하지 못한다. 수면장애가 ASD 아동에게서 관찰되는 것은 그 자체가 뇌조직의 퇴행이 진행됨을 확인시키는 바로미터이다. 뇌조직은 수면을 통하여 휴식이 이루어지며 신경조직의 재활성화가 이루어진다. 그러므로 수면장애가 지속된다는 것은 뇌조직의 피로 누적과 손상이 누적된다는 것을 의미한다.

수면장애를 유발하는 원인에 대한 가설은 정말 다양하다. 인간의 수면에 관여하는 중추신경계조직이 그만큼 다양하기 때문이다. 그러므로 수면이상만 놓고는 원인을 추정하기 쉽지 않다. 다만 감각처리상에 퇴행이 진행되는 동시에 수면장애의 퇴행 역시 같이 진행되기에 감각처리상의 손상의 원인으로 추정되는 뇌간의 이상과 밀접한 연관이 있음을 짐작할 수 있다.

수면장애와 더불어 각성장애도 관찰된다. 야간에 각성도가 증가하는 현상이 가장 흔하게 관찰된다. 부모들 표현을 빌자면 밤에 잠잘 시간이 되면 아이가 가장 활기차고 쌩쌩하다고 한다. 소리도 더 많이 내고 더 격렬한 움직임으로 놀이를 한다고 한다. 즉 수면 전 단순 입면 지연이 아닌 각성도가 매우 높은 상태가 지속되기에 수면 주기로 진입하지 못하는 것이다. 야간에 각성도가 증가하는 것과 더불어 관찰되는 현상은 낮에 각성도가 떨어져 움직임이 적고 반응도가 떨어지며 속칭 늘어져 있는 상태를 보이는 것이다. 보통의 생활 사이클과 동떨어진 상태의 각성도를 보이게 되면 그 자체로 사회활동의 제약이 된다. 비정상적인 각성상태가 낮과 밤에 역으로 교차하는 현상이 일시적이 아니라 유아기 퇴행 시기부터 학령기까지 지속하는 경향이 관찰된다. 이런 현상이 지속된다는 것은 생체활동의 주기를 인식하는 생체시계의 오작동을 의미하며, 이 역시 뇌간 부위에서 관장하는 기능의 손상이 원인으로 추정된다.

또한 영아기 퇴행에서 공통으로 관찰되는 현상은 소화기능장애로 진행되는 위장관 소화기능의 퇴행 현상이다. 눈맞춤이 떨어지고 밤에 잠을 못 자며 보챌 즈음 아동은 배변이상 증세를 보이기 시작한다. 주로 나타나는 현상은 변비가 심해지며 배변 횟수가 변하는 것이다. 매일 배변하던 아동이 퇴행이 시작되면서 2~3일에 한 번 배변하는 것은 물론이고, 매우 굳은 변 상태 때문에 배변 자체를 힘들어하는 현상이 동시에 나타난다. 주로 변비가 심해지지만 일부 아동은 퇴행 시기 배변 상태가 더 설사 경향으로 바뀌는 것으로 나타나기도 한다. 이렇게 배변 양상이 비정상적인 상태로 바뀌는 것이 퇴행 과정에 동반되는 것은 신경계의 퇴행이 소화 기능의 장애로 이어진다는 것을 추론할 수 있게 한다.

마지막으로 감정조절능력의 불안정이 심해지는 양상의 퇴행도 관찰 된다. 울면서 보채는 것이 늘고 쉽게 진정되지 않기에 부모는 곤혹스러워 한다. 또한 두려움이나 공포반응도 강도가 심하게 증가하여 두려움의 대 상을 기피하는 반응도 격렬하게 표현된다. 쉽게 달래지지 않는 울음과 보 챔이 영아기 퇴행 시기부터 관찰되며, 이런 경향은 이후 지속해서 강화되 는 경향을 보인다.

ASD에 나타나는 과다한 불안과 공포반응은 편도체(Amygdala)의 비정상적인 비대를 확인하는 것으로 입증되었다. 편도체는 대뇌의 변연계 (limbic system)에 존재하는 아몬드 모양의 뇌조직이다. 감정을 조절하 고, 공포 및 불안에 대한 학습 및 기억에 중요한 역할을 한다. 자폐아동 은 편도체가 3세 이전에 과성장한다는 명확한 증거가 있다. 특히나 ASD 증세가 심할수록 편도체의 비대가 더 큰 경향이 있는 것도 확인된다. [5] 결 국, 영아기 퇴행에 나타나는 공포 불안 반응은 변연계의 편도체 비대를 유 도하는 것이다. 그렇다고 영아기 퇴행이 만들어지는 원인 부위가 변연계 라고 할 수는 없다. 편도체는 공포에 반응하는 조직일 뿐 공포에 민감성 을 부여하는 조직은 아니다. 뒤에서 살펴보겠지만 과도한 공포감을 유발 하는 것은 불안이나 공포 등의 스트레스를 조절하는 시상하부에 이상이 발생했기 때문으로 보인다.

---

[5] *Amygdala Enlargement in Toddlers with Autism Related to Severity of Social and Communication Impairments*, 2009.

## 뇌간을 구성하는 신경조직의 퇴행이
## 자폐 발생의 원인

ASD의 뇌간 가설은 1960년대 자폐 연구의 선각자인 버나드 림랜드 (Bernard Rimland) 박사에 의해 처음 제안되었다. 그 이후 ASD를 심리학적인 접근이 아닌 뇌조직의 이상이란 관점에서 과학적으로 탐구하기 시작하였다. 그러나 사회성 발달과 언어발달을 대뇌피질의 기능으로 이해한 접근법이 주종을 이루어 뇌간과 같은 심부뇌구조에 관한 연구는 간과되었다.

뇌간이라는 심부뇌조직은 조직학적으로도 분화가 덜 이루어진 상태에서 무수히 복합적인 활동이 동시에 이루어지기에 과학적인 접근이 활발하게 이루어지기 어려운 미지의 영역이다. 또한 침습적인 연구 자체가 불가능한 조건이기에 연구 진척의 속도는 매우 더딘 상태다. 그러나 자폐의 본질을 감각처리 과정과 정신 생리적인 측면에서 비정형적인 변화가 동반되는 질환이라고 이해한다면 뇌간의 이상 발생과 자폐 발생의 상관성을 위주로 자폐를 연구해야 하는 것은 너무도 명백하다.

자폐 발생의 근원으로 뇌간기원설을 주장하고 확신하는 이유는 다음과 같다. 첫째로 영아기에 나타나는 퇴행 현상을 규정하는 신경 기능은 모두 뇌간의 조절 기능에 해당한다. 앞서 살펴보았듯이 영아기 퇴행의 핵심 증세인 시각처리와 청각처리의 퇴행은 정보를 선별하여 선택과 집중하는 기능의 퇴행 현상이다. 이는 감각정보의 중요도를 분류하여 대뇌피질에 전달하는 뇌간에서도 망상체의 이상을 추정케 한다. 또한 감정조절의 이상은 시상하부의 이상이 관여하고 있는 것으로 확인된다.

둘째로는 영아기 퇴행 양상을 관찰하면 감각처리 및 감정상 퇴행이 먼저 이루어지고 이후 사회성 발달이 정체 또는 퇴행하는 시간의 선후 과정이 명백하게 관찰된다. 영아기 퇴행 유형 중 12개월까지 정상발달을 하다가 15개월 전후로 퇴행이 뚜렷하게 관찰되는 후기 영아기 퇴행에서 이를 명확히 관찰할 수 있다. 눈맞춤이나 호명반응이 점차 사라지며 상호작용의 적극성이 떨어지지만, 이미 습득한 언어능력이나 지시수행능력은 대부분 유지된다. 그러나 퇴행 후로는 발달을 이루지 못하여 15~16개월 수준의 사회성 발달과 언어발달에 머물게 된다. 아주 일부 아동이 언어능력이 소실되는 퇴행 현상이 나타나기도 하는데 이때도 조음능력의 퇴행일 뿐 수용언어능력과 인지능력은 그대로 유지된다. 결국 뇌간부의 이상으로 발생하는 감각처리장애가 근본적 원인이며, 사회성 발달 이상과 언어지연은 그 결과인 것이다.

셋째로 대뇌피질은 발생적으로나 발달적으로나 모두 뇌간의 조정과 안내를 따라서 신경발달로 이어지는 상행적인 뇌 발달 경로를 가지고 있다. 그러므로 뇌간 부위 이상은 곧 대뇌피질의 이상 발달로 이어진다. 뇌간이 대뇌피질의 발달에 개입하는 핵심 프로세스로 다음 3가지 과정을 제시할 수 있다. (1) 대뇌피질 신경 구조 확립: 뇌간에서 분비되는 모노아민이 대뇌피질의 신경조직 발생을 유도하는 뉴로트로핀 역할을 수행한다. (2) 대뇌피질 초기 신경 활동 시작: 시냅스가 형성되기 전 뇌간의 세로토닌 시스템이 초기 신경활동을 유도한다. (3) 신경 회로 성숙 지원: 뇌간의 세로토닌 시스템이 대뇌피질의 수초화를 유도한다. [6] 결국 대뇌피질의 형성부터 성숙에 이르는 전 과정을 뇌간이 개입하여 유도하는 것이다.

자폐 발생의 뇌간기원설을 지지하는 다양한 증거가 최근 연구를 통

---

[6] *Evidence for Brainstem Contributions to Autism Spectrum Disorders*, 2018.

하여 제시되고 있다. 첫째로 살펴볼 것은 뇌간의 발생이나 뇌간 성숙기의 이상 발생이 자폐 발생률을 높인다는 사실이다. 임신 초기 태중에서 뇌간이 형성되는데 뇌간 형성기에 항경련제인 빌프로산(VPA) 투약은 ASD 발생률을 높인다고 한다. 또한 뇌간의 정제와 성숙은 임신 33~38주 사이에 이루어지는데 이때 출생이 이루어진 조산아의 경우 ASD 발생률이 현격히 높게 나타난다고 한다. 결국 태중에서 뇌간의 미성숙 상태가 발생할 경우 ASD 발생으로 이어진다는 것이다.

둘째로는 ASD 아동에게서 뇌간의 비정형적인 반응이 다양한 방식으로 확인된다. 뇌간이 미성숙한 미숙아에게서 관찰되는 심박변이도(HRV)의 이상이 ASD 아동에게서 동일하게 관찰된다. 이는 뇌간에서 이루어지는 각성 작용 및 온도 조절, 호흡, 내장 항상성 같은 자율기능의 이상과 함께 발생한다. 또한 뇌간의 이상 반응을 비침습적인 방법으로 확인할 수 있는 검사법인 청각 뇌간 반응(ABR)에서 ASD 아동은 비정형적인 반응이 지속해서 확인된다고 한다.

셋째로는 뇌간의 조직학적인 이상도 여러 경로로 확인된다. 기본운동 능력 및 감각에 관여하는 하올리브핵에 비정형 상태가 확인되고 비정상적인 청각처리에 관여하는 상올리브복합체(superior olivary complex)도 비정형 상태가 확인된다고 한다. 그리고 시각처리에 관여하는 'olivofloccular'에도 비정형 상태를 확인하였다. 또한 ASD 환자의 사후 뇌조직 검사를 통하여 뇌간 부위 혈관이 매우 비정상적으로 형성되어 있는 것을 확인하였다.[7] 혈관의 공급이 신경조직의 발달과 분화에 매우 중요하다는 사실을 고려한다면 뇌간조직 전반이 비정상적인 성장 환경에 놓여 있음을 짐

---

[7] Persistent Angiogenesis in the Autism Brain: An Immunocytochemical Study of Postmortem Cortex, Brainstem and Cerebellum, 2015.

작할 수 있다.

넷째로는 시상하부의 불활성화와 조직학적인 위축도 확인된다. 시상하부 펩타이드인 옥시토신과 아르기닌-바소프레신은 친화 및 사회 정서적 반응을 지원하고 조절하는 기능 때문에 ASD에서 중요한 의미를 지닌다. 감정적 얼굴 처리 즉 감정적 얼굴 대 비감정적 얼굴에 대한 ASD 환자의 fMRI 연구에서는 일반인에 비하여 시상하부의 활성도가 현격히 떨어지는 것이 관찰된다. 또한 시상하부의 해부학적 변형의 직접적인 증거도 확인되는데 ASD가 있는 아동과 청소년의 뇌 MRI 연구에서는 시상하부 영역에서 회백질 부피의 상당한 감소가 확인된다고 한다.[8]

림랜드 박사에 의하여 ASD의 뇌간기원설이 제기된 지 60년이 지난 최근에야 ASD와 뇌간의 상관성에 관한 연구가 겨우 쌓이기 시작했다. 다양한 증거가 보고되고 있지만 과학적으로 명백하게 뇌간이 자폐 발생의 근본 원인임을 입증하는 것은 어려운 작업이다. 먼저 동물 실험을 통하여 뇌간의 특정 부위를 특정한 방식으로 손상시켰더니 자폐적인 행동이 바로 유발되었다는 연구가 등장해야 할 것이다. 그리고 사람에게도 유사한 손상이 발생하자 자폐가 진행되었다는 확인이 뒤따라야 할 것이다. 이 과정은 또다시 수십 년이 더 걸릴 것이다. 이런 입증 과정을 다 거치고 근거가 명확히 만들어질 때까지 자폐 치료를 위한 의료적인 시도를 멈출 수는 없다. 의료는 긍정적인 가설 체계가 존재하고 치료의 유효성이 조금이라도 있다면 바로 치료를 통하여 역으로 가설을 입증하는 방법을 써야만 한다. 그러기에 나는 뇌간기원설에 입각하여 자폐의 치료 가능성을 설명해 갈 것이다.

---

**8)** *Morphofunctional Alterations of the Hypothalamus and Social Behavior in Autism Spectrum Disorders*, 2020.

# 뇌간 부위 퇴행은 가역적인 퇴행이 대부분인 듯

뇌간 부위의 손상이 자폐를 발생시키는 근본 원인이라는 것을 확인하는 연구도 이제 겨우 발걸음을 뗀 수준이다. 그러므로 손상의 성격이나 수준 그리고 손상된 뇌간조직의 회복 가능성을 추정할 수 있는 연구는 거의 없는 실정이다. 그러므로 우리는 자폐에서 정상범주로 회복한 사람들을 관찰하는 것을 통하여 뇌간조직의 회복력을 추론할 수밖에 없다. 또한 나 스스로 많은 ASD 아동이 회복되는 과정을 지켜보면서 이 추론을 좀 더 풍부하게 보충해갈 것이다.

ASD를 발생시키는 뇌간의 퇴행 손상은 가역적인 손상이 대부분인 것으로 추정된다. 앞서 살펴본 대로 캐너가 관찰했던 자폐아동 중에는 사교성이 풍부한 직업을 수행하며 완벽하게 정상생활을 하는 경우도 있었다. 또한 데보라 페인의 관찰에 의하면 자폐 병력이 있던 사람 중에 'Optimal Outcome' 상태에 도달한 사람들의 안면인식 능력은 전형적인 발달 경과를 보인 사람들과 비교할 때 전혀 차이가 나지 않았다고 한다. 이는 자폐 발생의 원인이 되는 시각처리능력의 퇴행이 정상수준으로 회복되었다는 것을 의미한다. 나의 임상 관찰도 마찬가지 결론에 도달한다. ASD 치료가 아주 잘 이루어진 경우는 외견상 일반아동과 아무런 차이를 발견할 수 없다. 시각처리, 청각처리, 신체조절, 감정조절에 이르기까지 거의 완벽한 회복에 이르게 된다.

그러나 회복의 속도는 퇴행의 심화 정도와 퇴행 지속 기간과 관련이 있는 것으로 보인다. 영아기 퇴행 패턴 중 12개월 후 본격 퇴행하는 후기 영아기 퇴행 유형은 대부분 경증의 ASD로 뇌간의 조직적인 손상이 거의 미약한 것으로 보인다. 후기 퇴행 유형은 학령기를 거쳐 청소년기에 들어서 치료해도 빠르게 완전한 시선처리와 청각처리 능력을 회복하는 경우가 대부분이다. 심지어 2~30대가 되어서도 자연스러운 감각처리능력과 감정·정서 반응을 회복하는 경우가 많다. 이를 통해 짐작한다면 뇌간의 조직적인 손상 없이 기능상의 혼란만 발생하는 ASD 유형인 것으로 짐작된다.

반면 생후 6개월 전에 퇴행이 본격화되는 초기 영아기 퇴행과 중기 영아기 퇴행 유형은 치료를 시작하는 시점에 따라 치료 속도가 확연히 다르다. 퇴행이 본격화된 이후 12개월 이내에 제대로 된 치료가 이루어지는 경우는 정상범주의 감각처리능력과 감정·정서조절능력을 회복하는데 1년이 채 안 걸리는 경우가 대부분이다. 이는 초기 영아기 퇴행과 중기 영아기 퇴행도 초기에는 조직적인 손상까지 진행되지 않고, 기능적인 혼란 상태 수준의 퇴행이 이루어지는 것으로 짐작된다.

그러나 퇴행이 본격화된 이후 30개월을 지나기 시작하면 점차로 뇌간부의 퇴행은 조직적인 손상을 동반하는 것으로 보인다. 예를 들어 앞서 살펴본 대로 시상하부의 조직적인 위축이나 뇌간 부위 혈관의 이상 분포 같은 변화들이다. 그러나 매우 희망적인 소식은 이렇게 조직적인 손상이 동반되는 경우도 느리지만 지속적인 호전이 가능한 것으로 보인다. 초기 퇴행으로 중증 ASD 경과를 보이는 학령기 아동이라도 치료에 성공적으로 반응하면 시선처리와 청각처리 능력을 회복하는 경우가 많다. 중증 자폐가 초등학교 때가 되어서 말이 트이고 안정된 상호작용을 시작했다는 보고들이 이런 사례에 속할 것이다. 그러나 이런 중증 ASD에 개입을 늦게 할 경우 정상범주로 회복하는 데 걸리는 시간은 경증의 ASD에 비하여 몇 배나 소요된다.

손상 후에도 늦지만 회복력을 보인다는 데서 뇌간부의 신경조직은 매우 원시적인 신경조직으로 손상회복력이 매우 높다고 추정된다. 뇌간의 퇴행이 대부분 가역적인 성격의 손상일 것이라 추정되는 것은 의학적으로 매우 중요한 의미를 지닌다. ASD는 나이를 먹어서도 호전 가능성이 높으니 치료를 포기해서는 안 된다는 것을 의미한다. 또한 초기 퇴행 시기에는 조직손상이 동반되지 않는 기능적 혼란 상태로 추정한다는 것 역시 의학적인 개입에서 매우 중요한 의미를 지닌다. 진정한 의미의 조기치료를 퇴행 초기에 실행하는 것이 매우 중요하다. 초기에 효과적인 치료법을 적용할 수만 있다면 영아기 자폐의 대부분을 빠르게 정상범주로 회복시킬 수 있을 것이라는 희망이 생긴다.

# ASD 치료로 위장된
# 교육과 훈련들

## ASD 치료에 좌절을 경험케 하는 의사들의
## ASD 치료 프로그램

　자폐스펙트럼장애를 치료하기 위한 의학적인 접근을 방해하는 것은 치료로 위장된 교육과 훈련법들이다. 현재 주류의학에는 자폐 치료 프로그램이 전혀 없다. 후에 다룰 것이지만 몇 가지 신경정신과 약물이 의사들에 의하여 처방되지만, 자폐 치료를 목적으로 하는 게 아니라 ASD에 나타나는 문제행동을 완화할 목적으로 투약하는 것이다. 주류의학에서 ASD는 치료 불가능한 영역으로 분류되어 있으며, 의사들이 개입할 수 있는 의학적인 행동의 최대치는 ASD인지 아닌지를 진단하는 것뿐이다.

　그러나 소아정신과 의사들은 진단 후 ASD 아동에게 치료 프로그램을 권유한다. 응용행동분석이라는 ABA 프로그램, 언어치료 및 감각통합치료가 대표적이다. 부모들은 자폐에 관한 이해가 부족하기에 의사들이 제시하는 치료를 하면 아이가 ASD에서 벗어날 것이라는 막연한 환상을 품는 경우가 대부분이다. 의사를 만나면 직설적으로 질문을 해보라. 3가지 치료를 열심히 하면 ASD를 벗어날 수 있는가? ASD 증세를 완화시킬 수 있지만 ASD를 벗어날 수는 없다고 답할 것이다. 그렇다! 3가지 치료를 아무리 열심히 해도 자폐 자체를 벗어날 수는 없다. 그러면 한 번 더 질문을 해보라. 완치까지는 아니라도 자신의 ASD 아동이 얼마나 호전될 수 있는지 예후를 이야기해달라고 부탁해보라. 의사는 아무런 확답을 주지 못할 것이다.

ASD를 벗어날 수도 없으며 얼마나 호전될지 예후도 알 수 없는 치료 프로그램을 권하는 것은 실로 무책임한 의료행위다. 3가지 치료 프로그램의 실질적 효과를 성실하게 조사해본 의사라면 알 수 있다. 아주 일부분의 아동만이 현격한 호전이 가능하며 대부분 ASD 아동은 치료 프로그램을 아무리 열심히 장기간 해도 변화가 미미하다는 사실을 말이다. 의사의 말을 믿고 10년 가까이 온갖 치료를 다 해보았지만, 허사였다고 한탄하는 부모들이 대부분이다. 엄청난 노력과 사회적 비용들이 낭비되고 있는 것이다. 이런 불행을 막으려면 의사들은 이 사실을 명확하게 고지해야 한다. 지능이 높은 일부 아동만이 치료에 효과를 볼 수 있고 증세가 심한 아이는 노력해도 거의 좋아지기 힘들 것이라고 명확히 말해야 한다. 그래야만 부모들은 스스로 치료에 대한 정당한 선택권을 행사할 수 있다.

## 지적장애용 프로그램을
## ASD에 적용한 근본적 오류

주류의학이 ASD에 효과 자체가 거의 미미한 3가지 접근법을 권유하는 이유는 매우 단순하다. 현재의 주류의학에는 심각한 인식상의 오류가 있기 때문이다. 지적장애와 자폐성장애의 차이를 근본적으로 구별하지 못하고 있다. 지적장애 치료에 반복교육법, 반복훈련법은 매우 효과적인 접근법이다. 저하된 인지능력과 학습능력으로 발생하는 발달지연을 극복하는 데 인지 자극 및 언어 자극을 반복하면 할수록 습득률이 높아지기 때문이다. ASD 치료에도 무모하게 기계적으로 반복교육법을 적용하지만, 지시수행을 전혀 인지·습득하지 못하는 중증 자폐아동에게는 전혀 유효한 반응을 끌어내지 못한다. 이런 이유로 치료사들은 차라리 지적장애가 치료하면 예후가 좋고 ASD는 치료 예후가 매우 떨어지는 것으로 생각한다. 그러나 이는 매우 심각하게 잘못된 생각이다.

현대 주류의학이 지적장애와 자폐장애를 혼동하는 이유는 두 가지 심각한 인식 오류 때문이다. 첫째로는 지적장애나 자폐성장애나 장애 발생의 성격을 모두 선천적 장애로 이해한다는 것이다. 앞서 살펴보았듯이 ASD는 퇴행성질환이다. 매우 정상적인 상태로 태어나 정상발달 과정을 일정 기간 거친 후 영아기 퇴행을 하며 ASD가 발생한다. 퇴행은 아동기, 청소년기까지 지속되어 중추신경계조직의 실질적인 손상으로 고착화된다. ASD가 퇴행성질환임을 명확히 인지한다면 가장 시급한 조치는 반복교육이나 반복훈련이 아니다. 퇴행을 막기 위한 의학적인 개입이 시도되어야 한다. 퇴행이 지속되는 ASD 아동에게 반복교육법을 우선한다는 것은 엔진이 불타고 있는 자동차 속에서 운전을 가르치는 상황과 다를 것이 없다.

두 번째 오류는 ASD의 평균지능에 대한 잘못된 이해다. 통계에 의하면 ASD 중 75%가 정신지체로 분류된다고 한다. 정신지체가 아니라도 경계성 지능이며, 정상범주의 지능을 보이는 경우는 아주 일부분이라고 이해한다. 그러다 보니 'ASD = 정신지체'라는 등식으로 이해한다. 그러나 이는 매우 잘못된 평가이다. ASD는 의사소통장애를 동반하는 사회성 장애이다. 대부분 지능검사란 의사소통능력을 기본으로 하여 평가된다. 그러므로 ASD 아동의 지능이 낮게 평가될 수밖에 없는 것이다.

바보와 같이 여겨지던 ASD 아동들이 의사소통이 가능해지며 놀라운 지능을 보이는 경우가 세상에 적지 않게 알려져 있다. 캐나다의 자폐소녀 칼리의 이야기는 유명하다. 만 11살까지 ABA, 언어치료 등을 지속했지만 무발화 중증 자폐로 바보 취급당하던 칼리가 워드프로세서를 배워 타자로 의사소통을 시작하게 되었다. 그러자 놀라운 수준의 작문 능력을 보여주었으며 지적으로도 매우 우수한 상태였다. 유사한 사례는 많다. 내가 치료한 빅토리아라는 미국 여아는 거의 무발화 상태에서 지적장애로 취급받았는데 14세경 의사소통이 가능해지자 놀랍게도 이미 중학교 수준의 수학을 다 알고 있다는 것을 확인할 수 있었다. 또한 무발화 자폐이던 아이가 치료를 통해 발화를 시작하자 바로 글씨를 읽는 경우도 보았다.

ASD 아동에게 일반적인 지능검사법을 적용하여 지적장애라는 진단을 내리는 것은 참 우매한 짓이다. 자폐증 환자는 의외로 지능이 상당히 높다. 다만 편향된 지능 테스트 방법과 의사의 불신으로 이 사실이 잘못 알려져 있을 뿐이라는 연구결과도 있다. 캐나다 몬트리올 리비에르-데-프레리 병원의 자폐증 연구학자 로랑 모트론(Laurent Mottron) 박사는 미국 과학진흥협회(AAAS)의 〈자폐과학〉 심포지엄에서 연구발표를 통해 가장 지능손상이 심하다는 말 못 하는 자폐아조차도 평균 이상의 지능을 가질 수 있다고 밝혔다. 모트론 박사는 자폐증 환자가 지능이 낮은 것으로 알려진 이유는 지능검사 방법을 잘못 선택했기 때문이라고 지적했다. 모트론 박사는 일반적으로 사용되는 웩슬러 지능검사법이 아니라 추론능력을 테스트하는 비언어성 검사인 '레이븐 누진항렬검사(Raven's Progressive Matrices test)'로 하면 웩슬러 검사보다 평균 30점이나 높은 성적이 나온다고 밝혔다. 그는 이 정도라면 정상 내지는 영재성 수준(gifted status)까지도 갈 수 있다고 말했다.[9]

나는 ASD를 지적장애와 동일시하여 무한 반복 교육을 시도하는 주류의학의 권고프로그램은 치료보다 아동학대에 가깝다고 생각한다. 자폐를 이겨낸 사례를 최초로 보고한 캐너의 보고서에서 그가 강조한 것은 아동의 재능을 살리는 교육법이었다. 그리고 자폐 아동을 수용소에 넣는 것은 재능을 말살하는 행위라고 하였다. 현재 주류의학에서 권고되는 치료 프로그램은 결코 재능을 살리는 프로그램은 아니다. 비록 수용시설에 물리적으로 가두어 놓는 것은 아니지만, 물리력만 사용하지 않았을 뿐 무한 반복 훈련의 수용시설에 가둔 것과 다를 바 없다. 나는 아동의 재능과 자발성을 존중하는 ASD 행동치료법은 그린스판(Stanley Greenspan) 박사가 정립한 플로어타임 접근법이 유일하다고 생각한다. 그러나 이 책에서 다룰 주제는 아니니 다른 기회에 이야기하겠다. 일단 이 자리에서는 주류의학에서 권고하는 3가지 치료법의 문제점을 더 살펴보도록 하자.

---

[9] *The Level and Nature of Autistic Intelligence*, 2007.

## ABA 접근법의 효과와 문제점

ABA란 'Applied Behavior Analysis'의 약자로 동물훈련법을 사람에게 적용시켜 사람들의 문제적 행동을 수정하는 일종의 반복훈련 치료법이다. ABA를 이용하여 자폐증장애를 치료할 수 있음을 입증한 사람은 UCLA의 이바 로바스(O. Ivar Lovaas) 교수다. 로바스 교수는 1987년 '어린이 자폐 프로젝트'의 일환으로 진행한 실험의 결과를 미국《임상심리학 저널》에 발표했다. 그는 자폐아동 19명을 상대로 치료 프로그램을 2년간 진행한 결과 무려 47%인 9명이 정상 기능에 도달했다고 보고하였다.

로바스의 보고는 상당히 과장된 결과임을 구태여 논증할 필요도 없이 직관적으로 알 수 있다. ASD로 진단받은 아동 중 절반 가까이가 정상 수준으로 회복되었다면 자폐라는 진단에 그렇게 좌절하지는 않을 것이다. 로바스의 논문이 과장되었다는 비판은 여러 경로로 제기되었으며, 실제로는 ABA를 집중적으로 지속했을 경우 20%가량의 자폐증 아동이 정상적 교육을 받을 수 있는 상태까지 도달할 수 있을 것이라는 주장이 우세한 것으로 보인다.

47%가 아니라 20%가량이 호전된다는 통계는 어느 정도 진실에 부합하는 수치다. ASD 아동 중 언어를 이용한 상호작용이 가능할 정도로 호전되는 아동을 대략 20% 정도로 추산한다. 그리고 40%가량이 평생 무발화로 살아가며, 40%가량은 아주 부분적으로 언어사용이 가능해진다고 한다. 또한 캘리포니아에서 대규모로 ASD 아동의 호전 경과를 장기 관찰한 논문[10]을 보면, 정상적인 의사소통 능력을 기준으로 75~90%가

---

**10)** *Six Developmental Trajectories Characterize Children With Autism*, 2012.

량 회복하는 아동이 20%가량 되는 것으로 추산한다. 그러니 47%의 회복을 주장한 로바스의 주장은 터무니없는 것이고, 대체로 ABA 치료로 20%가량이 정상적인 교육과정에 참여할 수 있을 것이라는 통계가 타당성 있다.

과연 20%의 성과가 ABA를 했기 때문에 발생하는 치료 효과인지는 매우 의심스럽다. 우리는 ABA로 효과가 나타날 20%와 효과가 미미할 80%를 어렵지 않게 구별할 수 있다. ABA의 접근법은 매우 단순하다. 강화물을 미끼로 훈련자가 요구하는 행동을 ASD 아동에게 실행하도록 유도한다. 그러므로 훈련자의 의도를 잘 이해하고 빠르게 습득할 수 있는 학습능력 즉 지능이 높은 경우에 행동수정이 잘 이루어진다. 결국 학습능력도 좋고 수용언어도 가능하며 지시수행능력과 인지능력이 좋은 ASD 아동만이 ABA 훈련의 성과를 만들어내는 것이다.

이를 입증하는 논문 연구도 있다. 캐나다 온타리오에서는 집중행동 프로그램에 참여한 2~7세 어린이 332명의 치료 결과 예측 변수에 관해 보고하였다. 논문은 4가지 예측 변수 즉 치료 시작 연령, IQ, 적응 점수 (adaptive scores) 및 자폐증 심각도에 따른 결과 차이를 조사하였다. 4가지 변수 중 초기 인지수준이 가장 강력한 예측 변수였다고 보고하였다.[11] 심지어 치료를 시작한 나이에 대한 변수나 자폐증상의 심각도도 예측 변수로서 영향력이 매우 적었다고 한다. 결론은 아주 단순하다. 머리 좋은 애들만이 ABA에서 살아남는 것이다. IQ가 떨어지고 인지능력이 떨어지며 수용언어도 떨어지는 80%가량의 ASD 아동의 결과는 아주 미약한 호전에 멈추고 만다.

---

[11] *Predictors of Outcome for children receiving intensive behavioral intervention in a large, community-based program*, 2011.

영아기 퇴행의 3가지 유형 중 초기나 중기 퇴행한 아동들은 사회적인 교감능력을 발달시켜본 경험이 없기에 수용언어능력이 현격히 떨어진다. 그 결과 지능지수인 IQ도 심각하게 떨어지는 것으로 나타난다. 반면 후기 퇴행 유형은 생후 18개월 정도의 정상발달 구간을 가지고 있기에 초보적인 언어이해능력과 지시수행능력을 지니고 있어 상대적으로 높은 지능지수(IQ)를 보인다. ABA 치료에서 효과를 내는 아이들은 대부분 후기 영아기 퇴행 유형의 아동들이다. 이들은 학습능력을 지니고 있기에 무슨 치료를 해도 기능이 개선된다. 심지어 아무런 전문적 개입 없이 부모와 놀이만 강화되어도 빠르게 기능적인 개선이 이루어진다. 아주 냉정하게 말하자면 어차피 좋아질 아동들에게 ABA라는 치료법을 강화시켜 성과를 가속한 것에 불과하다. 이들은 ABA가 아니라 무엇이라도 주 40시간씩 2년간 집중교육하면 좋아질 수밖에 없는 아이들이지 ABA의 성과가 아니라는 것이다.

문제는 영아기 초기 퇴행이나 중기 퇴행 양상을 보인 80%의 중증 ASD 아동이다. 이들은 빠른 속도로 퇴행이 가속화는 아동들이다. 이들은 사람들이 보내는 사인을 이해하고 반응하는 메커니즘 자체가 붕괴되어 있는 아동들이다. 이들에게 시급한 것은 사람들과의 소통능력을 획득할 수 있도록 감각처리능력을 회복시키고 감정조절능력을 회복시키는 것이다. 이들에게 사회적 기술을 반복하며 행동을 따를 것을 강요하는 것은 가혹하며 무모한 접근법이다. 기술 습득의 속도는 매우 늦고 비효율적이다. 과연 이들에게 일주일에 40시간씩 하는 ABA를 몇 년씩이나 진행하는 것이 의미 있는 치료라고 할 수 있을까? 나는 절대 무의미한 선택이라고 생각한다. 그 80%에 해당하는 아동의 부모라면 ABA가 아니라 지금 당장 다른 방법을 강구해야만 한다.

문제는 ABA에서 효과를 보여 정상적인 수업에 참여할 수 있게 된 20%가량의 아동에게도 존재한다. 이들은 정상범주로 회복한 것인가? 어느 정도의 학습능력을 보유하여 수업 참여가 가능해진 것으로 과연 자폐성장애를 벗어난 'Optimal Outcome' 상태에 도달했을 것인가? 나는 아니라고 단언할 수 있다. ABA 접근법에는 두 가지 문제점이 있다. 첫째는 아동이 습득하는 것은 사회적 기술이지 아동의 손상된 감각처리능력이나 감정조절능력이 정상화되는 것은 아니다. 그러므로 상당수의 아동은 감각처리능력이 불안정한 상태로 자폐적인 취약성을 그대로 가지고 있을 것이다. 데보라 페인의 연구는 IQ가 높은 고기능 자폐의 경우 언어지능이나 비언어적인 지능이 우수하게 나타나도 안면인식 능력에서 정상범주에 못 미친다고 보고하는데,[12] 이는 높은 IQ로 학습능력이 개선되어도 감각처리장애가 그대로 있다는 것을 의미한다. 즉 감각처리장애가 개선되지 못했다는 것은 장기적으로는 자기 힘으로 사회성 발달을 시킬 수 있는 능력에 결함이 있기에 성장 과정에서 또다시 격차가 벌어질 수밖에 없음을 의미한다. 즉 ABA를 통하여 정상적으로 학교 수업에 참여한 아동이라도 장기적으로는 평균보다 뒤처질 가능성이 매우 높다.

ABA로 회복된 20% 아동의 또 다른 문제는 화용성의 결여이다. 언어능력과 사회적 행동에서 화용성의 부재가 ABA 치료를 경험한 아동 대부분에서 나타난다. 이는 매우 당연한 결과이다. 화용적인 사회성은 규칙을 암기하는 것으로 형성되지 못한다. ABA란 사회성 규칙을 반복 경험을 통하여 암기시키는 접근법이다. 다양한 ABA 단체들이 자신의 단체는 2,000~3,000가지 사회적 기술을 단계적으로 습득시킨다고 하며 더 많

---

12) *Optimal Outcome in individuals with a history of autism*, 2013.

은 기술을 가르칠 수 있음을 자랑한다. 이렇게 암기식으로 사회적 기술을 습득하면 결국은 암기된 기술만으로 상황에 대응한다. 암기된 상태를 벗어나는 상황에서는 변화에 맞춰 화용성 있게 대응하지 못하고, 2,000가지 답안 중 하나를 꺼내어 대응해야 한다.

2,000가지를 만 가지로 늘린다고 해도 화용성 능력이 형성되는 것이 아니다. 이는 과거 컴퓨터를 학습시킬 때 정보를 1:1로 대응시키는 방식으로 처리했던 기계식 학습방법의 한계와 일치한다. 이미 입력된 정보 외에는 대답할 수 없었던 컴퓨터와 같은 것이다. 화용성이 만들어지는 원리는 인공지능 컴퓨터가 정보를 처리하는 방식과 같다. 무수히 많은 데이터를 모아서 데이터를 감각적인 기준에 따라 분류한다. 그리고 자신의 대응 방식의 성공과 실패를 다시 재인식하고 경험을 재분류하는 심화학습(Deep Learning)을 통해서 이루어지는 것이다.

결국 화용성은 다양한 사회적 경험이 누적되는 과정을 경험해야만 하고, 그 경험된 정보를 감각적인 정보에 기초하여 분류하는 과정을 통하여 형성되는 것이다. 화용성 있는 언어능력과 화용성 있는 사회성의 회복의 전제는 경험정보를 제대로 분류할 수 있는 감각처리능력의 회복이다. 인간의 표정과 몸짓을 관찰하는 시각적인 처리능력의 회복, 인간 음성의 고저장단에 담긴 감정과 느낌을 관찰하고 이해할 수 있는 청각처리 능력의 회복이 전제되지 못한다면, 아무리 수십 년 ABA를 해도 화용성 있는 정상범주로의 회복은 절대 불가능하다.

자폐 진단을 받는 아동에게 ABA를 실행하는 것이 최선이라고 믿는 현실은 참으로 우매하고 불행하다. 효과를 보지 못하는 80% 아동은 자폐의 완전 고착화 과정을 겪는 것이고, 의미 있는 효과를 보인다는 20% 가량의 아동들도 화용성 획득에는 실패하여 사회활동에서 겉도는 주변인으로 살아가게 될 것이다.


## ASD 아동에게 실행되는 언어치료의 문제점


무발화 자폐아동의 조음능력과 발음능력을 향상시키려고 시도하는 전통적인 언어치료는 거의 효과를 기대할 수 없다. 그런 이유로 무발화 자폐아동에게 진행한 언어치료의 효과만을 평가한 논문이 거의 없다. 언어치료 논문 대부분은 상호작용을 증가시키는 방법과 결합한 언어치료 접근법을 다양한 형태로 연구해왔다. 이는 단순한 언어치료만으로는 ASD 아동에게 적절하게 언어발달을 촉진하기는 힘듦을 방증한다. ASD 아동에게 언어치료를 적용할 때 근본적인 장벽으로 작용하는 것으로 대략 세 가지 문제점을 들 수 있다. 이 세 가지 문제가 극복되지 못하는 상황에서 언어치료를 지속하는 것은 시간 낭비가 될 것이다.

첫 번째는 모방능력의 부재이다. 모방능력을 언어에 적용하는 것은 인간이 언어를 발달시키는 원동력이다. 사람의 소리를 모방하는 노력이 언어발달 과정이다. 언어치료도 결국 아동의 모방능력을 기반으로 하여 진행할 수밖에 없다. 아동들의 사회성 발달과정을 보면 영아기에 행동모방이 왕성하게 만들어지고 나서 생후 10개월을 경과하며 언어모방으로 발전된다. 그러나 중증 무발화 자폐아동의 대부분은 행동모방조차 이루어지지 않는다. 이런 아동들에게 언어모방을 유도하는 것은 백해무익한 시도일 뿐이다.

두 번째 문제는 상호작용 욕구의 부재이다. 모방능력이 형성되어도 상호작용에 대한 욕구가 왕성하지 않으면 언어사용에 대한 욕구 자체가 형성될 수 없다. 언어란 결국 사람들과 왕성한 상호작용을 효과적으로 하려고 사용하는 것이다. ASD 아동들은 경증인 경우에도 사람과의 상호 작용에 관심 자체가 적다. 그런 이유로 언어사용에 대한 욕구도 적다 보니 발화가 가능한 아동이라도 발화 시도 자체가 적어서 빠른 언어발달을 이룰 수가 없는 것이다. 결국 언어치료보다 선행되어야 할 것은 모방능력과 왕성한 상호작용을 회복시키는 것이다. 이는 냉정히 말해 언어치료의 영역이 아니다.

세 번째는 발화능력의 부재이다. ASD 아동 대부분은 극심한 실행 장애(Dyspraxia), 다른 말로는 발달성협응장애(DCD, Developmental Coordination Disorder)를 보인다.[13] 매우 어설픈 신체 동작 때문에 복잡하고 세밀한 동작을 재현하길 어려워한다. 글쓰기, 줄넘기, 코 풀기, 촛불 끄기와 같은 복합동작을 따라 하는 데 특히나 어려움을 겪는다. 언어능력은 인간이 만든 가장 고도한 복합동작이며, 세밀한 연속 동작으로 이루어진다. 호흡을 뱉어내는 흉곽운동을 통하여 호흡을 언어 발성에 적합하게 뱉어내고 동시에 입술과 혀를 적절한 모양으로 만드는 연속 과정이 동시에 이루어져야만 원하는 소리를 낼 수 있다. 이 복합동작을 무발화 ASD 아동들이 실행하는 것은 거의 불가능하다. 이 문제의 개선 없이 발음을 따라 하라고 아이들에게 요구하는 언어치료적인 접근은 아무런 효과를 낼 수 없다.

---

[13] 동작을 정확하게 수행하지 못하는 것, 한 가지 행동이나 과제를 수없이 반복해야 겨우 할 수 있는 것, 한 과제를 수행하는 데 시간이 오래 걸리는 것 등을 말한다. 원인은 아직 확실하게 밝혀지지 않았지만, 외부에서 감각기관을 통해 입력된 감각정보를 통합하는 감각통합 기능, 시·지각 기능, 근육운동 감각기능에 문제가 있어서 운동 협응에 어려움을 보인다는 이론이 제기되고 있다. 뇌의 어느 부위에 문제가 있는지는 밝혀지지 않았고, 중추신경계와 근골격계가 상호작용하는 부위에 문제가 있을 것이라는 가정만 제기되고 있다. ―『상담학 사전』(2016.)

위에 나열한 3가지 문제점이 해결된 아동만이 언어치료에 반응하며 효과를 낼 수 있다. 언어를 사용한 경험이 있으며, 지시수행을 이해하고 실행하려고 노력할 수 있는 아동들이 그렇다. 결국 12개월 이후 퇴행을 시작한 후기 퇴행의 유형만이 언어치료에 반응한다. 그러나 무발화 자폐 아동은 위에 세 가지 문제를 다 가지고 있다. 이 문제는 절대 언어치료로는 해결할 수 없다. 시간 낭비일 뿐이다. 언어치료를 찾는 부모들도 자신의 아이가 언어치료에 반응할 아이인지 아닌지를 살펴야 한다. 언어치료사도 자신의 치료에 반응이 없을 아이를 제대로 이해하고 효과가 없을 것을 명확히 해야 한다. 그래야 부모들은 아이를 위하여 보다 합리적인 노력을 할 수 있을 것이다.

## 감각통합 치료의 문제점

ASD 아동에게 감각통합치료(Sensory Integration Therapy)가 권유되는 것은 더욱 근거가 박약하다. 일단 이론적인 근거 자체가 매우 빈약하다. 1979년 에이리스(Ayres)에 의하여 주장된 감각통합치료의 가설 체계는 매우 단순하다. 발달에 이상이 있는 아동들은 중추신경계의 이상으로 감각의 입력과 통합이 방해되어 운동수행이나 작업수행 및 사회성 발달에 어려움을 겪는다는 것이다. 그러므로 다양한 감각경험을 입력하는 과정을 거치어 중추신경계의 입력능력과 통합능력을 향상시킨다는 것이다. 그러므로 촉각 자극, 전정 자극, 청각 자극, 시각적 자극 등 다양한 감각 자극을 다 주어서 감각의 처리능력을 개선하면 작업수행능력과 사회성 발달에 기여할 것이라는 주장이다. 그러나 이론은 멋지지만 그 현실은 트램펄린에서 뛰기, 그네 타기 정도의 놀이를 되풀이하며 다양한 촉감을 반복 경험시키는 과정을 무한 반복한다.

이 주장에는 심각한 오류가 있는데 이 책의 주제인 ASD 아동에 한정하여 이야기를 해보자. 앞서 살펴보았듯이 ASD 아동에게 나타나는 감각의 입력과 출력상의 문제는 감각을 하는 경험의 부재가 아니라 감각기관이 보내는 정보를 선택하여 집중하는 뇌간시스템의 혼란이 문제이다. 이것은 아무리 다양한 감각경험을 해도 해결되는 것이 아니다. 오로지 뇌간시스템의 회복을 통해서만 해결이 될 뿐이다. 다양한 감각경험이 줄 수 있는 장점은 오로지 해당 감각에 익숙해져서 발생하는 장점을 넘지 못한다. 예를 들자면 트램펄린에서 방방 뛰기를 반복하면 자폐 아이들이 방방 뛰거나 높은 데 올라가는 행동이 줄어들 수 있다. 전정감각의 자극 욕구가 선행적으로 해결되기 때문이다. 특정한 감각에 촉각 거부가 있는 경우는 유사한 감각경험을 반복시키면 완화할 수 있다. 그래서 얻을 수 있는 것이 무엇이란 말인가? 그게 전부다. 방방 뛰기가 줄고 촉각 거부나 촉각 추구를 줄인다. 그러나 이는 사회성 발달이나 작업수행능력의 향상 등에는 아무런 영향을 미치지 못한다.

이와 관련해서 2011년 미국의 《작업치료저널(The American Journal of Occupational Therapy)》에 실린 논문은 감각통합치료의 한계를 명확히 보여주었다. 이 연구에서는 자폐아동을 무작위로 소근육 작업치료 그룹(Fine motor)과 감각통합 그룹(Sensory Integration)으로 나누어 치료 효과를 측정하였다고 한다. 두 그룹 모두 유의미한 긍정 변화가 있었는데 감각통합 그룹이 크게 유의미한 변화를 보인 영역은 자폐적인 상동행동(Autistic mannerisms)이었고, 다른 영역에서는 소근육 작업치료와 비교할 때 현격히 의미 있는 변화를 만들지는 못했다고 한다.[14] 결국 감각통합

치료가 자폐아동에게 특별히 의미 있는 것은 감각경험의 반복을 통한 감각의 해소일뿐이다. 그 외에는 다른 어떤 교육적인 훈련에 비하여 더 우수한 효과를 내지 못한다. 상동행동의 감소가 ASD의 완화를 의미하지는 않는다. 몇 가지 감각경험을 반복적으로 하는 것이 상호작용의 증가나 사회적 교류능력의 향상에 기여한다는 어떤 증거도 없다. 아주 냉정하게 말하면 감각통합은 단지 운동치료일 뿐이다. 아이의 운동능력을 향상할 수 있는 다양한 활동이 가정에서 이루어진다면 구태여 필요한 치료가 아니다. 그리고 감각통합은 아주 다양한 촉감놀이 수준을 넘지 못한다. 이런 활동을 독립된 치료 프로그램으로 권고하는 것은 대단히 허망한 일이다.

---

14) *Effectiveness of sensory integration interventions in children with autism spectrum disorders*, 2011.

# ASD 치료 기적에 도전하는
# 의학적 시도의 등장

주류의학에서 교육과 훈련을 강조하는 사이 비주류의학에서는 자폐를 생물학적으로 실질적으로 회복시키려는 다양한 의학적 시도가 있었다. 또한 유효성이 인정되는 치료법도 꾸준히 보고되며, 자폐를 기적적으로 벗어났다는 보고도 이어졌다. 물론 극적인 치료 효과가 모든 ASD에서 재현되지 못한다는 한계는 뚜렷하였다. 그러나 자폐스펙트럼장애 자체가 의학적인 시도로 단기간에 호전된 사례가 나온다는 것은 ASD를 치료할 수 있는 완성된 치료법이 등장할 수 있음을 예고한다.

유효성을 보인 다양한 치료 시도에서 우리는 자폐스펙트럼장애를 구성하는 병리학적인 구조를 추론해내고, 이를 종합적으로 해결할 수 있는 치료법을 시도할 때이다. 이렇게 진일보한 노력이 모아져 ASD를 극복할 수 있는 시기가 오게 될 것이다. 치료의 유효성을 보이는 의학적인 시도는 다양하게 이루어졌다. 이 자리에서는 내과적인 접근법을 위주로 살펴볼 것이다. 즉 식이요법이나 약물복용으로 효과가 있었던 치료법에 한정하고, 다양한 물리적 자극법은 다른 기회에 다룰 것이다.

　　다양한 의학적 시도의 가치를 평가할 때 첫째로 중요한 평가 기준은 ASD 아동 부모들의 평가이다. 자폐스펙트럼장애를 평가하는 다양한 평가법이 있다. 무수히 많은 평가법이 존재하는 이유는 자폐스펙트럼장애에 대한 본질적 이해에 실패하고 있기 때문이다. ASD를 상동행동을 반복하며 사회적 교류능력이 손상된 사회성장애로 규정하다 보니 대부분의 평가법이 행동수정의 정도나 사회적 교류능력의 개선 정도로 자폐의 호전과 악화를 평가하려고 한다. 그러나 앞서 반복적으로 지적했듯이 ASD는 감각처리장애가 본질이고, 그 결과 정상적으로 사회성 발달을 할 수 없게 된 것이다. 그러므로 ASD가 호전되는 과정은 감각처리장애가 개선되는 것이 선행되고 나서 후에 행동교정과 사회성장애 개선이 이루어진다. 그러므로 자폐아동의 이상 감각 활동의 변화를 평가하는 것을 위주로 의학적 효과를 평가해야 하지만 이를 제대로 평가할 수 있는 합리적 평가도구는 존재하지 않는다. 아동의 감각처리능력의 변화는 사람과의 상호 작용 시 반응 양상의 변화로 나타난다. 이를 가장 잘 알아챌 수 있는 사람은 바로 부모이다. 그러므로 부모들이 느끼는 아동의 변화를 평가하는 것이 잘 알려진 평가도구보다 정확한 경우가 많다.

　　다양한 의학적 시도들이 지니는 가치를 평가할 때 또 조심해야 할 것은 이중맹검 평가의 제한성이다. 앞서 지적한 대로 ASD에서 감각처리장애가 개선된 이후 행동 변화나 사회적 교류능력의 변화로 효과가 집적되려면 상당한 시간이 지나야 한다. 그러므로 제대로 된 이중맹검을 진행하자면 실험군과 대조군의 숫자가 많은 것도 중요하지만, 자폐 연구에서는 장기간의 관찰연구가 더 중요하다. 그러나 대부분의 이중맹검 연구가 소수의 참여자를 대상으로 하며, 더 치명적인 결함은 대부분 3개월 이내의 단기 관찰연구라는 점이다. 이 정도의 관찰연구로는 절대로 ASD 치료의 유효성을 입증할 수 없다. 이중맹검에서의 효과 입증 실패를 근거로 비주류의학의 치료 시도를 비난하는 주류의학의 태도는 과학을 빙자한 맹신일 뿐이다.

## 마그네슘과 비타민 B6

자폐 치료를 시도하는 생의학적 방법들은 메가 비타민 요법을 근간으로 한다. 다양한 비타민-미네랄 요법이 자폐 치료에 등장했는데, 그 시원을 연 것은 마그네슘과 B6를 이용한 치료법이었다. 최초에는 B6의 투여에 따른 자폐 행동 변화를 측정하는 연구가 실행되었다. 1968년 초에 고용량(100~600mg)의 비타민 B6를 투여한 결과 자폐아동 16명 중 12명의 행동을 크게 개선하는 것으로 보고되었다(Bonisch, 1968). 이 연구의 증거는 주로 일화적인 것이었지만, 그 후 림랜드는 1978년에 자폐증상이 있는 16명의 어린이에게 비타민 B6를 투여하여 효과를 확인했으며, 이후 복용을 중지하자 호전된 행동들이 재차 악화되었다고 보고하였다. 이후 B6 단독 사용이 아니라 마그네슘(Mg)을 병행 투약하는 치료로 발전하였다.

1988년 림랜드에 의하여 다양한 치료법에 대한 부모들의 평가가 논문으로 발표되었다.[15] 해당 조사에서 마그네슘과 B6 고용량을 투약하는 치료법은 여러 생의학적 치료법 중 자폐아동 부모의 평가에서 가장 높은 긍정 반응 평가를 받았다. 즉 부모들이 체감하는 효과를 기준으로 본

---

15) *Controversies in the Treatment of Autistic Children: Vitamin and Drug Therapy*, 1988.

다면 여러 비타민 요법 중 가장 유효성이 높다는 것이다. 이는 내 경험과도 일치한다. ASD 아동마다 유효성의 차이는 있지만, 대부분은 유효한 반응을 확인할 수 있다.

그 이후 마그네슘과 B6 고용량 투약의 효과를 이중맹검으로 확인하는 다양한 연구논문들이 발표되었다. 1995년 파이퍼(Pfeiffer)가 발표한 연구논문[16]에서는 그동안 발표된 12개의 연구논문을 분석하였다. 그 중 10건에서 행동 변화가 보고되었다고 하는데, 2건은 아주 현저한 행동 변화가 관찰되었다고 보고하였다. 개선된 행동으로 보고된 내용을 보면 사람에 대한 관심의 증가, 촉각 거부 행동의 감소, 상동행동의 감소 등이었다. 이는 ASD 아동에게서 자폐 발생의 근본 문제인 감각처리장애의 개선이 이루어졌음을 의미한다.

12개 연구 중 10개는 비타민 B6-Mg 치료에 따른 호모바닐산(HVA)의 변화 즉 도파민 대사물질인 호모바닐산의 농도 변화를 관찰하였다. 자폐 중증도가 높은 수록 HVA 농도가 높은 것으로 관찰되는데 10개의 연구 중 7개의 연구에서 HVA의 감소를 확인하였으며 나머지 2건의 연구도 유사한 결과를 보였다고 한다. 결국 B6-Mg 치료가 신경전달물질의 대사에 변화를 일으켰으며, 그 결과 ASD 아동의 증세 개선에 광범하게 유효성 있는 반응을 보였다는 것이 명확해졌다. 다만 유효성이 광범하게 나타나지만, 현격한 호전의 비율이 높지 않은 것으로 보아 ASD 발생의 근본 문제를 해결하는 데 완전히 접근한 치료법은 아님을 알 수 있다. 그러나 치료 비용이 매우 저렴하고 안전하여 ASD 아동의 의학적 치료를 시도하는 경우라면 B6-Mg의 고용량 사용을 마다할 이유가 없다.

---

[16] *Efficacy of Vitamin B6 and Magnesium in the Treatment of Autism*, 1995.

# 킬레이션 요법의 극적 효과

킬레이션 요법은 수은이나 납과 같은 중금속을 체외로 배출시키는 치료법을 의미한다. 중금속 중독을 치료하기 위하여 등장하였는데 현대에는 성인들의 심혈관질환 그리고 어린이 발달장애 등에 광범하게 응용되고 있다. 마그네슘과 B6를 이용한 고용량 비타민 요법이 치료 효과에서 유효성이 매우 높게 나타났지만, 극적으로 호전되는 반응은 높지 않았다. 반면 킬레이션 요법은 자폐증세 치료에 극적인 호전 반응을 보이는 경우가 많았다. 그렇기에 자폐 치료를 시도하는 의사들이 매우 선호하는 치료법으로 실행되었다.

자폐의 생의학적 치료에 전념한 재클린 맥캔들리스(Jaquelyn McCandless)는 2000년 이후 중금속 제거 치료로 자폐가 호전된 아이들에 관한 이야기를 들은 이후 킬레이션 요법을 적용해보니 치료 반응이 매우 좋았다고 한다. 다만 그는 위장관 치료가 전제되어야 킬레이션 요법이 바이러스나 다른 병원체를 제거할 수 있도록 면역력을 끌어올릴 수 있다고 하였다. 만일 위장관 치유가 충분하지 않은 상태에서 킬레이션이 진행된다면 더 악화될 수도 있다고 주장하였다. [17] 킬레이션 효과는 자폐를 치료하는 임상가들뿐 아니라 치료를 경험한 보호자들로부터도 광범한 지지를 받았다. 미국, 캐나다 및 호주를 포함한 다양한 영어권 국가에서 ASD를 가진 아동 가족의 6~11%가 킬레이션 요법을 시도했다. 이들 가족의 대부분은 킬레이션 요법이 증상을 개선한다고 인식했다고 한다 (Green 2006; 고인-코첼 2009; 크리스턴 2010).

---

[17] *Children with Starving Brains: A Medical Treatment Guide for Autism Spectrum Disorder*, 2009.

킬레이션 요법은 큰 효과를 보였지만, 지속할 수 없는 심각한 위기를 맞게 된다. 5세 ASD 남아가 펜실베이니아의 한 병원에서 EDTA를 정맥주사 하는 킬레이션 중 심정지로 사망하는 사건이 발생하였다. 사인은 킬레이션으로 인한 저칼슘혈증이었다. 그리고 이어 2세 여아도 EDTA 킬레이션 후 다음 날 저칼슘혈증으로 사망하는 사건도 발생하였다. 이 두 사망자는 동일한 병증의 소유자이며 동일한 치료 중 동일한 부작용 원인으로 사망하였다. 이로 인하여 어린이에게 정맥주사를 이용하여 킬레이션 치료를 하는 것은 금지되었다.

또 다른 위기는 킬레이션 치료법을 적극 옹호한 DAN 닥터들의 무리한 주장이 허구였음이 밝혀진 것이다. DAN 닥터들은 수은중독이 자폐를 유발한다는 주장에 경도되어 있었다. 그들은 MMR 백신에 함유된 치메로살 성분이 자폐 발병의 원인이라 주장한 앤드루 웨이크필드(Andrew Wakefield)의 의견을 지지하여 백신 반대론을 주장하였다. 그러나 제약업체들이 치메로살을 백신에서 제거한 후에도 자폐증은 계속 증가했다. 또한 MMR 백신의 문제를 처음 지적했던 웨이크필드의 논문은 일부 데이터를 조작한 것으로 드러나 게재지인 《란셋》은 논문을 취소했다. 결국 DAN 닥터들에 대한 자폐증 단체들의 지지는 철회되었으며, DAN 닥터 모임은 해체되었다.

킬레이션 치료법이 가지는 위험성은 둘째 치고 수은중독을 해결해야 자폐를 치료할 수 있다는 주장에 근거한 킬레이션 치료법의 논거 자체가 사실상 부정된 것이다. 그래서인지 킬레이션 요법의 효과를 확인하기 위한 연구논문은 매우 적으며, 자폐 치료에 적용하는 일도 더 확산되지 못하고 있는 듯하다. 여러 문제점이 있다고 하여 킬레이션 요법에서 나타난 자폐의 극적 호전의 성과까지 부정되어서는 안 된다. 킬레이션 요법이 가지는 긍정적인 효과가 분명히 존재한다. 효과 발생의 원인을 수은중독 제거로 돌리는 논거는 부정되어야 한다. 그렇다면 킬레이션이 치료 효과를 발생시키는 원리는 무엇인지 방향을 바꿔 연구해야 한다. 다행히 정맥주사법이 아닌 경구용으로 미량 투약하는 방법으로 킬레이션 치료법이 명맥을 유지하고 있으며, 여전히 훌륭한 치료 효과를 올리고 있다. 이제 경구용 킬레이션 요법이 자폐 치료에 효과를 내는 이유를 합리적으로 이해하고 긍정성과 부정성을 명확히 하여 치료법을 정교하게 발전시켜야 할 때이다.

## 식이요법만으로도 자폐증상의 호전을 경험함

ASD 치료를 위하여 적용되는 식이요법에는 다양한 시도가 있다. 글루텐 카제인을 제한하는 GFCF 다이어트, 그리고 탄수화물을 제한하고 지방의 섭취를 늘릴 것을 권유하는 KETO 다이어트가 대표적이다. 그 외에도 퓨린의 함량을 제한하는 저퓨린(低-Purine) 식이요법, 당류와 복합탄수화물을 대부분 제한하며 페놀 함유량이 많은 수박이나 딸기 같은 붉은 과일을 금지하는 갭스 식이요법, 원시시대 식단을 재현하는 팔레오 식이요법에 이르기까지 각각의 식단 모두 자폐증상 호전에 도움이 된다고 알려져 있다. 다양한 식이요법 중 의학적인 프로그램으로 유효성도 인정되며 정착된 식이요법은 GFCF 다이어트와 KETO 다이어트이다.

GFCF 다이어트는 때로는 콩까지 제한 대상으로 추가하여 GFCFSF 다이어트로 불리기도 한다. 재클린 맥캔들리스(Jaquelyn McCandless)는 "이론에 관계 없이, 많은 DAN 의사가 GF/CF/SF 식단이 단일 방법으로는 가장 효과를 보이는 치료법임을 확인했습니다. 또한 가정에서 스스로 실행할 수 있습니다."라고 말했다. 즉 왜 효과가 있는지 이론적 타당성 여부를 떠나서 가장 손쉽고도 가장 효과적인 치료법이라는 것이다. 의사와 부모의 관찰을 기반으로 GFCF 효과를 나열하면 다음과 같다. 의사소통과 언어사용, 주의와 집중, 사회적 통합과 상호작용의 향상, 과잉행동 감소와 눈맞춤 증가가 보고되었다.[18] 그 결과 대인 관계의 상호작용능력이 향상되는 것을 느낄 수 있었다고 한다.

GFCF 다이어트는 오피오이드 과잉이론(Opioid-Excess Theory)에 근거하고 있다. 오피오이드 과잉이론은 자폐증이 글루텐과 카제인의 대사를 통해 생성된 오피오이드 펩타이드가 비정상적으로 투과성 장막을 통과한 다음 오피오이드 수용체와 결합을 통해 신경 전달에 영향을 미치는 대사장애의 결과라고 가정하는 이론이다. 이 가설의 옹호자들은 자폐아가 글루텐에 비정상적으로 민감하여 소장 염증이 발생하며, 이로 인해 오피오이드 펩타이드가 뇌에 들어가며 자폐를 일으킨다고 믿고 있다. 그러나 앞서 살펴보았듯이 영아기부터 시선처리능력이 퇴행하는 것을 본다면 오피오이드 과잉이론은 자폐증세의 악화 요소는 될 수 있겠지만, 자폐 발생의 원인이라 보기는 어렵다.

이후 자폐스펙트럼장애 치료에 케톤 식이요법을 적용하는 시도들이 등장하였다. 케톤 식이요법은 난치성 뇌전증 치료에 도입된 식이요법으로 지방을 에너지원으로 사용하며 탄수화물의 섭취량을 극도로 제한하는 식이요법이다. 케톤 식이요법 실행 시 뇌전증 환자는 경련의 감소와 인지발달의 효과가 나타났음을 응용하여 ASD 치료에 적용한 것이다. 지방 섭

---

[18] *Gluten—and casein—free dietary intervention for autism spectrum conditions*, 2013.

취를 힘들어하는 경우는 단백질과 소량의 식이섬유만을 섭취하는 변형된 앳킨스(Atkins) 식이요법으로 케톤 식이요법을 대신하기도 한다. 자폐스펙트럼장애에 케톤 식이요법을 적용하는 것 역시 뚜렷하게 자폐증세를 완화하는 결과로 이어졌다.

케톤 식이요법의 효과를 측정하는 한 연구는 자폐아동 30명을 대상으로 수행되었다. 식이요법은 6개월 동안 적용되었으며, 4주 동안 연속으로 식이요법을 하고 2주 동안 휴식을 반복하였다. 7명의 환자는 식이요법을 참을 수 없었고, 5명의 환자는 1~2개월 동안 식이요법을 유지한 후 중단하였다. 식이요법을 준수한 나머지 18명(60%)은 아동기 CARS(Childhood Autism Rating Scale)에서 상당한 개선을 기록하였다. 2명의 환자는 12점 정도의 현격한 개선이 있었다. 8명은 평균적으로는 8~12점 정도의 개선이 이루어졌으며, 나머지 8명은 2~8점 정도의 경미한 개선만이 있었다. 결국, 40%가량이 이탈할 정도로 힘든 식이요법이기는 하지만 상당한 수준의 호전을 보인 것이다.[19]

GFCF 다이어트와 KETO 다이어트의 효과를 비교한 연구논문은 매우 흥미롭다. 2017년 한 연구진은 DSM-5 기준에 따라 ASD로 진단된 3~8세 아동 45명을 연구에 참여시켰다. 환자들은 3개 그룹으로 동등하게 나뉘었는데, 첫 번째 그룹은 수정된 앳킨스 다이어트(MAD)로 케톤 식이요법을 받았고, 두 번째 그룹은 글루텐 프리 카제인 프리(GFCF) 다이어트를 받았고, 세 번째 그룹은 균형 잡힌 영양을 섭취하고 대조군 역할을 했다. 모든 환자는 식이요법 시작 전과 6개월 후 신경학적 검사, 인체측정학적 측정, CARS, ATEC(Autism Treatment Evaluation Test) 척도로 평가

---

**19)** *Application of a Ketogenic Diet in Children With Autistic Behavior: Pilot Study*, 2003.

되었다. 두 다이어트 그룹 모두 대조군에 비해 ATEC 및 CARS 점수에서 유의미한 개선을 보였지만, 케톤 생성 그룹은 GFCF 다이어트 그룹에 비해 인지 및 사교성에서 더 나은 결과를 기록했다고 한다[20].

변형된 앳킨스 식이요법은 사실상 GFCFSF 다이어트를 포괄하면서 탄수화물 섭취량을 더욱 제한하는 식이요법이라 볼 수 있다. 결국 변형된 앳킨스 식이요법이 더 우수한 결과를 낳는다는 데서 오피오이드 과잉이론에서 말하는 글루텐보다 탄수화물의 절대량을 제한하는 것이 더 유효함을 쉽게 유추할 수 있다.


## 감염에 대한 대항 시도 1: 항바이러스제로 자폐증세가 호전되다

자폐 발생 원인 중 하나로 다양한 감염이 지적되고는 한다. 단순헤르페스 바이러스(HSV), 수두대상포진 바이러스(VZV), 거대세포 바이러스(CMV) 등 신경세포를 감염시킬 수 있는 다양한 바이러스가 존재한다. 특히 몇 가지 바이러스는 신경계에 잠복하여 만성 잠복기 감염상태를 만들어 뇌 발달을 교란할 수 있는 것으로 알려져 있다. 그러므로 항바이러스제를 이용하여 바이러스 감염을 통제하여 자폐증세를 호전시키려는 시도가 DAN 닥터들에 의하여 시도되었다. 그리고 항바이러스제의 사용은 자폐증세에 일정한 치료 효과가 있음을 보고하였다.

바이러스 감염상태가 자폐 발생의 원인 또는 악화 요소로 작용하는

---

20) *Ketogenic diet versus gluten free casein free diet in autistic children: a case-control study*, 2017.

현상에 관해서는 후에 자세히 확인하도록 하자. 일단 여기서는 항바이러스제를 이용하여 자폐를 치료한 사례들을 살펴보도록 하자. 실제 항바이러스제를 투약하여 자폐를 호전시킨 연구논문은 많지 않다. 가장 흥미로운 논문은 2019년 동유럽에서 나온 논문이다. 이 논문은 만성 바이러스 감염 및 염증이 감지된 11명의 ASD 아동에게 6~12개월 동안 표준 항바이러스 요법을 시행했다고 보고하였다. 11명의 어린이 모두에서 항바이러스 치료가 감염과 염증을 나타내는 혈액 매개 변수의 정상화를 초래하는 것으로 관찰되었다. 또한 CARS-2 점수의 감소와 부모가 관찰한 긍정적인 행동 변화는 이러한 매개 변수의 정상화 후에 발생하는 경향이 있었다.[21] 소규모 연구라는 한계가 있지만 바이러스를 컨트롤하는 치료가 유효할 수 있다는 사실은 입증하였다.

재클린 맥캔들리스는 『굶주린 두뇌를 가진 아이들(*Children with Starving Brains*)』이라는 책에서 항바이러스제를 이용하여 훨씬 더 드라마틱한 호전을 보인 치료 사례를 소개했다. 1998년 16세의 고기능 자폐인 수지라는 아이를 치료한 사례이다. 부모의 전언에 의하면 수지는 4세까지 정상발달을 했는데, 풍진 바이러스에 걸린 이후 발달장애가 시작되었다고 한다. 수지는 검사상 HHV6에 대하여 IgG와 IgM 양성이었다고 한다. 그리고 자연 살해 세포가 매우 낮은 세포독성을 보였는데, 이는 면역계가 일선에서 바이러스와 대항하는 대항력에 문제가 있음을 의미하였다. 이를 치료하기 위하여 항바이러스제인 아시클로버를 수개월 투약하다가 훨씬 강력한 발트렉스라는 항바이러스제를 투약하자 수지는 놀라운 변

---

**21)** *Tendencies in Changes of Blood Parameters and in Autistic Symptoms Improvements as a Result of Antiviral Treatment: Descriptive Case Series of 11 Children from Eastern Europe*, 2019.

화를 시작했다고 한다.

발트렉스를 투약하고 10일가량이 지나자 눈빛이 살아나면서 표현력이 향상되고 친구에게 관심을 보이기 시작하여, 3개월이 지나자 완전히 정상적인 청소년이 되었다고 한다. 이후 고립되어 지내던 수지는 남자친구도 사귀면서 고등학교 생활을 아주 즐겁게 보낼 수 있는 정상범주로 회복되었다고 한다. 18개월간의 치료를 통하여 바이러스 수치가 정상화되고 면역지표도 정상화되면서 치료를 중지하였고, 수지는 자폐 진단으로부터 완전히 벗어났다고 한다. 맥캔들리스는 이후 항바이러스제를 ASD에 지속해서 사용하였지만, 효과가 나타나도 수지같이 극적인 호전은 나타나지 않았다고 한다. 다만 맥캔들리스 외에도 항바이러스제를 이용하여 극적인 호전을 보인 사례는 드물지 않게 보고된다고 한다. 결국 자폐를 완전히 극복한 수지의 사례를 본다면 바이러스 감염은 단순 악화요인이라기보다는 자폐 발병의 원인과 밀접하게 연관이 있음을 충분히 추론할 수 있다.


## 감염에 대한 대항 시도 2: 항생제로 자폐증세가 호전되다

1988년 시카고에서 소아과병원을 하는 리처드 샌들러(Richard H. Sandler)는 자폐아에게 항생제 반코마이신을 투여하자 일시적으로 증상에 큰 호전을 보였다고 하였다. 샌들러가 자폐아에게 항생제를 먹여보자고 생각하게 된 것은 엘렌 볼트라는 여성의 부탁 때문이었다. 그녀의 아들은 자폐아로 소화기에 문제가 있었는데 그녀는 세균 감염 때문에 자폐가 생겼다고 확신하였다고 한다. 그녀는 아들을 항생제로 치료해 달라고 부탁했고, 샌들러는 장 속에 사는 유해균인 클로스트리듐에 잘 듣는 반코마이신을 투여해보기로 했다.

반코마이신을 경구 투여한 이후 아이는 극적으로 좋아졌다. 약을 먹고 나서 며칠 후부터 좋아지기 시작해서 약을 투여한 6주간 효과가 지속됐다. 특별히 언어능력이 좋아졌다. 전에는 말을 전혀 못 하는 무발화 아동이었는데, 단어를 한두 개씩 배우기 시작해서 짧은 문장을 구성하는 정도에까지 이르렀다. 그리고 전보다 훨씬 차분해지고 분노 발작도 없어졌으며 눈맞춤하며 엄마와 상호작용도 하였다.

샌들러는 그 이후에도 반코마이신으로 여러 ASD 아동의 치료를 시도하고 이를 논문으로 보고하였는데, 샌들러가 대상으로 삼은 아동들은 퇴행성 자폐 양상을 보이는 아동들이었다. 즉 정상발달을 하다가 18개월을 경과하며 퇴행하여 자폐증세가 고착화한 ASD 아동을 상대로 반코마이신 치료를 시도한 것이다. 또한 퇴행의 히스토리가 분명해도 만성 설사가 있어 반코마이신의 효과 대상이 되는 장의 이상이 있는 아동으로 투약 대상을 한정하였다. 연구에 참여한 10명 중 8명이 자폐증세에 호전을 보였다. [22] 그러나 호전은 지속되지 못했다고 한다. 현격한 호전을 보인 사례는 반코마이신 투약 중에도 다시 퇴행했으며 다른 아동들도 투약 중지 후 2주가 경과하며 거의 모든 호전된 내용이 사라졌다고 한다.

효과가 지속되지 못한 것은 안타깝지만 샌들러의 시도는 중대한 사실을 입증하였다. 장내세균총의 이상이 뇌 발달의 이상을 유도할 수 있다는 장-뇌축의 가설을 입증하였다. 또한 성장 과정에서 항생제에 노출이

---

22) *Short-Term Benefit From Oral Vancomycin Treatment of Regressive-Onset Autism*, 2000.

반복되면서 일어난 장내세균총의 유해한 변화가 퇴행성 자폐를 유발했다는 가설이 어느 정도 설득력이 있다. 그러나 앞서 살펴보았듯이 영아기 퇴행 유형 중 후기 영아기 퇴행 유형이 대체로 18개월 전후로 정상범주보다 떨어지기 시작하는 것을 확인할 수 있었다. 즉 샌들러가 연구대상으로 삼은 퇴행성 자폐는 다름 아닌 영아기 퇴행 패턴 중 후기 퇴행 유형이다. 부모의 관찰로는 18개월까지는 정상발달을 했다고 하지만, 여러 정보를 종합한다면 그 이전부터 시선처리능력은 점차로 퇴행하고 있었던 것이다. 결국 1차 퇴행의 원인 즉 자폐 발생의 근본 원인은 따로 존재하며 장내세균총의 변화로 인한 퇴행은 2차 퇴행으로 퇴행의 가속화 과정에 개입한 것으로 추정된다.


## 감염에 대한 대항 시도 3 :
## 항생제 치료 후 대변이식술의 등장


장내세균총의 변화가 자폐의 발생과 악화에 관여함을 확인하자 아주 대범한 치료 시도가 등장하였다. 이른바 대변이식술(Microbiota Transfer Therapy)이 그것이다. 애리조나주립대학의 연구진은 반코마이신 사용으로 퇴행성 자폐에 호전 반응을 유도했던 샌들러의 연구를 토대로 하여 건강한 사람의 대변을 자폐아동의 대장에 이식하여 장내세균총의 변화를 만들어 ASD를 치료하려는 연구를 진행하였다.

연구진은 샌들러의 연구와 마찬가지로 퇴행성 자폐의 히스토리가 있으면서 설사를 비롯한 위장관 증세가 있는 자폐아동 18명을 모집하였다. 이들에게 2주간 반코마이신을 투약한 이후 장세척을 진행하고 10주간 대변이식술을 진행하였다. 대변 이식 방법은 처음에는 고강도 이식 후 매일 저농도로 지속하여 구강으로 섭취하는 방법으로 10주간 지속하였다. 대변 이식이 종료된 이후 8주간 증세 변화를 관찰하였다. 앞서 살펴본 샌들러의 연구와 같이 광범한 호전 증세가 위장관 호전과 더불어 자폐 증세 호전으로 관찰되었다. 그리고 샌들러의 연구에서 관찰된 재차 퇴행 현상은 8주간의 관찰로는 드러나지 않았다. 오히려 8주간의 치료로 인지 기능이 지속해서 호전되는 것을 확인할 수 있었다. 결국 대변이식술은 샌들러의 항생 치료의 한계를 극복한 것이다.[23]

애리조나주립대학 연구진의 연구는 지금도 진행 중이다. 그들은 대변 이식 후 2년 뒤 환자들의 상태를 관찰하였다. 이들은 2년간 아무런 간섭이 없었으며, 어떤 식이요법에도 하지 않았다. 그 결과는 놀라웠다. 전문 평가자가 평가한 CARS를 기반으로 한 2년 추적 조사에서 단지 17%만이 ASD 중증도로 평가되었다. 오픈 라벨 시험 시작 시 참가자의 83%가 CARS에 따라 중증 ASD로 평가되었는데, 대변이식술을 하고 18주 후 관찰했을 때 중증도는 47%로 줄어들어 있었다. 그리고 2년 뒤에는 더욱 수치가 호전되어 단지 17%만이 중등도로 평가된 것이다. 결국 대변이식술은 항생제 치료로 얻을 수 있는 한계를 넘어서 지속해서 호전될 수 있다는 가능성을 확인한 것이다.[24]

대변이식술의 효과는 조금 더 장기 관찰이 필요하다. 지금 최종적인 판단을 하기에는 자료도 정보도 부족한 상태이다. 더구나 이식해야 할 마이크로바이옴(몸 안에 사는 각종 미생물)의 표준을 설정하는 것은 간단

---

23) *Microbiota Transfer Therapy alters gut ecosystem and improves gastrointestinal and autism symptoms: an open-label study*, 2017.
24) *Long-term benefit of Microbiota Transfer Therapy on autism symptoms and gut microbiota*, 2019.

한 일이 아니다. 그리고 마이크로바이옴을 이식하는 과정은 매우 위험하기에 여전히 심각한 위험이 따르는 치료법으로 쉽게 일반화될 수는 없을 것이다. 그러나 대단히 분명한 것은 반코마이신을 이용한 항생 치료 후에 장내세균총의 변화를 유지할 수 있도록 노력한다면 항생 치료 효과의 지속성이 높아지리라는 것은 명확해졌다.

일반적으로 장내세균총의 변화를 만들어내는 1차 변수는 섭취하는 음식에서 유래한다. 자연 친화적인 음식을 섭취하면 장내세균의 다양성이 유지되는 반면 인스턴트, 정크푸드에 노출되면 장내세균총의 변화가 매우 단순해진다. 결국 세균총의 변화를 지속화할 수 있는 식이요법을 항생요법과 함께하는 파트너로 생각해야 장기 치료 효과를 안정화할 수 있을 것이다.

그 외 메틸레이션 이론에 따른 B12 주사요법과 디메틸글리신(DMG, Dimethylglycine)이 자폐증상의 개선에 상당한 도움이 된다고 알려져 있다. 그러나 그 내용을 보면 증상의 일부를 개선할 뿐 자폐 진단을 벗어날 정도의 현격한 호전을 보이지는 못하는 듯하다. 이는 자폐 발생과 악화 과정의 근본 메커니즘과 연계되어 있다고 보기 어려워 이번 논의에서는 제외하였다. 그리고 다양한 필수영양제를 치료에 사용하는데, 대부분은 건강을 회복하면 면역력이 향상되어 자폐를 이겨낼 수 있다는 식의 우회적인 치료법에 불과하여 제외하였다.

우리는 자폐를 호전시킬 수 있는 다양한 의학적 시도를 살펴보았다. 식이요법부터 중금속 제거 그리고 바이러스와 박테리아 컨트롤까지 하나의 스토리로 이해하기엔 도저히 불가능한 다양한 접근법들이 효과를 보고하였다. 논리적으로 연관성 없는 다양한 치료법들이 나열되면서 당황한 분들도 있을 것이다. 그러나 자폐가 스펙트럼장애 양상을 나타냄을 이해한다면 자폐를 만드는 원인도 대단히 다면적일 것으로 보아야 한다. 그렇게 본다면 다양한 접근법이 유효성을 보이는 데는 또한 너무도 다양한 경로가 있을 것으로 생각해야 한다. 문제는 다양한 치료법들 사이의 연관성을 밝혀내는 것이다. 자폐 발생부터 악화에 이르는 과정에 다양한 원인이 개입하여 다양한 양상의 증상 분화를 만들어내는 것이다. 이제 우리에게는 이 혼란한 데이터들을 하나로 꿰어 이해하는 합리적인 해석이 필요하다.

# 2장

---

# 자폐 발생의
# 원인과 진행 과정

우리는 앞서 자폐는 퇴행성질환이기에 조기에 치료하면 치료가 가능함을 확인했다. 그리고 자폐라는 장애를 형성시키는 출발점은 뇌간 부위의 손상임도 살펴보았다. 그리고 치료 효과를 보인 의료적인 접근법들을 보았을 때 바이러스 감염과 장내세균의 이상이 자폐에 관여하고 있음을 확인하였다. 이제 우리는 관찰하였던 여러 명제의 연관성을 밝혀내고, 자폐 발생의 원인과 악화 과정을 하나의 가설 체계로 정연하게 정리해볼 것이다. 그래야만 체계적인 ASD 치료법을 정립할 수 있을 것이다. 앞으로 제기할 가설 체계의 타당성을 생화학적 조직학적인 도구를 이용한 과학적 방법으로 명료하게 검증하려면 수십 년도 넘는 시간이 걸릴 것이다. 그러나 임상적으로 치료의 유효성이 반복적으로 재현되는 과정이 동반된다면, 이 가설 체계는 ASD 아동을 구제하는 훌륭한 안내자 역할을 할 것이다.

나는 이 과정에서 유전원인론은 완전히 배제할 것이다. 결절성경화증(tuberous sclerosis)과 같이 유전적 이상으로 인하여 자폐 발생률이 높은 질환은 논외로 할 것이다. 그리고 자폐 발생률 증가에 매우 강력한 원인이 되는 남성 노산에 관한 논의도 같은 이유로 제외하였다. ASD에 유전적 경향이 존재하는 것은 분명하지만 철저하게 환경적 요인의 개입 없이 발현되지 못한다는 것은 이제 명확하기 때문이다. 유전과 환경 사이의 상관관계를 명확히 보여주는 사례는 소말리아 이주자들에게 나타나는 자폐증 발병 연구이다.

미국 미네소타주에 거주하는 소말리아 이주민들은 ASD를 서구 질병(Western disease)이라고 부른다고 한다. 본국에는 ASD라는 질환이 존재하지도 않기에 소말리아어로는 자폐를 표현하는 단어가 없기 때문이다. 소말리아에서 미국으로 이주한 후 미국에서 태어난 난민 아이들은 28명 중 1명꼴로 자폐에 걸렸다. 당시 미국 평균 150명 중 1명보다 훨씬 많은 숫자이다. 소말리아 이주민들의 불행은 미국뿐 아니라 스웨덴에서도 동일하게 관찰되었다고 한다. 스웨덴으로 이주한 소말리아 난민의 아이들도 자폐에 잘 걸린다. 거기서는 자폐를 스웨덴병이라고 한다. 이런 현상은 비단 소말리아 이주민에게서만 관찰되는 현상이 아니다. 스웨덴에서 태어난 우간다 아이들도 스웨덴 평균보다 200배나 높은 자폐 유병률을 보인다고 한다. 이런 현상은 오로지 환경 변화에서 기인하는 것이며, 유전결정론의 영향으로 자폐 발생을 설명하는 것을 아주 무기력하게 만든다.

또한 ASD가 급증가하고 있는 현실을 고려하면 우리는 철저히 환경적인 요인의 변화에서 자폐 발생의 원인을 찾아야 한다. ASD 급증가의 원인을 진단 체계의 변화 때문이라고 주장하는 주류의학의 주장은 전혀 설득력이 없다. 그렇다면 소말리아나 우간다에 자폐라는 현상을 지칭하는 용어 자체가 존재하지 않는 것은 무엇으로 설명할 것인가? 또한 진단 체계 변화가 원인이라면 자폐 진단이 늘어나는 만큼 자폐로 오인될 수 있는 다른 질환들의 발생률은 줄어들어야 한다. 그러나 자폐와 상당 부분 증세를 공유하는 ADHD도 줄기는커녕 증가하는 경향이 보고되며, 정신지체도 전연 감소하지 않고 있다. 이렇게 본다면 유전론은 자폐 발생의 위험성을 예측하는 지표로서는 의미가 있겠지만, 치료라는 관점에서 본다면 아무런 의미를 지니지 못한다.

# 자폐의 발생과
# 악화 기전

## 뇌조직의 미성숙

유전적인 원인을 제거한다면 자폐스펙트럼장애가 발생하는 원인은 뇌의 염증반응 때문인 것은 분명하다. 염증이 자폐를 유발하는 기전임을 가장 명확하게 확인할 수 있는 것은 헤르페스 뇌염에 걸린 후 ASD가 발생한 사례이다. 그러나 모든 헤르페스성 뇌염 환자가 자폐가 되지 않음을 고려한다면, 감염상태가 자폐를 유발하게 하는 뇌조직의 취약성이 근원적으로 존재함을 추론할 수 있다. 특히나 대부분의 ASD가 영아기에 퇴행하며 발생함을 고려한다면, 재태 기간 중 뇌조직의 발생과 성장 과정의 불안정이 근본적인 원인이 될 것이다. 조산아에게서 발생하는 ASD에 관한 연구는 이를 잘 이해하게 해준다.

저체중아와 미숙아로 태어나는 것도 ASD의 위험 요인이 될 수 있다는 보고들이 있다. 최근 연구에서는 미숙아의 ASD 유병률이 3.65~8% 범위인 것으로 나타났다. 일반적으로 ASD 유병률을 0.5~1%가량으로 추산하는 것에 비하면, 이는 매우 강력한 유발 요인이다. 몰리 로쉬(Molly Losh) 등의 연구에 따르면 동성 쌍둥이 출생 시 체중이 100g 증가할 때마다 ASD 위험이 13% 감소한다고 한다. 미숙아와 저체중아의 생물학적 취약성이 자폐 발생의 근본 원인 중 하나인 것은 분명하다. [25]

비정상적인 뇌간 발달과 유아 행동의 비정형 상태의 상관성을 이해하는 데 조산아의 연구는 도움이 된다. 임신 중 뇌간의 정제와 성숙은 주로 임신 33주에서 38주 사이에 일어나기 때문에 40주를 채우지 못한 채 태어나는 미숙아는 뇌간이 덜 발달한 상태로 태어날 수 있다. 실제로 뇌간은 각성, 온도 조절, 호흡 패턴, 내장 항상성 및 심박 변이도(HRV)와 같은 자율기능을 지원하는데, 미숙아는 이 부분에서 매우 취약한 것으로 나타난다. 자율신경계의 비정형 외에도 주산기의 뇌간기능장애는 청각-뇌간 반응(ABR)과 같은 신경학적 행동의 조절 완화도 유발한다.

ABR의 밀리초 감도는 여러 뇌간 하부 구조의 신경 반응을 반영하기에 뇌간 기능을 평가하는 훌륭한 도구이다. 미숙아에서 HRV 및 ABR이 비정형 상태로 나타난다는 것은 재태 연령이 짧을수록 뇌간이 덜 성숙해지고, 이것이 뇌간 기반의 신경학적 기능장애를 초래함을 의미한다. [26] 특히, 미숙아에서 나타나는 뇌간 기반의 신경기능장애는 ASD 아동에서도 동일하게 발견되었다. [27] 결국 ASD 아동과 저체중의 미숙아는 뇌간의 미성숙이라는 위험요소를 공유하는 것이며, 이로 인하여 자폐를 유발하는 염증반응에 취약한 상태로 태어나는 것이다. 이로써 우리는 ASD 아동

---

**25)** *Theoretical aspects of autism: Causes—A review*, 2011.

**26)** *Evidence for Brainstem Contributions to Autism Spectrum Disorders*, 2018.

**27)** Patural et al, 2004, 2008.; Longin et al, 2006.; Daluwatte et al, 2013.; Bujnakova et al, 2016.; Harder et al, 2016.

들이 태중에서 뇌간조직이 미성숙한 채 태어난다고 추론할 수 있다.

조산아의 증가 추세는 ASD 증가 추세를 강화하는 주요 요인 중 하나이다. 1980년대 초반까지는 미국에서 저체중아 출산이 줄어드는 경향을 보였으나, 최근 들어서는 조산아 증가 추세가 뚜렷하다. 미국 질병통제예방센터(Centers for Disease Control and Prevention)에 따르면 2020년 미국 8세 아동의 ASD의 유병률은 36명 중 1명이라고 한다. 어린이의 ASD 유병률은 지난 2년 동안 증가하여 질병통제예방센터가 이 수치를 추적하기 시작한 이후 유병률은 거의 두 배로 늘었다. 영아는 임신 37주 이전에 출산할 때 조산으로 정의된다. 미국에서는 매년 400만 명 이상이 출생하는데 조산은 그중 약 50만 건을 차지한다. 통계에 의하면 조산율은 1990년과 2006년 사이에 20% 이상 증가했다고 한다.[28] 결국 급격하게 증가하는 조산아 출생률은 자폐 발병률을 증가시키는 중요한 요인으로 작용한다.

재태 기간 중 산모의 다양한 질환이 ASD 발생률을 증가시키는 위험 요소로 지적되는데, 그중 가장 위험도가 큰 것은 산모의 자가면역질환이다. 1993년부터 2004년까지 덴마크에서 태어난 모든 어린이를 대상으로 한 코호트 연구는 제1형 당뇨병, 산모의 류마티스관절염, 셀리악병의 산모 병력과 ASD 발생 사이에 유의미한 연관성이 관찰되었다고 보고하였다.[29] 그 외에 산모의 갑상선 기능 저하증도 ASD 발생률을 높이는 요인

---

**28)** *Autism Spectrum Disorders and Prematurity A Review Across Gestational Age Subgroups*, 2013.

**29)** *Association of Family History of Autoimmune Diseases and Autism Spectrum Disorders*, 2009.

으로 보고되었다. [30] 자가면역질환에 이환된 산모에게 형성되어 있는 항체가 자폐증을 유발하는 것으로 추정한다. 캘리포니아 대학교 데이비스(UC Davis)의 주디 반 드 워터(Judy Van de Water)는 2008년에 ASD가 있는 어린이의 어머니 중 12%가 태아의 뇌 단백질에 대한 특이한 항체를 가지고 있다고 처음 보고했다. 그리고 이후 연구에서는 모체 항체 관련(MAR) 원인이 자폐증 사례의 22%와 관련이 있다고 보고하였다. [31]

산모의 전신홍반성루프스(SLE)와 남아 학습장애의 상관성 연구는 매우 흥미롭다. 루프스가 있는 산모에게서 출생한 아이 중 남아는 여아에 비하여 학습장애와 ADHD 발생률이 현격히 높다고 한다. [32] 이는 산모의 자가면역항체가 남성 유전자 구조에서 뇌 발생에 손상을 입히는 정도가 여성에 비하여 강함을 의미한다. 학습장애와 ADHD는 ASD와 아주 밀접한 질환이며, 동시에 발병하는 사례도 흔하다. ASD 역시 남성에서 월등하게 높게 나타나는 현상을 보인다. 결국 산모가 자가면역질환에 이환되었을 시 남성에게 치명적인 특이 항체가 뇌 발생과정에 개입하여 뇌간의 손상 또는 미성숙 상태를 유도하는 것으로 추정된다.

자가면역질환 이외에도 다양한 산모의 질환이 자폐 발생률을 높이는 것으로 확인된다. 산모의 임신성 당뇨는 아주 강력한 위험요소가 된다. 그 외에 산모의 우울증과 고혈압 그리고 비만과 다낭성난소증후군이 대표적으로 확인되었다. 우울증도 단순 정신질환이 아니라 염증반응으로 보는 시각이 있으며, 다낭성난소증후군도 환경호르몬과 연관된 대사

---

**30)** *Association between maternal hypothyroidism and autism spectrum disorders in children*, 2018.

**31)** *Examining the Causes of Autism*, 2017.

**32)** *Effects of Mothers' Autoimmune Disease During Pregnancy on Learning Disabilities and Hand Preference in Their Children*, 2003.

질환의 일종으로 이해하는 시각이 있다. 이런 질환들은 현대사회에서 모두 증가 경향이 뚜렷한 것으로 보아 자폐 발병률의 증가 경향과 일치한다. 그리고 산전화학물질 노출도 자폐 발생률을 높인다. 마리화나, 글리포세이트 농약, 중금속 노출이 대표적이다.[33] 결국 산모의 다양한 대사 이상이 태중 태아의 뇌 발달에 이상을 발생시키는 원인이 되어 ASD 발생으로 이어지게 되는 것이다.

재태 기간 중 태아 뇌조직 발생에 문제를 일으키는 또 다른 중요 원인은 산모의 감염이다. 산모 감염과 자폐 발생의 상관성에 관해서는 의견이 엇갈리는 보고들이 있지만, 매우 강한 상관성이 있는 것으로 의견이 모이고 있다. 특히나 임신 전 기간에 걸쳐서 산모의 바이러스 감염은 반복될수록 자폐 발생률을 증가시킨다고 한다. 바이러스 감염이 자폐증으로 이어질 수 있는 메커니즘으로는 직접적인 기형 유발 효과와 발달 중인 뇌에 염증 유발 또는 모체 면역 활성화를 통한 간접효과가 포함된다. 뇌 영상 연구는 이러한 산모의 바이러스 감염으로 인한 면역 반응이 뇌 영역과 구조의 발달을 방해할 수 있음을 확인하였다.[34] 결국 산모의 바이러스 감염은 태아의 뇌조직 발생의 미성숙을 가속화하는 원인으로 작용한다.

바이러스 감염은 출생 후에도 자폐를 유발하는 중요한 원인으로 주목된다. 그러므로 산모의 바이러스 감염은 단지 뇌조직 발생에 이상 영향을 미치는 것에 멈추지 않고, 직접적으로 자폐를 유발하는 상시감염으로 진행될 수 있다는 것이다. 임신 중에 발생하는 바이러스 감염은 산모에게 임상 징후를 나타낼 수도 있고 나타내지 않을 수도 있다. 바이러스는 태

---

**33)** *Rethinking autism: the impact of maternal risk factors on autism development*, 2022.
**34)** *Association between Viral Infections and Risk of Autistic Disorder: An Overview*, 2021.

반 장벽을 넘어 태아에 도달하여 태아 발달에 치명적인 영향을 미치는 만성적인 감염상태에 도달할 수 있기 때문이다. 즉 산모의 면역 반응을 통한 간접영향에 멈추지 않고 직접 감염상태에 도달한 채로 출생하는 ASD 아동이 있을 것으로 추정된다. 앞서 살펴본 영아기 퇴행 유형 중 조기 퇴행 유형이 이런 경우 해당할 것으로 추정된다. 태어나서 단 한 번도 제대로 된 시선처리를 하는 것을 관찰할 수 없던 ASD 아동들이 이 경우에 해당할 것이다.

유전적인 원인을 제외하고 나면 자폐 발생의 근본 원인은 태아 발생 과정에 뇌조직의 미성숙을 유발하는 다양한 유발 원인이다. 여러 환경적인 원인과 사회문화적 원인—노산과 이민자들도 자폐 발생 증가의 원인으로 지목된다—으로 인하여 태중에서 뇌 이상 발달의 가능성이 커지며, 감염에 대한 취약성이 형성되는 것이다. 그러므로 자폐를 극복하는 의학적인 개입에서 근본적인 목표는 뇌조직의 미성숙한 발달을 생물학적으로 성숙시키는 것이어야 한다. 다양한 영양요법이 ASD 치료에서 유효성을 보이는 이유가 바로 영유아의 뇌조직의 발달과 성숙에 기여하기 때문이다.


## 바이러스 감염과 신경조직의 면역 반응

재태 기간 중 미성숙한 뇌는 인간을 위협하는 무수한 감염위험에 대항하는 데 취약성을 나타낸다. 특히나 무수한 변이를 일으키며 인간과 상시 공존상태에서 언제든지 감염을 진행시킬 수 있는 바이러스에 심각한 취약성을 보인다. 바이러스 감염이 직접적으로 자폐스펙트럼장애를 유발한다는 관찰과 증거는 무수히 많다.

태아기 풍진 감염으로 인한 중추신경계 손상에서 ASD가 유발되는 것은 매우 잘 알려진 사실이다. 선천성 풍진이 있는 243명의 어린이를 대상으로 한 종단 연구에서 자폐증 및 '자폐성장애'의 비율이 매우 높은 것으로 나타났다(Chess, 1977). 선천성 풍진 아동 10,000명당 완전 자폐증 증후군의 유병률은 412명(4%), 경증까지 포함하는 모든 자폐성장애의 유병률은 905명(9%)으로 나타났다. 이 발견은 뇌에 대한 산전 바이러스 감염이 적어도 아동기 ASD 증후군을 유발할 수 있음을 시사한다(Chess, 1977).

바이러스 감염은 산전에만 문제가 되는 것은 아니다. 바이러스 감염이 정상인에게도 ASD를 유발할 수 있다는 직접적인 증거가 있다. 정상적으로 생활하던 11세, 14세의 청소년 2인과 31세 성인이 헤르페스성 뇌염에 이환된 이후 ASD 증세를 보여 자폐증으로 진단되었다는 사실이 두 사람의 관찰자에 의하여 공통으로 보고되었다. (DeLong et al, 인용, 1981.; 길버그, 인용, 1986.; 길버그, 인용, 1991). 나 역시 동일한 임상경험을 여러 차례 하였다. 초등학교까지 정상발달하던 아이가 중학생이 될 즈음부터 중증 자폐증을 보이는 사례부터 30살이 넘어서 무발화 자폐증으로 퇴행한 경우 역시 경험하였다. 이들 모두 특별한 환경적인 변화나 특별한 퇴행의 계기를 찾을 수 없이 자폐가 진행되었던 사례였는데 감염성 질환에 노출된 것이 원인으로 짐작된다. 산전 감염이 아니라 청소년기 바이러스성 감염에서도 ASD가 발생할 수 있다는 것은 바이러스 감염이 바로 ASD 발병의 직접적인 원인이 될 수 있음을 의미한다. 그 외에도 바이러스가 자폐증을 유발할 수 있다는 임상 보고는 다수 존재한다. 임상 보고에 따르면 자폐증은 풍진, 거대세포바이러스(CMV), 수두 대상 포진(Stubbs, 1978.; Stubbs, Crawford, Burger & Vandenbark, 1977.), 단순 포진(Ghaziuddin, Tsai, Eilers & Ghaziuddin, 1992.)과 같은 바이러스 감염과 관련이 있는 것

으로 나타났다. [35]

최근 연구는 더욱 직접적으로 자폐아동이 만성적인 바이러스 감염 상태인 것을 보여주었다. 중앙아시아와 동유럽에서 자폐 진단을 받은 57명의 아동의 면역상태와 바이러스 항체 상태에 관한 2019년 연구보고가 있다. 혈액 검사상 57명의 어린이 모두 바이러스 감염에 대한 항체 수치가 증가된 상태로 확인되었다. 가장 많이 발견된 바이러스는 CMV로 42명, EBV(엡스타인바 바이러스) 41명, 그리고 선천성 풍진 바이러스는 35명의 어린이 혈액에서 검출되었다. 감염 유형에 상관없이 대부분 어린이는 2~5개의 바이러스에 다수 감염상태였다고 보고하였다. 즉 ASD 아동들은 지속적이며 잠복적인 바이러스 감염상태인 것을 확인한 것이다. 또한 대부분 어린이는 면역계에 중등도 이상의 장애가 존재하여 감염에 대항할 수 있는 능력 역시 저하되어 있음을 확인하였다. [36]

1990년대 연구보고 중에는 바이러스 감염설과 상충하는 연구결과도 일부 존재한다. 이는 바이러스성 항체를 확인하는 것이 기술적으로 매우 어려운 작업이라서 발생하는 연구의 한계일 것이다. 설혹 이런 연구결과가 사실이라도 바이러스 감염이 자폐를 유발한다는 사실을 부정하지는 못한다. 바이러스의 검출 가능성과 바이러스의 지속적인 존재 여부가 바이러스에 의한 병리의 출현에 필수 조건은 아니기 때문이다(Huppert & Wild. 1986). 그 이유는 첫째, 일부 바이러스는 복제 전략을 통해 세포 내에 잠복 또는 지속 감염상태로 남아 있을 수 있기에 쉽게 탐지할 수 없다. 이러한 바이러스의 세포 내 존재만으로도 분화된 세포 기능을 방해할 수

---

35) *Autism and the Immune Syst,* 1997.
36) *Case Series of 57 Autism Spectrum Disorder Children from Central Asia and Eastern Europe,* 2019.

있다. 둘째, 바이러스는 여러 가지 병리학적인 변화를 일으킬 가능성이 있으며, 이는 바이러스가 신체에서 제거된 후에도 지속되는 영향을 미칠 수 있다(Huppert & Wild, 1986). 바이러스는 (1) 세포 표면 결정 인자의 발현을 변화시키고, (2) 세포의 활성화 상태(예: 사이토카인 분비 강화 및 (자가)반응성 림프구의 확장)에 영향을 미치고, (3) 뇌에 대한 사이토카인의 간접적인 영향을 통해 신경 내분비 기능에 영향을 미침으로써 세포 면역에 영향을 줄 수 있기 때문이다. [37]

유전적인 원인을 제외한 자폐 발생의 근본 원인이 재태 기간 중 발생한 뇌조직의 미성숙―핵심적으로는 뇌간 부위 미성숙―이라면, 실제로 ASD를 발생시키는 촉발원인(triger)은 바이러스 감염에 의한 뇌간조직의 손상인 것이 분명해 보인다. 앞서 논의한 영아기 ASD 퇴행의 양상과 속도에 차이가 발생하는 것은 뇌간조직에 침투한 바이러스에 감염되는 시점의 차이일 것이다. 임신 중 바이러스 감염이 태아 감염으로 진행된 경우 출생 직후부터 눈맞춤이 안 되는 완연한 자폐 상태를 보일 것이다. 이것이 초기 영아기 퇴행 유형의 ASD이다. 이런 경우는 부모가 관찰한 아동의 사회성 발달 경과를 설문조사 해보면 생후 2~3개월경 관찰되는 엄마와의 사회적 미소도 형성하지 못한 채 매우 빠른 중증 자폐로 진행된다.

그러나 중기 영아기 퇴행의 경우는 출생 후 부모와 눈맞춤을 하며 사회적 미소를 형성했으나 생후 6개월경 형성되어야 할 타인에 대한 낯가림 현상이 관찰되지 않는다. 이러한 아동은 이미 익숙해진 부모와는 시선처리 능력이 유지되지만, 타인을 인식하는 시선처리 능력이 새롭게 발달하지 못한다. 이 경우는 대체로 출생 후부터 뇌간 부위의 감염 손상이 진

---

37) *Autism and the Immune Syst*, 1997.

행되는 것으로 추정되며, 부모들이 ASD 양상을 명확히 느끼는 시점은 대체로 생후 6개월이 지난 이후이다. 즉 초기 영아기 퇴행과 중기 영아기 퇴행 사이에는 바이러스 감염의 시점 차이 내지는 뇌간이 손상되는 속도의 차이가 존재한다. 속칭 퇴행성 자폐라고 분류되는 후기 영아기 퇴행 패턴의 경우는 더욱 느리게 감염 손상이 진행되는 경우로 부모들은 대체로 아이가 18개월까지는 정상발달을 하다가 그 이후 퇴행이 진행되었다고 기억한다. 이런 영아기 후기 퇴행의 경우 대부분 생후 12개월까지의 사회성 발달과 언어발달에 문제가 없는데, 이는 바이러스 감염이 원인이 되어도 산후에 감염이 진행된 것으로 추정하는 것이 상식적이다.

ASD 발생의 원인으로 매우 중요하게 지목되는 요소로는 장내세균의 불균형이 있다. 그러나 장내세균의 불안정(Gut Microbiota Dysbiosis)보다 바이러스 감염이 더 직접적인 원인이며 선행된 감염원이라고 추정하는 명확한 이유가 존재한다. 첫째로는 장내세균 불안정이 정상적인 아동의 성장 중에 ASD를 직접 유발했다는 임상관찰과 보고가 존재하지 않는다. 임산부의 재태 기간 중 세균감염이 ASD 발병률을 높인다는 보고는 있지만, 이는 장내세균의 불안정과 무관하다. 둘째로 장내세균 불안정으로 ASD가 발생할 수 있다고 입증한 프로피오닉산 쥐 실험[38] 결과는 ASD의 하위유형에 관한 증거는 될 수 있지만, ASD 본연의 증세를 설명하지 못한다. 프로피오닉산이 주입된 쥐에게서는 과잉행동, 회전행동, 반응성이 약화된 퇴행 등이 나타난다.[39] 이는 자폐에서 나타나는 상동행동

---

[38] 클로스트리듐이 만들어내는 프로피오닉산을 쥐의 뇌실에 주사하면 자폐 쥐가 만들어진다는 것이 확인되었다.
[39] *Neurobiological effects of intraventricular propionic acid in rats: Possible role of short chain fatty acids on the pathogenesis and characteristics of autism spectrum disorders,* 2007.

과 무관심의 증가 현상과 동일하지만, 자폐 발생의 근본 원인인 감각장애를 바로 유발한다는 증거는 없다. 그러나 앞서 확인한 대로 자폐 발생의 1차 원인은 감각처리장애가 진행되는 것이며, 사회적 상호작용의 약화나 상동행동의 증가는 그 결과로 나타나는 현상이다. 셋째로 장내세균 감염에 의한 자폐 발생의 경우 소화기장애 증세를 동반한 퇴행성 자폐가 연구대상이다. 즉 18개월 전까지는 정상발달을 하다가 소화장애가 나타나고 후에 퇴행 현상이 나타나며 자폐가 발생한다는 시간적 연속성에 주목한 것이다. 그러나 이런 퇴행성 자폐의 경우에도 이미 4~5개월 전에 자폐 현상이 약하게 관찰된다는 연구보고가 있다. [40]

이는 내가 경험한 임상관찰의 결과와도 일치한다. 즉 18개월 이후 본격적으로 퇴행이 진행되는 퇴행성 자폐—나의 분류에 의하면 후기 영아기 퇴행 유형—도 이미 생후 6개월경 낯가림 형성에 실패하는 시선처리 능력의 퇴행, 그리고 네발 기기 없이 엉덩이 밀기로 이동을 하거나 14~15개월 사이 보행이 이루어지는 등 신체 조절능력의 저하 현상 존재, 백색소음에 대한 과다한 공포반응, 부모가 안아주는 것을 거부하는 촉각 방어 현상 등이 먼저 관찰되는 경우가 대부분이다. 이런 내용을 종합하면 장내세균 불균형이 유발하는 자폐증세는 바이러스 감염에 후행하는 ASD 악화 요인으로 생각된다.

---

**40)** *Brain enlargement is associated with regression in preschool-age boys with autism spectrum disorders*, 2011.

## 장내미생물총의 불균형 (Gut Microbiota Dysbiosis) 또는
## 장내미생물총의 교란 (Disturbance of the Gut Microbiota)

샌들러 박사가 퇴행성 자폐아동을 상대로 반코마이신을 사용하여 ASD 증세를 극적으로 호전시킨 임상 보고 후 장내세균이 자폐 발생에 관여한다는 사실은 명확하게 인정된다. 그리고 다양한 후속연구를 통하여 ASD 아동의 장내세균에서 클로스트리듐(Clostridium)의 증가와 디설포비브리오(Desulfovibrio)의 증가 그리고 비피도박테륨(Bifidobacterium)의 감소라는 특징을 확인하였다. [41]

그러나 이것이 유전적인 결과인지 아니면 식이 환경에 의한 결과인지는 불분명하다. 또한 형제가 유사한 장내세균총 상태를 보임에도 자폐와 비자폐로 결과가 다르다는 보고는 장내세균총이 자폐의 근본 원인이 아니라는 점을 시사한다.

장내세균의 불균형이 어떤 메커니즘으로 ASD를 유발하는지는 불분명하다. 또한 ASD 증세에 대한 장기적인 관여 정도가 어떤지 명확하지 않다. 다만 장내세균의 불균형이 만들어지는 선행 과정을 거쳐 ASD 발생에 관여하기 때문에 ASD를 규정하는 근본 원인이라기보다는 ASD의 하위 특징을 규정하는 것으로 보인다. 나의 오랜 임상관찰에 의하면 장내세균의 불안정은 모든 ASD 환자의 증세에 개입하는 것으로 보이는데, 다만 그 강도와 신경학적인 손상 정도는 매우 다양한 것으로 보인다. 이로 인하여 ASD의 증세가 다양한 유형의 스펙트럼장애로 나타나는 데 일조하는 것으로 보인다.

---

[41] *Role of the Gut Microbiota in the Pathophysiology of Autism Spectrum Disorder: Clinical and Preclinical Evidence*, 2020.

장내세균이 일으키는 자폐증세를 따로 연구한 보고는 없는 듯하다. 그러나 몇 가지 논문에서 관찰된 동물 실험과 임상관찰을 종합하면 장내세균이 유발하는 증상을 추론하는 것은 가능하다. 첫째로 외부 감각 자극에 대한 둔감한 반응으로 내부 자극에만 몰입되는 증세를 보인다. 자폐 발생과 상관성이 높은 클로스트리듐균의 생성물인 프로피오닉산을 뇌실에 주입한 쥐들이 보인 행동에서는 상동행동 반복의 증가와 외부 반응성의 감소가 확인되었다. 또한 프로피오닉산을 주입한 임산부 쥐가 출산한 새끼 쥐들의 경우 출산 직후에 후각을 이용하여 자기 둥지를 찾는 반응이 현격히 약해진 것이 보고되었다.[42] 즉 외부 세계를 감각하는 능력이 현격히 약화되어 반응성이 떨어지며, 자기 내부 자극에만 몰입하는 양상을 보인다. 후에 상세히 서술하겠지만, 나는 이를 자폐 중증을 규정하는 증세로서 몰입장애라고 명명했다.

둘째로는 인지능력 저하 증세를 만든다. 이는 퇴행성 자폐에 반코마이신 투약 효과를 보고한 샌들러의 논문에 보고되어 있다. 인지능력 향상 효과는 첫 번째 지적한 외부 감각 반응의 둔화가 개선되면서 나타나는 효과로 보인다. 인지능력이란 외부의 자극을 이해하고 적절히 대응하는 과정을 통하여 평가된다. 외부 감각에 둔감한 반응은 인지 반응의 저하로 평가된다. 결국 반코마이신이 클로스트리듐의 감소를 만들어 단쇄지방산이 만들어내는 감각 혼란을 감소시켜 인지능력을 향상시키는 것이다. 높은 지능 활동은 대뇌피질의 역할에서 유발되는데 결국 자폐에서 나타나는 대부분의 지능저하 현상은 피질의 손상에 의한 것이 아니라 대뇌

---

[42] *Sexually dimorphic effects of prenatal exposure to propionic acid and lipopolysaccharide on social behavior in neonatal, adolescent, and adult rats: Implications for autism spectrum disorders*, 2014.

피질의 반응의 불안정에서 유발되는 것이다. 이 때문에 자폐에서 관찰되는 대부분의 지능저하 현상은 정상회복이 가능한 가역적인 손상이다. 이는 나의 임상관찰과도 일치한다. 중증 지적장애로 분류되던 ASD 아동들이 자폐증세가 호전되며 높은 지능 수준을 보이는 경우를 흔하게 접할 수 있는 것도 이런 이유 때문일 것이다.

셋째로는 언어발화능력의 퇴행 현상을 만든다. 이 역시 샌들러의 논문에서 보고가 명확하게 이루어지고 있다. 반코마이신을 경구 투여한 이후 아이들은 극적으로 좋아졌는데 약을 먹고 나서 며칠 후부터 특별히 언어능력이 좋아졌다고 한다. 전에는 말을 전혀 못 하는 무발화 상태였는데 단어를 한두 개씩 배우기 시작해서 6주 후에는 짧은 문장을 구성하는 정도에까지 이르렀다. "싫어. 엄마, 이거 할래." 같은 말들이었다고 한다.[43]

샌들러의 임상 대상이 된 아동들은 후기 영아기 퇴행 아동들이다. 이 아동들은 대부분 12개월 정도까지는 정상발달 경과를 보인다. 12개월을 전후하여 언어능력을 획득하여 엄마 또는 아빠라는 호칭이나 물, 밥, 빵 등의 간단한 요구어를 사용하는 아이들이 많다. 그러다 18개월 전후로 급격하게 반응성이 떨어질 즈음에 점차 언어능력이 소실되며 무발화 자폐 아동으로 퇴행하는 경우가 관찰된다. 이 경우 장내세균의 유해물질에 의한 퇴행이 진행되며 조음능력을 상실시키는데, 반코마이신 투약으로 이 증세가 회복된 것이다. 그러나 샌들러의 보고대로 반코마이신 투약을 중지하자 언어능력도 다시 소실되었다. 이로써 언어능력을 유지하는 자폐 아동과 언어능력이 소실된 자폐아동의 차이가 어디에서 발생하는지 추론

---

43) *Altered gut microbiota and activity in a murine model of autism spectrum disorders,* 2014.

할 수 있다.

반코마이신이 개선한 언어능력, 인지능력은 중추신경계 중에서도 대뇌피질의 대표적인 역할이다. 더불어 장내세균의 생성물인 단쇄지방산(프로피오닉산)이 뇌실에 주입되었을 때 나타나는 외부 세계에 대한 반응성의 감소는 대뇌피질의 각성도 감소에 따른 현상으로 추정된다. 결국 이를 종합하면 장내세균의 과증식과 혼란으로 만들어지는 자폐증세는 대뇌피질의 혼란과 손상으로 이어짐을 추론할 수 있다.

ASD에서 장내세균총의 불균형 또는 장내세균총의 혼란이 발생하는 원인은 몇 가지로 추론 가능하다. 첫 번째는 ASD 아동에게서 광범하게 나타나는 소화장애 및 흡수장애가 원인이다. 자폐아동에게는 다양한 소화장애와 흡수장애가 있으며, 소화장애의 정도와 자폐의 중증도가 비례한다는 보고가 있다.[44]

특히나 탄수화물의 소화장애 및 흡수장애로 미처 분해되지 않은 탄수화물이 대장에 과다하게 공급되며 장내세균의 과다증식이 진행되어 ASD 증세를 악화시키게 된다. ASD 아동에게서 소화장애와 흡수장애가 발생하는 근본 원인은 앞서 지적한 대로 뇌간부 손상에서 유발되는 자율신경계장애 때문일 것이다.

둘째는 항생제 과다사용에 따른 항생제 내성균의 증가가 장내 유해균의 비중을 높이는 것이다. ASD 아동은 중이염 발병률이 높은 병력이 있고, 항생제 노출이 많았다는 보고는 널리 알려진 사실이다. 반복된 항생제 노출은 항생제 내성균을 증가시킨다. ASD 아동에게서 높은 비중으로

---

44) *Gastrointestinal flora and gastrointestinal status in children with autism—comparisons to typical children and correlation with autism severity*, 2011.

관찰되는 클로스트리듐균의 포자를 형성하는 균주는 항생제 노출 시 증가한다. 또한 자폐아동에게서 높은 비중으로 관찰되는 디설포비브리오 균종은 포자를 형성하지 못하지만, 항생제에 노출된 환경에서 경쟁적으로 다른 균주에 비하여 과성장을 유지할 수 있다고 한다. 결국 항생제 과다 노출은 장내세균총을 악성균 우세환경으로 변화시키는 것으로 보인다.

셋째는 간의 해독기능의 저하이다. 자폐증세를 유발하는 단쇄지방산은 ASD 아동의 대변에서는 감소한 상태로 관찰되는 경우가 많다. 이는 장에서의 과다흡수가 원인으로 보인다. 문제는 건강한 아동이라면 흡수된 프로피오닉산의 대부분을 간에서 분해하여 뇌에 전달되는 양이 최소이겠지만, 자폐아동은 간 기능의 저하로 체내로 흡수된 프로피오닉산을 비롯한 단쇄지방산이 바로 뇌 활동에 손상을 입히게 된다. 또한 장내세균총이 담즙 접합체를 가수분해하여 간 대사를 방해하는 장간 순환을 반복하는 과정을 거치게 되어 간에서 이루어지는 해독작용을 지연시킨다고 한다. 이런 현상을 두고 쿠발라-쿠차르스카 박사는 간성뇌병증과 자폐증 모델이 유사할 수 있다고 제안하였다.[45] 결국 장내세균의 과다증식과 유해균의 과증식이 동시에 이루어지며 간의 해독능력을 저하해 장내세균의 생성물질이 곧바로 뇌에 치명적인 손상을 입히는 과정이 반복되는 악순환을 거치게 되는 것이다.

---

[45] *Treatment of the Child with Autism-Newest Medical Trends*, 2013.

# 3차 퇴행과
# 자폐성장애의
# 신경학적 분류

자폐스펙트럼장애는 결코 선천적인 질환이 아니며 퇴행성질환임은
반복적으로 확인하였다. 퇴행은 영아기에 한정된 것이 아니라 생애주기를
거치며 지속되며 악화되는 경향을 보인다. 대체로 3단계 퇴행 과정을 거치
며 신경학적인 퇴행이 완료되는 것으로 보인다. 각각의 퇴행 단계마다 손
상이 이루어지는 중추신경계조직이 다르기에 퇴행 단계에 따라 ASD 증세
의 차이도 만들어진다. 자폐스펙트럼장애라는 병명은 사회성 부족과 상
동행동을 특징으로 하여 하나의 병명으로 분류한다. 그러나 ASD에 나
타나는 다양한 증상을 신경학적으로 분류하여 이해한다면 도저히 하나
의 병명으로 분류하는 것이 불가능할 것이다. 이제 그동안 살펴본 퇴행
현상에서 더 나가 3단계 퇴행 현상에 대하여 살펴보도록 하자.

# 3단계 신경학적 퇴행의 손상 부위와 증세

ASD의 퇴행 과정은 3차례의 질 다른 퇴행이 연속적으로 진행되는 3 단계 퇴행 과정을 거친다. 시기적으로는 앞서 살펴본 영아기 퇴행이 1차 퇴행이며, 유아기 및 아동기에 걸쳐서 진행되는 퇴행 과정이 2차 퇴행이다. 그리고 이후 2차 퇴행 이후에 언어발달이나 인지발달이 이루어지지 않는 아이들은 연속적으로 빠르게 3차 퇴행 과정을 거치게 된다. 이를 두고 나는 ASD에서 진행되는 신경학적인 퇴행은 3단계 과정을 거치며 최종적인 비가역적인 중추신경계 손상에 도달한다고 표현한다.

모든 ASD 환자가 3단계 퇴행을 모두 거치는 것은 아니며, 1차 퇴행에서 멈추는 경우도 있고 2차 퇴행에서 멈추는 경우도 있다. 당연하게도 경증일수록 1차 퇴행에서 멈추고, 중증일수록 3차 퇴행까지 진행되는 것으로 보인다. 각 단계의 퇴행 증상을 잘 이해하면 같은 ASD라도 치료 예후가 좋은 ASD와 치료 예후가 불량한 ASD를 구별할 수 있다. 우리는 앞선 장에서 바이러스 감염에 의한 1차 퇴행, 즉 영아기 퇴행의 과정과 장내세균 불균형에 의한 2차 퇴행을 상세히 살펴보았다. 이 자리에서는 다시 그 과정을 요약하여 살펴보도록 하겠다.

1차 퇴행은 앞서 살펴본 대로 영아기에 진행되는 바이러스 감염에 의한 퇴행이다. 이때 중추신경계 손상은 뇌간 부위에서 진행된다. 신경학적인 손상의 결과는 감각의 입력장애와 출력장애로 나타난다. 감각입력장애는 시각과 청각 처리 과정에서 두드러지게 관찰된다. 즉 시각처리나 청각처리 과정에서 사람을 중심으로 보고, 사람 소리를 위주로 듣는 정보처리 능력이 손상된다. 사물 위주로 시각처리가 되며, 눈맞춤 능력이 손상되고, 다양한 백색소음 및 사물의 소리에 민감성이 높아지며, 청각공포 현상이 나타나고, 사람 소리에 주의집중을 유지하지 못한다. 또한 촉각은 과민해지며, 촉각 거부 현상이 나타나 사람과의 친밀한 접촉을 기피하는 현상을 보이고, 통각은 둔해져서 통증을 매우 둔하게 느끼게 된다. 전정감각에도 이상이 발생하여 높은 곳을 두려워하지 않고 오르며, 방방 뛰기를 반복하는 경향이 나타나기도 한다. 그 결과 사람을 시각, 청각적으로 감각하는 능력이 둔화되니 사람에 대한 관찰력이 떨어지고, 사람에 대한 호기심과 이해도 자체가 후퇴하며, 인간과의 상호작용에 대한 욕구 자체가 퇴행하기 시작한다.

감각의 출력장애는 주로 운동능력의 둔화에서 관찰된다. 대뇌피질에서 만들어진 운동명령을 신체 말단 부위의 고유수용성감각이 받아들일 때 둔감한 수용 현상이 나타난다. 그래서 새로운 신체 동작을 익히는 데 오래 걸리며, 매우 어설픈 신체 동작으로 고생한다. ASD 아동들의 독립보행은 매우 늦은 경향을 보이는데 보통 일반아동보다 2~3개월 늦어져 14개월경 보행을 하는 경우가 많고, 심한 경우는 18개월이나 되어서 걷기 시작하는 아이들도 있다. 보행을 할 수 있게 된 이후로는 소근육 운동에서 좌절을 겪는다. 젓가락질이나 연필로 글쓰기, 단추 끼우기, 신발끈 묶기 등 세밀한 근육 운동에서 어설픈 동작으로 자조활동의 발달을 저해한다.

뇌간부의 손상은 자율신경계의 손상을 유발하며 변연계의 이상까지 유발하여 감정조절능력의 손상까지 만들어진다. 자율신경장애는 소화장애, 수면장애를 유발하며 감정조절능력의 손상은 주로 불안과 공포감의 비정상적인 증가로 나타난다. 소화장애는 이후 장내 불안정을 만드는 원인으로 작용하며, 수면장애는 각성장애를 동반하여 낮 동안 활동의 무력감과 집중력장애를 유발한다. 또한 불안과 공포감은 새로운 환경, 새로운 사람과의 접촉을 꺼리게 만들어 능동적인 사회활동을 방해한다. 또한 경증의 ASD에서는 원인을 알 수 없는 심각한 불안장애가 우울장애 등의 심리장애로 표현되기도 한다.

자폐스펙트럼장애를 규정하는 본질이 무엇이냐고 묻는다면 나는 감각처리장애와 자율신경장애(감정조절장애를 포함하는)라고 답할 것이다. 흔히 사회성장애, 사회적소통장애를 본질이라고 하는데, 이는 감각처리장애와 자율신경장애의 결과물일 뿐이다. 즉 사람에 대한 시각적, 청각적 관찰 능력이 저하되기 때문에 사회적인 소통 욕구가 저하되며, 이것이 심해지면 사람에게 반응하지 못하는 상태에 도달한다. 또한 새로운 환경과 낯선 사람과의 상호작용 자체에 대한 두려움과 기피 현상 때문에 상호작용이 매우 수동적이며 방어적인 차원에서 형성되는 것이다. ASD를 규정하는 또 다른 본질로 상동행동을 지적하기도 하는데 이 역시 시각, 청각, 촉각적인 처리 과정의 이상으로 인한 시각 추구, 청각 방어, 촉각 거부나 지나친 촉각 추구 현상 등이 상동행동으로 나타나기도 하며, 새로운 행동을 도전적으로 선택하기보다는 익숙한 패턴에 안주하는 행동이 동일 동작을 반복하려는 강박 행동으로 나타나는 것이다. 결국 ASD의 사회성장애와 상동행동을 규정하는 본질은 감각처리장애와 자율신경장애(감정조절장애 포함)이며, 이는 영아기 1차 퇴행 과정에서 모두 완성된 형태로 발생한다.

2차 퇴행은 장내세균총의 불안정으로 인한 반응성 약화 및 종합수행능력의 저하 현상이다. 장내세균에서 발생하는 프로피오닉산으로 대표되는 단쇄지방산의 중추신경계 유입과 진균류에서 과다 발생하는 암모니아의 혈중 유입 등은 대뇌피질의 반응에 혼란을 유발한다. 이때 가장 중요한 현상은 외부 세계의 자극에 반응 자체가 둔화되며, 내부 자극에 몰입하는 상태가 나타나는 것이다. 이를 나는 몰입장애라고 지칭한다. 몰입장애 상태의 아동은 외부 자극에는 거의 반응하지 못한 채 대뇌피질에서 스스로 발생시키는 내부 자극에 몰입한다. 즉 ASD 아동은 외부에 어떤 사람이 있는지에 상관없이 내부 대뇌피질에서 발생시키는 기억이나 상상 세계에 빠져들어 현실에 반응하지 못한다. 외견상 이런 상태의 ASD 아동은 눈빛에 초점이 약하고 멍한 채로 허공을 바라보는 등 흐릿한 표정과 눈빛을 보이는 경우가 많다. 이런 상태에서는 현실의 시간이나 시점에서 이탈한 채 자신의 상상 속 시점에서 감정을 표출하며 돌발행동을 보여 주위 사람을 당황스럽게 하는 경우도 많다. 즉 자폐아동이 멍하니 있다가 갑자기 분노 발작을 보이거나 이유를 알 수 없이 웃음을 참지 못하는 것은 과거 어느 시점의 사건을 기억하고 그 사건의 감정 속에 몰입되어 있으면서 몸은 현실의 사람들에게 반응하기 때문이다.

몰입장애가 만들어질 즈음에는 당연히 현실에 반응하지 못하니 인지장애도 심화된다. 또한 흥분과 분노 폭발을 보이는 경우도 많고, 큰 특징 중 하나로 언어 퇴행이 관찰되기도 한다. 즉 언어능력 자체가 소실되지는 않기에 수용언어는 유지되더라도 이전에 하던 단어발화도 불가능해지면서 무발화로 퇴행하는 현상이 나타나는 것이다. 언어라는 능력이 대뇌피질 전체의 협동 활동에 의하여 나타나는 것이라는 점을 이해한다면, 2차 퇴행이 대뇌피질의 손상에서 진행됨을 알 수 있다.

1차 퇴행만 있을 경우 부모는 아이에게 ASD가 진행되는 것을 알아채기 어렵다. 아이가 뭔가 일반적이지 않고 반응도 적게 하지만, 외부 자극과 완전히 차단된 상태는 아니기 때문이다. 1차 퇴행 시기의 부모 대부분은 아이가 남보다 조금 늦거나 조금 예민한 것이라고 스스로 위로한다. 그러다 2차 퇴행이 진행되면 부모는 비로소 아이에게 큰 문제가 있음을 알아채기 시작한다. 1차 퇴행으로 이미 약해지던 시선처리 능력은 2차 퇴행으로 완전히 눈맞춤이 사라지거나 현격히 짧아진다. 호명반응도 완전히 약화되며, 지시수행이나 수용언어의 반응 자체도 약해진다. 즉 언어퇴행도 2차 퇴행에 나타나지만, 이전에 존재하던 상호작용능력도 2차 퇴행에서는 소실되는 경우가 많다.

1차 퇴행에 이어서 2차 퇴행이 진행되는 시점과 속도는 자폐 유형에 따라 차이가 큰 듯하다. 1차 퇴행이 영아기에 진행된다면 2차 퇴행은 빠른 경우 영아기에 연속적으로 진행되지만, 느린 경우는 청소년기까지 서서히 진행되는 경우도 많다. 나는 앞서 언급한 적이 있지만 경증의 아스퍼거증후군 수준의 ASD 아동이 사춘기가 되면서 무발화로 퇴행하는 임상 케이스를 접한 적이 있다. 심지어는 30대 초반에 무발화로 퇴행한 ASD 여성을 치료한 적도 있다. 통상 무발화 자폐아동으로 한 번도 말해본 경험이 없는 아동은 1차 퇴행—영아기 퇴행—과 2차 퇴행이 시간적인 연속성을 가지고 진행되는 것으로 보인다. 반면 18개월 이후 사회성과 언어가 점차 소실되는 퇴행성 자폐로 분류되는—후기 영아기 퇴행—경우에는 1차 퇴행과 2차 퇴행 사이에 시간적인 분절이 길게 존재하는 것으로 보인다.

우리가 전형적으로 언어능력까지 소실되는 ASD로 분류하는 증세들은 1차 퇴행과 2차 퇴행이 모두 진행되는 경우에 관찰된다. 그래서 나는 자폐의 원인을 2중 감염이라고 표현하기도 한다. 이는 바이러스 감염과 장내세균의 감염이 동시에 나타나는 증세라는 점을 강조한 표현이다. 다행인 점은 1차 퇴행과 2차 퇴행은 그 자체만으로는 신경계에 가하는 손상이 가역적인 것으로 보인다는 점이다. 나는 청소년기나 성인기에 자폐를 치료해도 눈맞춤 능력과 호명반응 능력은 대부분 어렵지 않게 회복되는 것을 경험하였다. 만일 뇌간부의 손상이 비가역적인 손상이라면 이런 변화는 불가능했을 것이다.

더불어 무발화 자폐아동에게 언어발달을 시키는 데도 한계 연령은 존재하지 않는 것으로 보인다. 물론 흔히 권고되는 주류의학의 치료법인 ABA나 언어치료로 중증 무발화 자폐의 언어발달이 정상화되는 것은 꿈도 꾸기 어려운 일이다. 그것은 거의 불가능에 가까운 일이다. 그러나 자폐 치료의 가능성을 믿고 진료하는 비주류의학의 의사들이라면 대부분 나이가 많은 무발화 자폐인에게서 발화를 유도해낸 경험이 있을 것이다. 나 역시 초등학교 입학 이후 언어표현이 가능해진 무발화 자폐아동을 치료한 경험이 적지 않다. 심지어는 한두 마디만 겨우 하던 16세 자폐아동이 뒤늦게 눈맞춤을 하며 언어능력을 회복한 경험도 있다.

최근 뉴스에 보도된 사례로는 37세의 나이로 영국 케임브리지 대학교에 최연소 흑인 교수로 임명된 제이슨 아데이(Jason Arday) 같은 경우도 있다. 제이슨은 11세까지 말을 할 수 없어 수화로 대화하였으며, 18세까지 글을 읽고 쓸 수 없었다고 한다. 그러나 그의 인터뷰 영상을 보면 ASD의 흔적을 찾아볼 수 없을 정도로 자연스러운 시선처리와 언어능력을 보여준다. 결국 1차 퇴행과 2차 퇴행으로 만들어지는 감각의 입력장애와 출력장애 그리고 몰입장애는 모두 회복이 가능한 가역적 손상인 것이다. 이는 이론적으로 본다면 나이를 먹어도 일정한 부류의 ASD는 회복할 수 있으며, 언어능력과 상호작용 능력 또한 그렇다는 것을 의미한다.

이렇게 생각한다면 ASD는 결코 두려운 질환이 아니다. 적절한 치료법만 있다면 대부분 회복할 수 있는 질환이다. 그러나 이렇게 행복한 기대감만 가지기에는 심각한 복병이 존재한다. 이른바 3차 퇴행이며, 이는 비가역적인 손상이 진행되는 것을 의미한다. 3차 퇴행은 대뇌피질의 전반적인 조직적 손상이 심화되면 만들어지는 것이다. 핵심 증세는 지적장애로 퇴행과 뇌전증이 발생한다. 이는 2차 퇴행인 장내세균 감염에서 유발되며, 시간이 가면서 손상이 고강도로 진행되어 발생하는 것으로 보인다. 이제 3차 퇴행의 구체적인 내용을 살펴보도록 하자.

## 지적장애로의 비가역적인 신경 손상

매우 성공적으로 자폐 성향이 치료된 이후에도 인지발달이 이루어지지 않는 아이들이 있다. 보통의 ASD 아동의 치료에 성공하게 되면 자폐를 규정하는 핵심 증세인 감각장애와 자율신경장애(감정조절 포함) 모두 호전된다. 그 결과 사람들과 안정적으로 상호작용하는 능력이 먼저 회복되고, 이후 사회적 경험이 누적되면서 점차 인지학습능력도 회복된다. 자폐 치료 전부터 인지학습능력이 양호한 고기능 ASD의 경우에는 자폐 성향 소멸과 동시에 더욱 우수한 학습능력을 보이기도 한다. 반면 중증의 ASD 경우는 자폐 성향이 소실된 이후에 사람들과 상호작용하는 경험이 누적되며 정보처리능력과 학습능력이 향상되며, 대부분 느리지만 점차 평균적인 범주의 학습능력에 도달한다.

그러나 일부 ASD의 경우 치료를 통하여 자폐 성향 소실에 성공해도 인지학습능력의 개선이 뒤따르지 못하고 지적장애 수준에 머무는 일도 있다. 예를 들어 눈맞춤 능력과 호명반응 등 감각장애가 개선되어 사람들과 비언어적인 의사소통은 물론 언어를 이용한 의사소통까지 가능해지며 자폐 성향이 소실되었지만, 장기간 시간이 경과해도 지적장애 범주를 벗어나지 못하기도 한다. 이런 경우는 인지학습능력을 관장하는 지적능력에 비가역적인 손상이 진행된 것으로 추정된다.

　나는 앞선 1장에서 ASD가 지적장애와는 완전히 다른 질환임을 명확히 하였다. 일부 유전적이며 선천적인 신경학적인 장애가 동반된 경우를 제외하면 대부분의 전형적인 ASD는 인지능력이 평균 이상이다. 그러므로 자폐 성향이 남은 상태에서 웩슬러지능검사상 50~70점 정도의 지적장애를 보이는 ASD 아동들도 자폐 성향을 소실시키는 치료에 성공한 이후에는 대부분 인지학습능력이 빠르게 향상되어 웩슬러지능검사상 평균지능인 100점 이상의 정상범주로 회복된다. 그러므로 ASD 성향이 제거된 이후에도 지적장애 및 학습장애가 지속되는 현상은 선천적인 이상이 아니라 후천적인 이상으로 보아야 할 것이다. 즉 자폐성장애에 나타나는 뇌조직의 퇴행 현상이 비가역적인 손상으로 고착화되며 만들어지는 현상으로 보인다. 임상경험을 종합해보면 어린 나이에 ASD 치료에 성공하면 지적장애에 머무는 경우가 극히 적지만, 나이를 먹은 상태에서 자폐 성향 소실에 성공하면 지적장애에 머무는 비율이 높게 나타나는 것도 나이를 먹으면서 지적 퇴행이 가속화되는 현상으로 짐작된다. 자폐아동의 대뇌피질의 부피 변화에 관한 연구는 이런 현상을 과학적으로 입증하는 연구로서 참고할 만하다.

　영유아기 자폐아동의 대뇌피질의 부피는 정상아동보다 대체로 10% 이상 크다는 것은 여러 연구에서 반복적으로 확인된다. 종적 연구에 따르면 ASD가 있는 어린이는 대조군에 비해 머리둘레의 성장이 가속화되었다고 한다(Hazlett et al, 2005.; Dawson et al, 2007.; Webb et al, 2007). 또한 많은 자기공명영상(MRI) 연구에서 ASD가 있는 아동은 일반적으로 발달하는 대조군에 비해 총 뇌 용적(TBV)이 상당히 증가하는 것으로 밝혀졌다(예: Hazlett et al, 2005, 참조). 영유아기 ASD 아동의 대뇌피질 부피 증가의 원인은 뚜렷하게 밝혀진 것이 없다. 그러나 앞선 1장에서 영아기 퇴행은 뇌간의 감염으로 인해 정보의 선택과 집중 기능이 소실되며 발생함을 이해한다면, 대뇌피질의 부피 증가 또한 쉽게 이해할 수 있다.

일반아동은 시각정보나 청각정보 중 사람에 관한 정보만을 강화시키고 나머지 사물에 관한 정보는 약화시켜 대뇌피질로 전달한다. 반면 ASD 아동은 사람에 관한 정보에 집중과 선택 없이 시각 및 청각 정보를 감각된 실사 그대로 대뇌피질에 전달한다. 이는 일반아동에 비하여 ASD 아동의 대뇌피질에 입력되고 저장되는 감각정보가 훨씬 더 대용량임을 의미하며, 이것이 시냅스의 증가 및 대뇌피질의 부피 증가로 이어지게 되는 것으로 추정된다.

그러나 종적 관찰연구를 지속하면 후기 아동기 및 청소년기, 성인기 ASD의 대뇌피질의 부피가 크다는 보고는 점차 사라진다. 이견도 있지만, 대부분의 연구는 성인기에 도달하면 ASD와 일반인 사이에 대뇌피질 부피의 차이는 거의 사라지는 것으로 보고한다(Hallahan et al, 2008). ASD에서 어린 시절과 달리 성인기에는 일반인과 뇌 부피의 차이가 없다는 것은 ASD를 가진 사람들이 영유아기와 다른 뇌 성장 궤적을 가졌기 때문이라고 결론지을 수 있다(Courchesne, 2005). 영유아기에 증가했던 대뇌피질의 부피가 성인기에 대조군과 별 차이가 없는 부피가 되었다는 것은 결국 어느 시기 이후 대뇌피질의 성장이 멈추었거나 대뇌피질의 부피가 감소 경향을 보였음을 의미한다. 이를 뒷받침하는 연구에서는 대조군에 비해 ASD가 있는 성인의 대뇌피질이 얇아짐을 보고하고, 이는 ASD 집단에서 대뇌신경망의 퇴행 과정이 있었음을 시사한다고 주장하였다(Wallace et al, 2010). 대뇌피질의 부피는 인지발달과 매우 밀접한 연관성을 가진다. 결국 ASD 아동은 후기 아동기를 거치면서 대뇌피질의 성장 지연 및 부피 감소라는 현상을 동반하며 지적장애가 진행되는 것으로 보인다. 부피 감소 경향이라는 것은 대뇌신경망의 조직학적인 퇴행이 이루어지는 것으로 비가역적인 퇴행 손상을 의미한다.

후기 아동기를 거치며 진행되는 지적장애로의 퇴행은 대체로 두 가지 원인에 의하여 형성된다. 첫 번째는 ASD 아동들의 제한된 관심사와 강박적이며 패턴화된 놀이방식이다. 영유아기 자폐 발생기에는 시각정보나 청각정보 등이 비대하게 대뇌피질에 저장되는 과정을 겪지만, 이후 ASD가 고착된 자폐아동의 놀이적인 관심사는 대단히 협소하며 한 가지 놀이를 단순 반복하는 것에만 매몰된다. 제한된 놀이만을 반복한다는 것은 사용되지 못하는 대뇌피질의 정보가 소실되는 것을 의미하기에 자연 퇴행이 이루어진다. 나는 30개월 이전에 스스로 한글을 깨치고 책을 읽으며 영재성을 보여주었던 자폐아동이 초등학교 1~2학년쯤에는 종일 신데렐라 동화책만 읽기를 무한 반복하는 것을 본 적이 있다. 이 아동은 신데렐라 동화책 외에는 이해력이 떨어지고 지시수행력도 극히 떨어져 중증 자폐아동이 보여주는 지적 퇴행 양상을 그대로 보여주었다. 결국 처음에 보였던 영재성은 사라지고 단순 놀이에만 매몰된 지적장애 아동으로 퇴행한 것이다. 그렇게 본다면 ASD 아동에게 적극적으로 개입하여 놀이와 관심사를 확장하는 것은 아이의 지능을 보전하고 발달시키는 데 매우 중요한 의미를 지닌다.

지적장애로 비가역적인 퇴행을 일으키는 두 번째 원인은 더욱 근본적인 것으로 대뇌피질 신경조직의 비가역적인 손상이다. 성인 ASD 뇌조직에서 확인되는 미엘른 수초의 손상은 이에 대한 가장 직접적인 증거이다.

미엘른 수초가 손상되는 질환으로는 다발성경화증(MS)이 대표적이다. 수초화(myelination)의 발달은 뇌 발달에 중요한 역할을 하는데 뇌 전체에 걸친 효율적인 정보 전달을 통하여 정상적인 기능, 인지 및 행동에 필수적이다. 그러나 자폐에서는 다발성경화증과 마찬가지로 수초화의 손상이 관찰된다. 자폐증이 있는 개인은 일반 대조군과 비교하여 광범위하게 미엘린 수분 분율(MWF)이 감소하는 것으로 확인된다. 특히 ADOS로 측정한 사회적 상호작용 기술이 더 나쁠 경우 미엘린 수분 분율(MWF)은 더 감소된 것으로 나타난다고 한다. [46]

미엘른 수초 손상의 메커니즘은 다발성경화증과 ASD에서 같은 메커니즘으로 진행된다. ASD 환자의 자가항체는 뇌에서 발현되는 여러 단백질과 반응한다. 이러한 자가항체 중 하나는 미엘린 염기성 단백질(MBP)을 표적으로 한다. ASD 환자는 IgG 및 IgA 클래스 모두에서 미엘린 염기성 단백질에 대한 자가항체가 높은 역가를 갖는다고 한다. 이 부류의 자가항체는 다발성경화증에서 미엘린 수초 파괴를 유발하는데, ASD에서도 유사한 병리학적 역할을 한다. [47] 결국 다발성경화증과 ASD는 자가면역반응으로 미엘른 수초를 손상시켜 비가역적인 인지 손상을 만들어내는 것이다.

자폐스펙트럼장애에서 자가면역반응으로 수초화 파괴가 유발되는 근본 원인이 무엇인지 알 수 있다면 우리는 지적장애로의 진행을 능동적으로 막을 수 있을 것이다. 이와 관련해서는 최근 다발성경화증 연구에서

---

46) White-matter relaxation time and myelin water fraction differences in young adults with autism Published online by Cambridge University Press: 11 August, 2014.

47) Catalytic autoantibodies against myelin basic protein (MBP) isolated from serum of autistic children impair in vitro models of synaptic plasticity in rat hippocampus, 2015.

진행한 장-뇌 축 상관성 연구가 많은 시사점을 제공한다[48]. 이 연구에 의하면 장내 미생물의 세균 불균형이 알츠하이머병, 파킨슨병, 자폐증 및 다발성경화증과 같은 자가면역질환을 포함한 중추신경계질환에 실질적인 영향을 미치는 것으로 나타났다. 장-뇌 축으로 알려진 양방향 통신 경로를 통해 장내 미생물은 중추신경계와 통신한다. 장내 마이크로바이옴에 장애가 발생하면 사이토카인 및 기타 면역 세포가 분비되어 BBB 및 위장 투과성에 영향을 미치고, 단쇄지방산과 신경염증을 유발하는 다양한 대사산물이 중추신경계 손상을 유발한다. 그 결과 자가면역반응이 진행되며 탈수초화가 진행되어 비가역적인 인지장애가 완성되는 것이다. 결국 ASD 2차 퇴행을 만들어내는 장내세균의 불균형이 점차 진행되어 뇌 신경망에 투과성이 증가하게 되면, 다양한 염증성 물질이 자가면역반응을 일으키며 탈수초화를 진행시키는 3차 퇴행이 완성되는 것이다.

이제 지적장애로의 3차 퇴행 과정을 간단히 요약해보자. 장내세균 감염으로 인한 2차 퇴행은 자가면역반응으로 이어지면서 3차 퇴행을 유발한다. 이 과정은 지적장애로 유도되는데 조직학적인 손상의 성격은 두 가지 패턴이다. 시냅스 성장의 중지와 더불어 이미 새롭게 형성되는 뇌조직의 수초 손상이다. 이 과정은 거의 회복이 안 되는 듯 보이며 비가역적인 손상이다. 후에 집중적으로 이야기하겠지만, 자폐 치료법도 중요하지만 가장 시급한 것은 3차 퇴행을 방지하는 것이다. 즉 장내세균 불균형의 심화를 차단하는 것만 꾸준히 유지해도 자폐스펙트럼장애는 언제든지 정상범주로 회복이 가능한 가역적인 신경 손상으로 방어할 수 있다. 이에 관해서는 치료 프로토콜에서 상세히 이야기하도록 하겠다.

---

**48)** *The importance of gut-brain axis and use of probiotics as a treatment strategy for multiple sclerosis*, 2023.

# 비가역적인 신경 손상으로 인한 뇌전증 발생

자폐스펙트럼장애에서 진행되는 3차 퇴행 즉 비가역적인 퇴행 현상의 마지막은 뇌전증 발생이다. 일반인에 비하여 ASD에서 뇌전증 발생률은 월등하게 높다. ASD가 있는 어린이의 최대 60%에서 비정상적인 뇌파 소견이 보고되었으며, 일부에서는 이러한 현상이 ASD 표현형 중 하나가 될 수 있다고 생각한다. [49] 60%는 경련이 없이 뇌파 이상만 존재하는 ASD를 포함하는 수치이다. 즉 경련이 존재하든 아니든 ASD 아동의 절반가량에서 뇌전증 양상의 뇌파 이상이 발견된다는 것이다.

뇌파검사상의 특수성을 생각하면 이는 훨씬 심각한 수치이다. 뇌파 검사는 비침습적인 검사법으로 전극을 두피에 부착하여 포착되는 전기적 이상 방전을 측정하는 검사법이다. 그러므로 피질 겉 부위에 해당하는 이상파만을 포착할 뿐이며, 심부뇌조직의 이상 뇌파는 측정할 수 없다. 앞서 살펴본 대로 자폐 발생의 근원 부위는 뇌간조직이라는 점을 감안한다면, 뇌간부에 이상 뇌파가 존재하는 무증상 뇌전증의 경우는 통계상 정상 뇌파로 분류될 것이다. 실제로 임상에서 관찰해보면 영아기 ASD의 경우 뇌전증이 발생해도 뇌파검사상 이상이 발견되지 않는 경우가 대부분이다. 즉 ASD 발생 부위인 뇌간에서 퇴행적 손상이 발생하며 뇌전증이 생겨도 뇌파로 확인이 안 되는 것이다. 결국 무증상 뇌파 이상은 물론이고 뇌파 이상이 발견되지 않는 무증상까지 망라한다면 ASD 아동 중 반수를 넘는 상당수가 뇌전증을 동반하고 있음이 명확하다.

ASD에서 뇌전증이 많이 나타나는 것은 선천적인 뇌 손상의 결과가

---

49) *Medical treatment of autism spectrum disorders*, 2010.

아니라 성장 과정을 통하여 심화되는 퇴행의 결과임이 명확하다. 자폐증에서 뇌전증의 위험은 증가하지만, 통계는 매우 가변적이다. 가장 중요한 3가지 요인으로 꼽히는 것은 나이, 인지 수준, 언어장애 유형에 유병률이 연관되어 있다고 한다. 즉 유병률은 청소년과 젊은 성인에서 높게 나타나고, 중등도에서 중증의 정신지체 및 운동장애가 있는 경우 심하게 나타나며, 심각한 수용언어 결함이 있는 경우 가장 높게 나타난다.[50] 특히 1979년 데이킨(E. Y. Deykin)과 맥마흔(B. MacMahon)은 ASD에서 뇌전증 발생의 위험이 사춘기에 증가한다고 지적했다.

자폐증의 퇴행과 뇌전증의 상관성을 연구한 보고에 따르면 자폐증 퇴행은 뇌전증이 없는 환자보다 뇌전증 환자에게 유의하게 더 빈번했다고 한다. 특히 생후 1년 동안의 비정상적인 발달은 뇌전증형 EEG(뇌파검사) 이상과 유의하게 관련이 있는 것으로 나타난다고 한다.[51]

이렇게 어릴 때보다 사춘기를 경과하면서 뇌전증이 증가하며 지적장애를 동반한 경우나 퇴행성 자폐에서 뇌전증의 증가가 확인되는 것을 보면 뇌전증 발생은 지적장애나 학습장애로의 퇴행에 멈추지 않고 경련 발생이라는 최악의 경우로 진행되는 것으로 보인다. 지적장애와 뇌전증이 결합된 청소년기나 성인기 자폐스펙트럼장애의 경우는 다양한 치료법을 동원해도 현격한 증세 호전을 기대하기는 어려운 경우가 많았다. 치료를 통하여 감각장애가 개선되어 눈맞춤이 만들어지고 지시수행이 개선되는 등 미약한 수준의 인지 개선이 이루어지는 수준에만 머무는 경우가 대부분이었다. 이는 이미 자폐적인 패턴의 고착화가 이루어져 치료에 유효반

---

**50)** *Epilepsy in autism*, 2002.

**51)** *Not EEG abnormalities but epilepsy is associated with autistic regression and mental functioning in childhood autism*, 2004.

응이 나타나지 않는 경우일 것이다. 다만 롤란딕 뇌전증이나 후두부 부분 간질양 뇌전증같이 양성소아뇌전증이 동반되는 경우의 뇌파 이상은 자폐 퇴행과는 무관한 메커니즘으로 발생하는 뇌전증이기에 전혀 별개의 증세로 다루어야 할 것이다.

자폐스펙트럼장애에서 뇌전증을 발생시키는 퇴행의 원인에 관한 연구는 전무한 상태이다. 그러나 뇌전증 발생비율이 증가하는 원인으로 지적된 지적장애 및 언어능력의 저하는 앞서 살펴본 대로 장-뇌 축 반응체계에 의하여 발생하는 것이 명확하다. 그러므로 장내세균 불균형의 증가는 2차 퇴행에 머물지 않고 신경학적인 손상을 가속화시키며, 지적장애와 뇌전증이라는 비가역적인 손상으로 3차 퇴행을 완성하는 것으로 보인다.

# 뇌조직의
# 손상 부위 및 손상 양상에 따른
# 자폐증상의 차이

2013년 미국정신의학협회(America Psychiatric Association)의 개정된 진단 매뉴얼 DSM-5에서는 자폐스펙트럼장애를 새로운 진단명으로 발표하였다. 과거에는 언어능력이 떨어지는 중증 자폐를 자폐증이라 하고, 경증으로 언어능력을 유지하는 경우 아스퍼거증후군으로 분류하였는데 이를 통합하여 한 가지 범주의 장애로 본 것이다. DSM-5에 나와 있는 자폐스펙트럼장애의 진단기준은 대략 아래의 두 가지 특징으로 규정된다.

1. 사회적 의사소통과 상호교류에 있어서 아래의 증상이 지속해서 나타난다.
2. 제한적이고 반복적이며 상동증적인 행동이나 관심, 활동이 다음 항목들 가운데 적어도 2개 항목으로 표현된다.

사회적 교류능력의 장애 및 반복적인 상동행동의 존재로 ASD를 규정하는 진단법은 여러 가지 문제점을 동반하고 있다. 가장 첫 번째 문제는 ASD를 규정하는 진단 근거로 특이적 행동방식의 표출을 기준으로 한 증후학적 진단기준을 제시한 것이다. 그러나 이는 ASD를 나타내는 전형적인 사회적 행동방식에 대한 정의일뿐 ASD를 유발하는 신경학적인 이상 즉 병리학적인 원인에 기초한 분류법은 아니다. 이는 임상 증상에 미약한 비전형적인 ASD를 진단하는 데 필연적으로 오류를 노출한다. 뒤에 말하게 될 신경학적인 이상을 진단기준으로 삼으면 훨씬 더 많은 아동이 ASD 진단 범주 안에 들어가게 된다.

두 번째로 문제가 되는 것은 예후 차이를 무시한 채 ASD라는 병명으로 포괄적인 진단체계로 분류했다는 것이다. 질병명을 진단한다는 것은 예후상의 유사성을 공유한다. 그러나 ASD는 증세에서 스펙트럼적으로 다양한 양상을 보일 뿐 아니라 예후에서도 그야말로 다양한 결과 차이가 만들어지는 스펙트럼 양상을 보인다. 긍정적인 예후와 파멸적인 예후의 차이를 보이는 증세를 하나의 병명으로 묶어 단일하게 분류하는 것은 의미가 없다. 예후의 차이가 있음을 진단기준에 포함해야 한다. 그래야만 진단체계가 곧 치료 및 예후의 차이로 이어지는 합리적인 의료체계의 구축으로 이어진다. 그러나 DSM-5에 기초한 ASD 진단체계는 예후가 양호한 아스퍼거증후군조차 절망적인 질병으로 단일하게 진단하여 혼란을 부채질하고 있다. 아스퍼거증후군이라는 진단명의 소실이 가지는 문제는 한 단면일 뿐이다. 너무도 다양한 신경학적인 이상증세를 포괄하는 ASD라면 다양한 임상예후 예측이 가능하도록 신경학적인 병리이론이 반영된 질병분류가 이루어져야 할 것이다.

나는 앞서 자폐스펙트럼장애가 퇴행성질환임을 명백히 밝혔다. 그러므로 퇴행의 속도, 퇴행의 양상, 퇴행이 이루어지는 신경조직의 특성에 기초하여 ASD를 질병분류 하는 것이 합리적이라고 생각한다. 이렇게 퇴행 양상에 따른 신경학적 이상을 기준으로 분류한다면 질환별 예후 판정도 상당히 정확하게 이루어질 수 있을 것이다. 여기서 제안하는 ASD 분류법은 내가 임상에서 이미 사용하는 분류법인데 여러 가지 한계에도 불구하고 환자들의 실질 상태를 객관적으로 이해하고 치료 예후를 예측하는 데 합리적인 결론을 도출할 수 있을 것이다.

ASD 질병 체계를 분류하기 위해서 가장 먼저 논의되어야 하는 것은 ASD에 대한 뇌신경학적인 정의이다. 앞서 반복적으로 강조했는데 ASD의 본질은 감각처리장애 및 자율신경장애(감정조절장애 포함)로 인한 사회적 교류능력의 손상이다. 상동행동의 존재는 매우 부차적인 것일 뿐이다. ASD를 진단하는 필수 조건으로 여겨져서는 안 된다. 인지능력이 좋으면서 사회규범에 순응적인 경증의 여성 ASD의 경우는 스스로 상동행동을 교정하는 경우도 많다. DSM-5에서 규정한 상동행동이 동반되지 않을 때 임상경험이 부족한 의사는 ASD 진단을 기피하고 소아우울증이나 모아 애착형성 실패로 오진하는 경우도 많다. 또한 감각처리장애에서는 호모사피엔스라는 종특이적인 시선처리 방식과 청각처리 방식을 유지하지 못함을 진단기준으로 삼아야 한다. 흔히 ABA 테라피를 받은 아이들이 훈련된 눈맞춤을 하는데 ABA가 아니라도 가정 내에서 부모가 눈맞춤을 훈련시키며 눈맞춤이 향상되는 사례가 많다. 이런 경우도 눈맞춤이 호전되었다면서 ASD 진단이 꺼리는 경우가 많다. 이는 매우 미숙한 진단방식일 뿐이다. 훈련된 눈맞춤이나 훈련된 호명반응과 뚜렷하게 구별되는, 인간이라는 종특이적 시선처리능력을 유지하고 있어야만 한다. 그것이 신경학적인 이상을 판별하는 진단방식이 될 것이다. 인간이라는 종특이적 시각, 청각처리 방식이 무엇인지에 관해서는 뒤에서 상세히 이야기할 것이다.

두 번째로 중요한 것은 예후 차이에 따른 ASD 분류이다. 이는 앞서 논의한 대로 퇴행의 수준에 따라 분류하는 것이 타당할 것이다. 1차 퇴행에만 머무는 ASD는 매우 경증 양상을 보인다. 2차 퇴행까지 진행된 경우는 중증 ASD 양상을 보이지만, 가역적인 손상으로 정상범주로의 회복 가능성을 가지고 있다. 3차 퇴행까지 진행된 경우 비가역적 손상까지 진행되어 최고 중증 ASD 치료에 대한 유효반응이 매우 떨어진다. 문제는 퇴행 수준이 어느 정도까지 진행되었는지를 판단하는 방법인데, 아동의 발달과정 히스토리와 현재 발달상의 문제점을 종합하여 판단할 수 있다. 즉 발달과정의 히스토리를 추적하는 종적 관찰에 기반하여 진단 및 분류를 해야 한다. 판단에 단초를 제공하는 핵심 정보들은 뒤에 이야기하도록 하겠다.

이 자리에서 내가 강조하고 싶은 것은 DSM-5에서 제공되는 진단법은 횡적 진단법으로 심각한 한계를 지니고 있다는 점이다. 즉 현재 시점에 보이는 아동의 증세에만 초점을 맞추게 된다. 이는 단기간 단순 관찰에 기초하기에 필연적으로 오류를 동반할 가능성이 크다. 같은 아이를 놓고 유명한 대학병원의 의료진들이 누구는 ASD라고 진단하고 누구는 정상 범주라고 진단하는 일이 많은 것도 바로 이런 한계 때문이다. 정확한 신경학적인 진단을 하고자 한다면 발달과정의 특이성을 추적하는 종적 관찰이 기반이 되고, 현재 상태를 관찰하는 횡적 관찰이 동반되어야 한다. 그리고 종적 관찰에서 발달상에 이상 현상이 있었던 아동이라면 신경학적인 취약성을 반영하여 횡적 관찰이 강화되어야 한다. 그래야만 진단에서 오류를 제거할 수 있을 것이다.

출생 후 퇴행에 의한 신경학적 이상이 있는 아동들을 관찰해보면 ASD 범주로는 다룰 수 없으나 미약한 사회성장애를 동반하는 경우가 적지 않다. 심리학적으로 트라우마가 존재하지 않는 상태에서 유발요인이 없이 발생하는 다양한 소아우울증, 소아불안장애가 이런 범주에 속한다. 또한 ASD만큼이나 현대사회에서 큰 문제로 부각되고 있는 ADHD 질환의 경우 ASD와 상당한 공통점이 있다. 영아기 퇴행이 있었던 경증 아동 중에 ADHD로 오인되는 경우가 많은데 이는 현대의학에서 빈번하게 벌어지는 오진이다. 이런 경우는 ADHD 경향이 있다고 해도 ASD의 범주에서 다루어지는 게 합리적이라고 생각한다. 그러나 영아기 퇴행이 없이 발생하는 순수한 ADHD 증세가 있는데 이 역시 독특한 퇴행 양상으로 발생하는 질환이기에 여기서 다룰 것이다. 이런 원칙에 따라서 ASD를 분류한다면 다음과 같은 분류할 수 있다.

**자폐스펙트럼장애 및 사회성장애의 신경학적 손상에 따른 분류**

| | |
|---|---|
| 1차 퇴행(영아기 퇴행)성 자폐 | 감각장애 우세형(영아기 초기 퇴행 및 중기퇴행) |
| | 자율신경장애 우세형(영아기 후기 퇴행 유형) |
| 1, 2차(영·유아기 퇴행) 연속형 퇴행성 자폐 | – 언어 퇴행 유형 |
| | – 인지 퇴행 유형 |
| | – 언어 및 인지 동시 퇴행 유형: 종합퇴행 |
| 1, 2, 3차(비가역적 퇴행) 연속형 퇴행성 자폐 | – 인지 학습능력 저하 유형 |
| | – 인지저하 및 뇌전증 동반 유형 |
| ASD 범주 외에 사회성장애를 동반하는 신경학적 퇴행 양상 | – 1차 퇴행 중 자율신경장애 단일한 퇴행 (트라우마 없는 소아 불안장애·우울장애) |
| | – 1차 퇴행 없이 2차 퇴행만 존재(순수한 ADHD) |

# 1차 퇴행(영아기 퇴행)성 자폐

1차 퇴행성 자폐는 영아기 퇴행성 자폐라고 정의할 수 있다. 즉 영아기에 바이러스 감염에 의한 뇌간부의 신경 손상 때문에 발생하는 ASD이다. 영아기 퇴행성 자폐는 감각장애 우세형과 자율신경장애 우세형으로 하위유형을 분류할 수 있다. 1차 퇴행성 자폐로 분류하는 것은 2차 퇴행이 없거나 아주 미약한 2차 퇴행만 있는 경우다. 그러므로 2차 퇴행 시 나타나는 증세인 반응성 저하(몰입장애) 및 언어장애 또는 언어소실 현상이 없다. 언어발달상에 단순 언어 지연 현상을 보이지만, 늦게라도 꾸준히 언어발달을 이루게 된다. 몰입장애도 거의 미약하여 사람들이 주는 외부 자극에 반응성이 조금 떨어지는 경우라도 강도 있게 자극을 주면 충분히 반응한다. 반응성장애(몰입장애)가 미약하다는 것은 외부 세계에서 주어지는 자극을 인지 학습할 수 있는 능력이 유지되기에 느려도 꾸준하게 지시수행의 증가나 자조 능력의 개선이 관찰된다.

1차 퇴행성 자폐는 감각장애 우세형과 자율신경장애 우세형으로 나누어지는데 양쪽 모두 경중의 차이만 있을 뿐 감각장애와 자율신경장애(감정조절능력 포함)를 공통 증세로 가지고 있다. 이때 진단에 결정적인 판단 기준은 감각장애 증세를 확인하는 것이다. 여러 감각장애 중에서도 가장 결정적인 진단가치를 지니는 것은 시선처리능력(눈맞춤)이고, 발성능력과 청각처리능력은 보조적인 평가도구로서 가치를 지닌다. 자율신경장애 중 가장 공통으로 관찰되는 것은 수면의 불안정과 소화기장애인데, 이는 퇴행이 진행되며 증세가 완화되어 잠복된 증세가 되는 경우가 많아 항상 존재하지는 않는다. 그러므로 자율신경장애의 이상증세는 성장 과정을 추적하여 명확히 확인해야 한다. 또한 감각처리장애 중에서도 촉각장애나 후각, 미각 및 고유수용성감각의 조절장애는 개인 편차가 많이 나타나기에 참고할 수는 있지만, 진단의 명확한 기준으로 삼기에는 부족하다. 결국 변동성 많은 여러 증세를 제외하고 나면, 영아기 퇴행을 평가하는 가장 결정적인 진단 근거는 시선처리의 불안정이 될 것이다.

　문제는 시선처리 방식을 평가하는 데 주관적인 평가가 개입되어 오진이 많다는 것이다. 속칭 '눈맞춤을 할 수 있나 없나'라는 기계적인 동작을 가지고 시선처리 방식의 정상과 비정상을 평가하는 데서 문제가 발생한다. 사람을 대할 때 눈맞춤을 하는 행동방식은 훈련을 통하여 충분히 유도할 수 있다. 그러므로 학습능력이 있고 지시수행에 수용성이 높은 아동은 생물학적인 시선처리능력이 손상되었어도 후천적인 훈련과 학습으로 기계적인 눈맞춤을 재현할 수 있다. 내가 진단의 기준으로 제시하는 시선처리능력의 기준은 기계적인 눈맞춤의 유무가 아니라 인간이라는 생물학적 종특이성을 반영한 본능적인 시선처리능력이다.

　인간은 집단생활을 하는 포유동물의 시선처리 방식을 공유한다. 시각 활동을 주요 감각 활동으로 하는 동물은 무생물체보다는 생물체를 우선하여 시선을 두고 관찰한다. 특히 인간을 비롯한 집단생활을 하는 포유동물은 같은 생물체 중에서도 동일한 종을 우선하여 시각정보를 처리한다. 그래야 집단적인 사회활동이 가능하기에 인간은 끝없이 인간을 관찰하는 시선처리를 우선하고 후에 사물이나 환경에 대한 정보처리를 한다. 그래서 우리는 새로운 환경을 처음 접할 때 사물과 인간이 공존하는 조건이라면 본능적으로 사람을 먼저 관찰하고 후에 주변을 살피는 것이다. 그러나 ASD 아동들은 이러한 본능적인 시선처리 능력이 손상되어 있다. 중증의 ASD 아동들은 사람들에게 시선처리를 하는 것은 고사하고 동물에 대한 관심도 보이지 못하는 경우가 많다. 동물에 관심을 보일 수 있는 ASD는 상대적으로 경증인데, 이들도 사물과 사람이 혼재된 새로운 환경에서는 첫 대면부터 상대방과 눈맞춤을 하지 못한다. 그래서 능숙한 임상가라면 처음 대한 아동이 시선처리 하는 것만 보아도 ASD 유무를 판단할 수 있다.

집단생활을 하는 포유동물과 구별되는 인간만의 종특이적인 시선처리 방식도 존재한다. 인간만이 가지는 시선처리 방식의 고유한 특징은 의사소통 방식으로 시선처리를 한다는 것이다. 인간과 인간 사이의 상호작용 중에는 빈번히 의사소통을 위한 눈맞춤이 이루어진다. 이때 눈맞춤은 대체로 두 가지 기능을 수행한다. 첫 번째로는 상대방의 의도를 관찰하는 목적이다. 눈맞춤을 통하여 우리는 상대방의 감정 상태를 이해할 수 있으며, 언어나 몸짓을 이용한 의사소통보다 더 빠르고 직관적으로 상대방의 의도를 이해할 수 있다. 둘째로는 눈빛의 변화를 통하여 자신의 감정 상태를 상대방에게 전달한다. 즉 인간은 별다른 노력 없이도 자신의 감정변화를 눈빛에 담아내어 풍부한 의사소통의 도구로 삼는 것이다.

ASD를 의사소통장애로 정의할 때 언어를 이용한 의사소통을 주로 평가하는데 그보다 더 중요한 것은 비언어적 의사소통이다. ASD 아동은 비언어적 의사소통에서 어려움을 겪으며, 상대방의 표정이나 몸짓이 지니는 의미를 이해하는 능력이 현격히 떨어진다. 또한 스스로 적절하게 안면 근육을 움직여 자신의 감정을 전달하는 능력이 떨어져서 무표정한 경우가 많다. ASD의 비언어적 의사소통능력에서 가장 결정적인 것은 눈빛의 변화를 통한 감정교환과 감정공유능력의 결여이다. 이는 인간이라는 종 특이적 시선처리능력이 손상되어 나타나는 현상이다.

아예 눈맞춤이 없는 중증 ASD는 오진이 없지만, 언어표현이 가능하며 부모와 눈맞춤도 하는 경증의 ASD의 경우는 눈맞춤을 통한 감정교류와 상대방의 의도관찰 능력을 유지하지 못한다. 그래서 대화 중에 음성 정보만으로 대답하기에 기계적인 답변이 이어지고, 복잡한 대화가 이어지면 맥락을 벗어난 이야기로 대화를 단절시킨다. 또한 대화 중 이들을 살펴보면 이야기는 하지만 자신의 감정을 눈빛으로 표현하는 데 미숙하며 상대방의 눈빛을 관찰하고 이해하는 데도 미숙함을 보인다. 이는 인간이라는 종특이적 시선처리능력의 손상에서 유발되는 것이다. ASD에 나타나는 시선처리 방식의 문제점을 다시 한번 요약해보자. 첫째는 새로운 환경과 조건에서 인간에 대한 시선처리를 우선시하지 못한다. 둘째로는 감정교환과 상대방의 의도관찰이 가능한 수준의 눈맞춤 능력을 유지하지 못한다.

ASD 아동에 대한 임상경험이 풍부한 사람이 아니라면 시선처리 방식만으로 ASD 아동을 경중까지 모두 판별해내는 것은 불가능하다. 그런 경우 영아기 퇴행성 자폐를 판별하는 데 명확한 근거를 제공하는 것은 아동의 사회성 발달에 관한 성장기록 조사이다. 부모들과의 인터뷰를 통하여 성장 과정의 특이성을 청취·기록하는 방식을 통해서 가능하다. 부모들의 기억에 의존한다는 측면에서 주관성 개입의 여지가 있지만, 부모들은 아동의 발달상 이상을 명확히 느끼기에 대체로 정확한 정보를 제공받을 수 있다.

사회성 발달 성장기록 중 영아기 시선처리 방식을 평가할 수 있는 항목은 3가지 정도이다. 첫 번째는 엄마와의 사회적 미소가 있었는지 여부다. 사회적 미소는 대체로 생후 3개월 전후로 명확히 나타나며, 이로써 부모와의 감정적인 교감을 이룰 수 있다. 그러나 초기 영아기 퇴행 유형의 아동은 이 시기에 사회적 미소 형성에 실패한다. 부모와 눈맞춤을 유지하지 못하는 상태이기 때문이다.

둘째로는 낯가림의 형성 여부이다. 정상적인 아동은 생후 6개월 전후로 타인을 경계하고 꺼리며 우는 거부반응인 낯가림을 형성한다. 낯가림이란 이미 부모와 가족에 대한 시선처리와 교감능력을 획득한 이후 가족 외 타인에 대하여 시선처리와 관찰을 할 때 나타나는 불안과 공포의 반응이다. 그러나 영아기 퇴행 경과를 보인 아동은 생후 6개월 전후로 낯가림을 보이질 않고 발달한 아이들이 많다. 그리고 일부 아동은 뒤늦게 생후 2~3년이 되어 낯가림을 보이는 비정상적인 양상을 보이기도 한다. 결국 낯가림의 실패란 이미 형성된 가족에 대한 시선처리능력은 유지하지만, 타인에 대한 시선처리능력은 손상되었음을 의미한다. 이미 생후 3개월경 사회적 미소 형성에 실패한 영아기 초기 퇴행 유형의 아동은 6개월경 낯가림 형성에도 실패한다. 생후 6개월을 전후하여 급격한 퇴행을 보이는 중기 영아기 퇴행 아동은 생후 3개월경 부모와 사회적 미소를 교환하지만, 낯가림에는 실패하는 경우가 대부분이다.

세 번째는 생후 12개월을 경과하면서 관찰할 수 있는데, 퇴근한 부모(아빠)에 대한 반응이다. 전형적인 신경발달 경과를 보이는 아동은 부모가 퇴근하면 반가워하는 반응을 보인다. 그러나 ASD로 퇴행이 진행된 아동은 자신의 공간에서 자신만의 놀이에 몰입하여 부모의 등장에 능동적인 시선처리를 하지 못한다. 그러므로 퇴근한 아빠를 보고도 무관심한 반응을 보이는 경우가 많다. 당연하게도 영아기 초기·중기 퇴행 아동은 12개월 전후로 퇴행이 고착화 경향을 보이기 때문에 퇴근한 부모에 대한 반응이 매우 떨어진다. 후기 영아기 퇴행 아동은 사회적 미소도 안정되고 낯가림도 정상적인 경과를 보였다가, 12개월을 전후로 점차 사람에 대한 시선처리가 둔화되며 사람에 대한 반응 자체가 줄어든다. 이렇게 아동의 사회성 발달과정에서 나타나는 특이 시점을 평가해보면 영아기 퇴행이 있었는지 확인할 수 있으며, 퇴행 유형이 초기, 중기, 후기 중 언제인지도 판명할 수 있다. 그러므로 나는 진료과정에서 아동을 관찰하기 전에 사회성 발달과정에 대한 인터뷰를 세세하게 진행하고 있다.

## 영아기 퇴행: 감각처리장애 우세형

퇴행 초기에는 감각처리장애와 자율신경장애가 동시에 관찰된다. 시선처리 퇴행으로 대표되는 다양한 감각장애가 나타나면 수면 불안정 및 소화기장애로 대표되는 자율신경장애가 동시에 관찰된다. 그러나 자율신경장애 현상은 점차 소실 또는 완화되고, 감각처리장애 위주의 증세를 보이면서 사회성 발달지연이 나타난다. 이 경우는 감정조절능력에도 별문제가 없는 경우가 많아서 ASD에서 많이 관찰되는 과다한 불안, 공포반응이 관찰되지 않는 경우가 많다.

감각처리장애 우세형은 주로 영아기 퇴행 초기 유형과 중기 퇴행 유형에서 관찰되는데 대부분은 빠르게 2차 퇴행으로 진행되지만, 일부는 2차 퇴행이 미약한 상태에서 1차 퇴행에만 머무른다. 이들이 1차 퇴행에만 머무는 이유는 아마도 소화능력의 이상이 회복되기에 장내세균의 이상증식을 예방할 수 있기 때문이라 생각된다. 2차 퇴행이 없다는 것은 감각장애가 있는 상태지만 인지학습능력을 유지하고 있기에 느리지만 지속적인 사회성 학습이 이루어진다는 뜻이다. 훈련된 눈맞춤을 갖추기도 하고 지시수행능력도 점차로 향상된다. 그리고 12개월 이전에는 언어출현이 없지만 서서히 언어 습득도 이루어지며 전반적으로 느린 발달을 이룬다.

그러나 감각장애로 인하여 상호작용에서 집중력과 정보처리속도의 저하로 인한 학습능력 저하 그리고 사회성장애가 동반되며 정상발달과 격차가 커진다. 언어가 가능하다는 측면에서 과거 기준으로는 아스퍼거 증후군으로 분류되기도 하였지만, 학습능력이 떨어지는 경향을 보인다. DSM-5 기준으로는 경계성 ASD로 분류되기도 하며, 사회적 의사소통장애로 분류되기도 한다. 그리고 학습장애 때문에 경계성 지적장애로 오진되는 경우가 많고, 집중력을 유지하지 못한다는 특징 때문에 ADHD로 오진되는 경우도 많다. 그러나 이들은 감각장애가 해결되면 지능도 빠르게 정상수준으로 회복되며 ADHD 증세도 소실된다.

2차 퇴행이 없는 영아기 퇴행 상태이므로 신경학적인 손상은 뇌간부의 가역적인 손상이다. 그러므로 후기 아동기나 청소년기에 치료를 시작해도 신경학적인 이상 상태는 매우 빠르게 호전된다. 다만 신경학적인 회복이 이루어져도 발달지연에서 초래된 낮은 수준의 정신연령이 회복되는 것은 아니다. 이는 사회적인 교육과 경험을 통한 회복 과정을 거쳐야 하므로 생물학적인 연령과 정신연령의 괴리가 너무 크면 치료 후에도 사회적응에 심한 어려움을 겪게 된다. 그러므로 경증이라도 조기치료를 진행하는 것이 중요하다.

## 영아기 퇴행: 자율신경장애(감정조절장애) 우세형

자율신경장애 우세형은 영아기 퇴행 유형 중 후기 퇴행에 속한다. 이들의 퇴행은 매우 느리게 이루어지기 때문에 거의 알아채기 힘들다. 보통의 퇴행성 자폐로 분류되는 경우 18개월을 경과하며 점차 눈맞춤이 소실되고 언어가 퇴행하는 2차 퇴행 시기에야 부모들은 아동의 문제점을 알아채게 된다. 그러나 2차 퇴행이 없는 영아기 후기 퇴행 유형은 성장 과정에서 부모들이 문제점을 알아채기 극히 어렵다. 이들 역시 감각장애와 자율신경장애가 진행되지만 매우 천천히 진행되기 때문에 12개월 전에는 거의 완전하게 정상발달 결과를 보이며 오히려 발달이 빠른 경우도 많아 이상발견이 거의 불가능하다.

그러나 점차로 시선처리능력이 변질되며, 사람에 대한 관찰 능력이 약화되고, 사물이나 문자에 대한 관심이 증가한다. 보통의 경우 3개월경 관찰되는 부모와의 사회적 미소 교환과 6개월경 출현하는 낯가림도 나타나는데, 12개월경을 경과하며 퇴근하고 귀가하는 부모에 대한 애정 반응이 미약하며 무관심한 경향을 보인다. 이 시기쯤 사람들과의 놀이에 집중하기보다는 혼자 하는 놀이에 집중하는 경향을 보이는데, 시각적인 정보처리능력이 매우 우수하여 글자와 숫자를 혼자 깨치기도 하는 등 인지학습능력에서 우수한 영재성을 보이는 경우가 많다.

언어도 12개월경까지는 정상발달을 보이며 간단한 단어 사용이 이루어지지만 이후 사람과의 교류에 관심이 떨어지다 보니 언어사용에 대한 관심과 욕구도 떨어져 표현언어 발달에 지연이 나타나기 시작한다. 그러나 언어 학습능력은 매우 좋아 수용언어상에는 전혀 문제가 발생하지 않기에 단순한 언어발달지연으로 분류되는 오진을 받기도 한다. 이 범주에 속한 아동은 일정 기간 표현언어상에 지연이 발생하다가 갑자기 문장으로 언어를 사용하기 시작하며 언어발달이 빠르게 정상범주로 회복한다.

이 범주의 아동들은 감각처리장애가 매우 느리고 미약하게 진행되는데 자율신경장애도 심각한 퇴행이 잘 관찰되지 않는다. 수면도 무난하며 소화기능도 무난한 경우가 많다. 다만 이들에게서는 감정조절능력의 불안정이 매우 특징적으로 관찰된다. 정상범주에 비하여 두려움과 불안, 공포반응이 심하게 나타나며 감정적으로 상심과 좌절도 매우 쉽게 발생하기에 낯선 곳에서 새로운 놀이나 행동을 시도하는 것을 매우 기피한다. 또한 불안, 공포반응이 발생한 이후에도 감정적인 회복을 이루는 탄력성이 매우 떨어져 심리적 불안정을 보여 사회활동에 제약이 되기도 한다.

이 범주에 속하는 ASD 아동은 지능이 매우 높은 경향이 있어 과거 기준으로는 고기능 아스퍼거증후군에 속한다. 사회적인 관심도가 매우 떨어지지만, 높은 인지학습능력으로 사회적인 행동을 모방하기에 아동기에는 사회활동에 큰 문제가 생기지 않는다. 유치원에서도 정해진 규칙을 잘 준수하며 참여도 무난하게 이루어지는데 다만 혼자 노는 것을 즐기는 경향이 뚜렷하다. 사회적인 소통능력이 떨어지는 것이 문제가 되기 시작하는 시점은 학령기에 들어서 학년이 높아지면서부터다. 이 아이들은 높은 인지능력으로 사회적 모방을 발전시키기는 하지만, 사람들의 의도관찰이나 감정교류능력이 취약하여 화용적인 사회성을 발달시키지 못한다. 학령기에 들어서 고학년이 되면 놀이가 집단적으로 이루어지기 시작하고, 매우 복잡한 상징체계를 이용하는 화용적 언어와 놀이가 진행된다. 그러나 이 아이들은 놀이와 대화의 의도를 파악하지 못하니 점차 고립되기 시작하며 사회적인 좌절을 경험한다. 학교에서 공부는 잘하지만 친구들과 어울리지 못하는 애들이 대부분 이 범주에 속한다. 흔히들 자신이 과거에 왕따였으며 학교생활에 어려움을 경험했었다고 밝히는 사회적 명사[52]들 역시 이 범주에 속할 것이다.

이 범주의 ASD 역시 신경학적인 손상의 정도는 매우 미약한 가역적

---

[52] 테슬라의 일론 머스크나 페이스북의 저커버그는 자신들이 사회성 발달에서 어려움을 겪었던 사람이라고 밝힌 바가 있다.

인 손상이기에 치료에 대한 반응은 매우 양호하다. 청소년기뿐 아니라 성인기에 치료해도 치료반응은 매우 빠른 호전경과를 보인다. 또한 호전 후에도 매우 높은 인지능력으로 인하여 뒤떨어진 사회적인 화용성 능력도 쉽게 회복한다. 그러나 오히려 완고하게 호전을 방해하는 것은 감정조절 능력의 손상에서 유발되는 불안장애나 우울장애 등의 사회공포증이다. 그러나 이 역시 가역적인 손상으로 올바른 치료가 지속되면 충분한 안정 회복이 가능하다.

## 1, 2차(영·유아기 퇴행) 연속형 퇴행성 자폐

바이러스 감염에 의한 1차 퇴행에 이어 장내세균의 과증식과 불안정으로 인한 2차 퇴행이 연속적으로 이루어진다. 2차 퇴행의 핵심 증세는 앞서 살펴본 대로 반응성 저하와 언어 퇴행이다. 몰입장애가 심해지면서 외부 반응성 저하가 만들어지는데 이는 인지저하 현상을 만든다. 그리고 종합적인 발화능력의 저하가 만들어지는데 완전 무발화 상태로 지속되는 경우부터 이미 존재하던 언어의 소실 및 언어발달 정체 현상이 나타난다. 영아기 퇴행 중 초기 퇴행 유형 및 중기 퇴행 유형의 상당수가 무발화 자폐가 되는 것은 1, 2차 연속적인 퇴행에서 유래되는 것이다. 후기 영아기 퇴행의 경우 18개월 후 급격한 퇴행이 관찰되는데 이것이 언어발달저하와 인지발달저하가 진행되는 2차 퇴행 과정인 것이다.

언어 퇴행과 인지 퇴행이 동시에 진행되는 경우가 대부분이지만, 일부에서는 따로 분리된 형태로 퇴행이 진행되는 경우도 관찰된다. 언어 퇴행만 이루어지고 인지 퇴행은 존재하지 않는 경우가 상당수 있다. 무발화 상태에서 10대가 되어 컴퓨터 워드프로세서를 통하여 필담이 가능해지며 우수한 인지능력을 보여준 칼리의 일화는 이를 증명하는 사례이다. 10년 넘은 무발화 자폐 상태에서 말을 시작하면서 천재성을 보이는 많은 자폐 아동이 이에 속하는 사례이다. 이들 대부분은 영아기 퇴행 유형 중 후기 퇴행에 속한다. 성장 과정을 관찰해보면 언어 퇴행으로 인해 말을 못 하지만 지시수행의 습득이 원활하며 수용언어 수준에서 지속적인 발달 양상을 보인다. 2차 퇴행 역시 가역적인 손상이기에 제대로만 치료가 된다면 언어능력을 회복하면서 높은 지능으로 빠른 사회화 과정을 겪으며 정상 생활로 진입할 수 있다.

반면 언어는 유지되고 인지 퇴행만 진행되는 경우도 있다. 이 역시 영아기 후기 퇴행 유형에서 적지 않게 관찰되는데 언어능력은 유지되지만 인지 발달상에 퇴행 현상이 나타난다. 몰입장애가 매우 강력하게 나타나며 외부 자극에 적절한 반응을 하지 못하는 경우가 이에 해당한다. 인지 학습능력이 저하되기에 지시수행이나 수용언어의 수준이 좋아지지 못하고 단순한 수준의 놀이를 매우 반복적으로 실행하는 특징을 보인다. 이 경우도 가역적 신경 손상이기에 어린 나이에 치료하면 ASD를 벗어난 회복이 가능하다. 그러나 자폐 성향을 제거했더라도 회복된 상태에서 관찰하면 정신연령이 매우 떨어지는 경우가 많다.

영아기 퇴행 유형 중 초기·중기 퇴행 유형은 대부분 언어 퇴행과 인지 퇴행이 함께 종합적으로 이루어진다. 그리고 영아기 후기 퇴행 유형 중 일부가 언어 및 인지 종합퇴행이 이루어진다. 종합퇴행이 이루어지는 경우라도 학령기 전 초기 아동기에 치료를 성공적으로 진행하면 자폐 성향에서 벗어날 수 있다. 일정 시점까지는 가역적인 손상이기 때문이다. 그러나 치료 후 호전되어도 정신연령이 매우 낮은 경우가 많으며, 학습능력이 떨어지는 경우도 적지 않다. 또한 종합퇴행의 경우 퇴행 손상이 진행되는 속도도 매우 빨라 비가역적인 신경 손상인 3차 손상으로 빠르게 진행된다. 그러므로 종합퇴행이 있는 경우는 조기치료를 진행하는 것이 관건이다.


## 1, 2, 3차(비가역적 퇴행) 연속형 퇴행성 자폐

앞서 살펴본 대로 장내세균총의 불안정이 지속되면 뇌 신경망은 탈수초화가 진행되는 등 조직적인 손상이 진행되고 회복 불가능한 인지 손상에 도달한다. 뇌전증성 뇌파 이상이 대략 60%에서 관찰된다는 보고가 있는데, 뇌파 이상이 측정되지 않는 심부뇌조직의 이상까지 포함한다면 7~80%가 넘는 ASD에서 비가역적인 신경 손상과 인지 손상이 진행된다고 추정된다. 2차 퇴행 중 인지 및 언어 퇴행이 함께 존재하는 종합퇴행 유형의 대부분은 시간차만 존재할 뿐 비가역적인 뇌 손상으로 퇴행이 진행한다. 그러므로 비가역적인 손상이 진행되기 이전에 치료를 진행해야만 정상발달로의 회복을 기대할 수 있다. 이미 비가역적인 손상이 진행된 경우에는 치료를 통하여 자폐 성향이 제거되고 상호작용 능력을 회복해도 지적장애 상태에 머물게 된다.

초기 영아기 퇴행 유형에서 2차 퇴행이 종합퇴행으로 관찰되는 경우는 퇴행 속도가 매우 빨라서 만 3세만 넘어도 비가역적으로 퇴행이 급속히 진행되는 것으로 보인다. 만 5세가 넘어서면 치료에 성공해도 정상범주의 지능을 기대하기 어려운 경우가 많다. 중기 영아기 퇴행 유형에서 관찰되는 종합퇴행 유형도 초기 퇴행 유형보다 조금 느릴 뿐 역시 만 5세가 넘어가면 정상지능을 보장하기 어렵다. 후기 영아기 퇴행의 경우 대부분

가역적 퇴행 상태로 유지되어 예후가 양호하다. 종합퇴행이 이루어지는 경우는 인지 손상이 명확한 경우도 있지만, 이는 매우 드문 경우이다.

통계에 의하면 언어능력과 인지능력이 유지되는 ASD가 대략 20% 가량으로 추정된다. 나머지 40%가량은 무발화이며 또 다른 40%가량은 불완전한 언어상태에 있다고 한다. 결국 언어 퇴행이 존재하는 80%가량은 시간이 지나면서 인지장애를 동반하는 신경 손상이 진행되고, 회복 자체가 불가능한 상태에 도달한다. ASD는 오늘 바쁘면 내일 치료하면 된다는 식의 여유가 있는 질환이 아니다. 끝없이 뇌조직의 손상이 진행되는 악성 퇴행성질환이다. 퇴행을 막고 신경망의 회복을 유도하는 의학적 개입이 조기에 이루어지는 것이 절박하다.


## ASD 범주 외에 사회성장애를 동반하는 신경학적 퇴행 양상

정상발달 중 신경학적인 퇴행이 분명히 관찰되지만 감각처리장애가 존재하지 않기에 사회적인 교류능력에는 손상이 없는 소아청소년기 정신과적 질환이 존재한다. 첫 번째는 심리장애를 유발할 수 있는 트라우마가 없는 상태에서 아동기에 발생하는 소아 불안장애와 우울장애이다. 두 번째는 순수한 ADHD 증세이다. 여기서 순수한 ADHD라고 강조한 것은 1차 퇴행만 존재하는 ASD의 상당수가 빈번히 ADHD로 오진되기에 이런 혼동을 피하고자 함이다. 이 두 가지 유형은 정상발달 중 퇴행이 진행된다는 측면에서 ASD 질환과 신경학적 유사성을 가지고 있다. 또한 ASD로 진단된 형제나 친척이 있는 아이들에서 자주 관찰되는 것으로 보아 유전적인 특성도 공유하는 것으로 보인다. 사회성장애를 보이지 않기에 ASD 범주로 다룰 수는 없지만, 퇴행을 방지하고 신경학적인 회복을 이루려는 치료 접근법은 ASD와 동일하다. 그러므로 이 자리에서 간단히 이들의 특징을 다루어보겠다.

## 트라우마 없는 소아 불안장애·우울장애
### (1차 퇴행 중 자율신경장애의 단일한 퇴행)

소아기 우울증이나 불안장애로 진단된 아동은 소아정신과에서 대부분 심리장애로 다루어지며 우울증약이 처방된다. 그러나 이들 중 상당수는 우울증을 유발할 만한 심리적인 충격을 준 사건이나 사고가 존재하지 않는 경우가 많다. 단지 기질적으로 성장 과정에 만성적인 불안과 공포반응을 호소하는 예민한 아동들이 존재한다. 이들의 히스토리를 추적하면 영아기에 자율신경장애성 퇴행 현상이 있었음을 확인할 수 있다. 영아기에 입면장애 및 수면유지장애 등의 수면장애가 나타나며 배변이 불안정해지며 심한 변비에 시달리는 경우가 많다.

그때쯤 아이는 예민해지면서 심각한 분리불안을 호소하고, 외부 활동에 두려움과 공포반응을 호소한다. 그러나 감각처리장애는 거의 없기에 안정적인 시선처리 및 청각처리능력을 유지하고 있어 사람들과의 상호작용능력 자체는 유지된다. 단 두려움과 공포반응이 극심하고 우울감에서 오는 소극성으로 사회활동이 위축된 양상을 보인다. 이들 대부분은 우울증이나 불안장애로 진단되어 정신과 약물치료를 하게 되지만, 근본적으로 증세가 호전되지는 못한다. 이들은 1차 퇴행 과정에 나타나는 자율신경장애 우세형의 한 유형으로 분류가 되며 이후 논의할 치료법에서도 동일한 치료법이 적용된다.


## 순수한 ADHD(1차 퇴행 없이 2차 퇴행만 존재)

ASD를 치료하는 임상가들은 한결같이 ADHD를 ASD와 구별되는 별개의 질환으로 보지 않는다. ASD에서 나타나는 스펙트럼장애의 한 형태로 이해하고 있다. 이는 ASD가 치료를 통하여 호전되는 과정을 보면 이해가 된다. 경증의 ASD는 자폐 성향이 호전된 이후에도 상당 기간 ADHD 증세를 보인다. 이때 이미 진행하던 치료를 지속하면 ADHD 증세도 역시 시간차를 두고 어렵지 않게 호전된다. 즉 ASD 증세와 ADHD 증세는 신경학적으로 연속선상에 있는 것이다.

그러나 ASD와 무관하게 ADHD만 존재하는 순수한 ADHD도 존재한다. 이들의 증세를 진찰해보면 감각처리장애가 없는 경우가 대부분이다. 이는 바이러스 감염에서 진행되는 1차 퇴행이 존재하지 않음을 의미한다. 또한 ADHD 증세는 과당류나 당류에 아주 민감하게 반응하는 경향을 보인다. 먹는 음식에 증세가 민감한 의존성을 보인다는 것은 장내세균의 불안정이 ADHD 증세를 유발하고 악화시키는 데 관여하기 때문으로 추정된다. 즉 ADHD는 영아기 퇴행이 없는, 장내세균에 의한 2차 퇴행 증세일 가능성이 매우 높다.

장-뇌 축에 의한 신경학적인 병리구조 연구는 주로 ASD에 집중되었고 ADHD 연구는 드물었다. 그러나 최근 들어 ADHD와 마이크로바이옴의 관계에 관한 연구가 진행되어 그 연관성을 보고하고 있다. 최근 연구보고에 의하면 ADHD가 있는 소아와 청소년에게 장-뇌 축은 ADHD의 핵심 증상뿐만 아니라 수면장애와 같은 관련 합병증을 유발하는 신경염증 및 산화스트레스의 병태생리학적 메커니즘에 관여한다고 한다[53].

순수한 ADHD를 발생시키는 원인에는 다양한 경로가 존재한다. 이 책에서 그것을 다 논의하기에는 적절하지 않다. 다만 ASD에서 별개로 진행되는 ADHD 증세는 선천적인 질환이 아니기에 정상적인 성장 과정 중 퇴행 현상이 나타나는 것이며, 장내세균의 불안정이라는 2차 퇴행 양상이 깊게 관여한다는 것은 대단히 분명하다.


## 퇴행을 방지하는 가장 간단한 방법: 식이요법


우리는 앞서 1차, 2차, 3차 퇴행 과정을 살펴보면서 ASD가 제자리에 가만히 있는 단순한 사회성장애가 아님을 절감하였다. 하루하루 악화되는 퇴행성장애인 것이다. 그러니 기능적인 교육을 진행하면서 기능적인 개선을 자폐증의 호전이라고 생각하는 부모들과 의료진은 심각한 착각에 빠진 것이다. 그러는 사이 몇 가지 기능은 개선될지 모르지만, 뇌조직은 비가역적인 손상을 향해 가고 있다.

ASD에서 진행되는 연속적인 퇴행을 방지하는 가장 간단한 방법은 무엇일까? 나는 이 자리에서 치료법 전반을 논할 생각은 아니다. 치료법은 '닥터 토마토 프로토콜'을 다루는 다음 장에서 상세히 다룰 것이다.

---

**53)** *Current Evidence on the Role of the Gut Microbiome in ADHD Pathophysiology and Therapeutic Implications*, 2021.

다만 ASD에서 보이는 퇴행의 공포를 다루다 보니 이를 방지하는 방법을 간단하게라도 이야기하고 넘어가려 한다. 2차 퇴행과 3차 퇴행의 연속성을 만드는 것은 장내세균의 불안정이고 핵심적으로는 장내세균의 과중식이다. 장내세균의 과중식을 방지할 수 있다면 ASD 아동에게서 진행되는 퇴행 자체는 방지할 수 있다. 장내세균은 ASD 아동이 섭취한 음식 중 대장에 도달하는 음식으로 증식한다. 그러므로 장내세균을 컨트롤할 수 있는 식이요법을 진행하는 것이 매우 중요하다. 결론부터 말하자면, 식이요법으로 ASD를 완전히 구제할 수는 없지만 비가역적인 퇴행을 막을 수 있는 것은 분명하다. 완전한 치료와 호전에 도달하지 못한다고 하더라도 식이요법을 진행한다면 ASD는 매우 경미한 증세에 머물게 될 것이다. ASD에서 가장 절박한 것은 언어치료나 ABA가 아니다. 바로 식이요법의 실행이다.

# 자폐성장애에 동반되는
# 다양한 대사장애

　자폐스펙트럼장애는 바이러스 감염과 장내세균 불안정을 통한 퇴행성 중추신경계 질환이라는 것을 앞서 확인하였다. ASD는 단지 신경망의 퇴행에만 한정되지 않고 다양한 신체 대사 과정의 손상도 동반되어 나타난다. 이와 관련된 연구는 지금도 계속되며 점차 구체화되고 있다. 그러나 대사장애의 양상이 너무도 다양하며 광범하게 진행되기에 그 규모와 양상을 온전하게 과학적으로 이해하려면 아주 긴 시간이 걸릴 것이다. 이 장에서는 지금까지 확인된 대표적인 대사장애를 간단하게 다룰 것이다. ASD 아동에게 나타나는 소화장애, 간대사장애, 중추신경계의 인슐린 저항성, 항산화장애, 미토콘드리아장애 그리고 금속대사장애를 이해하는 것은 ASD 치료에 필수적이다. 메틸레이션장애는 신경계 질환의 후생유전학적 해석법으로 ASD 치료에서 독자적인 의미를 지니기에는 아직 연구가 부족하다고 판단하여 제외하였다.

　ASD의 생의학적 치료법을 적용하는 DAN 닥터들의 프로토콜에 의하면 ASD에 나타나는 대사장애를 치료하는 과정이 곧 ASD의 치료과정이다. 그러므로 DAN 닥터들은 자폐 치료과정을 전신적인 치료과정이라고도 표현한다. 물론 ASD 치료과정에 다양한 대사장애가 호전되어야 하는 것은 당연하다. 그러나 다양한 대사장애는 자폐 발생의 원인이 아니라 결과임을 명확히 인식해야 한다. ASD가 발생하는 퇴행 초기에는 원인치료에 성공한다면 바이러스 감염과 장내세균 불안정만 조정해주어도 대사이상은 저절로 회복된다. 그러나 원인치료에 접근하지 못한다면 대사이상을 아무리 조절한다고 해도 근본치료에 도달하기는 어렵다. 아주 일부만이 우회적인 효과로 자폐를 벗어날 뿐이다. 생의학적으로 ASD를 치료하는 의사들은 대사이상을 확인하는 검사로 소변유기산검사를 필수적으로 사용한다. 원인과 결과가 혼동되어 있다는 점은 ASD 치료에 이용되는 소변유기산검사의 문제점을 보면 명확해진다.

첫 번째 문제는 ASD를 분류해낼 수 있는 뚜렷한 바이오마커가 존재하지 않는다. ASD 아동의 소변유기산검사 자료를 종합해보면 일정한 경향성이 존재하는 것은 사실이다. 예를 들어 항산화 지표의 이상, 간의 해독능력저하, 미토콘드리아의 이상 등 다양한 대사이상이 관찰된다. 그러나 문제는 여기에 일관성이 존재하지 않는다는 점이다. 즉 ASD 아동에 따라 이상을 보이는 지표와 정상을 보이는 지표가 각기 다르다. 이는 나열한 대사이상이 ASD 발생의 원인이 아니라는 것을 방증한다. 원인은 따로 있고 ASD가 악화되는 과정에서 다양한 양상의 대사이상이 혼란스럽게 출현한다. 그러므로 소변유기산검사로는 일관된 바이오마커를 찾을 수 없는 것이 당연하다.

두 번째 문제는 소변유기산검사상 모든 지표가 정상으로 나오는 중증 ASD도 자주 존재한다는 점이다. 소변유기산검사 결과를 ASD 치료에 이용하는 의사에게 이는 매우 당혹스러운 결과이다. 항산화대사, 간의 해독대사, 미토콘드리아대사 등이 모두 정상적인 대사 상태로 나오는데 환자는 상호작용이 전혀 불가능한 중증의 무발화 자폐 청소년인 것이다. 이런 결과는 대부분 10대 이상의 ASD 청소년에게서 자주 관찰되었다. 이는 대사이상이 신경계의 퇴행 손상이 진행되는 과정에 동반되어 나타나기에 가능한 현상이다. 즉 앞서 말한 대로 ASD의 퇴행 현상은 1차, 2차, 3차 퇴행 과정을 거치는데, 3차 퇴행 과정이 바로 다양한 대사이상을 동반하며 신경계의 손상을 만드는 것이다. 그리고 ASD 아동에 따라서 퇴행이 완성되면 신체 대사는 재조정 과정을 거치어 매우 안정적인 대사 상태를 보이게 되는 것이다. 즉 자폐 퇴행이 완성되고 나면 매우 건강한 상태의 ASD 청년이 등장하는 것이라고 나는 추정하고 있다. 이런 면에서 생각한다면 대사이상을 조정하여 자폐를 치료하겠다는 발상은 자폐 치료에는 효과가 작다고 하더라도 퇴행의 속도를 늦추는 효과는 나타낼 수 있을 것이다.

　세 번째 문제점은 소변유기산검사상 나타나는 대사이상의 교정을 영양제 요법으로 대체한다는 점이다. 그래서 ASD의 생의학적 접근법은 엄청난 양의 영양제를 복용시켜야 하는 어려움에 직면한다. 더구나 자폐가 다양한 원인이 결합하여 발생한다고 생각하니 좋다는 영양제는 모두 사용하여 그 종류도 다양해지며 점점 복용량도 늘게 된다. 그러나 유기산검사 결과는 장내세균총의 변화에 따라 달라진다는 것이 명확해지고 있다.[54] 이런 점에 유의한다면 영양제를 선택할 때 장내세균총의 재구성을 목표로 하는 것이 더 타당할 수도 있다. 또한 유기산검사 결과는 음식

---

[54] *Urinary organic acids spectra in children with altered gut microbiota composition and autistic spectrum disorder*, 2022.

의 선택과 소화기능에 의존성이 강하다는 연구보고가 있다. [55] 즉 적절한 식이요법과 소화기능의 개선만으로도 유기산검사 결과를 정상화할 수 있다는 것이다.

나는 별다른 영양제 사용 없이 식이요법과 한약만으로도 유기산검사 결과가 정상범주로 회복되는 ASD 아동을 무수히 경험하였다. 다음 장에서 다룰 닥터 토마토 프로토콜에서도 장내세균총의 변화를 재구성하는 방향에서 최소한의 영양제 요법을 제안할 것이다. 그리고 이 장에서 다룰 대사이상 대부분도 바이러스 감염과 장내세균 불안정을 조정하면 별다른 영양제 요법 없이 호전될 수 있음을 밝혀둔다. 그럼에도 대사이상 지표가 정상화되고 있는지를 확인하는 것은 치료 경과가 올바른 방향으로 가고 있는지를 확인하는 중요한 지표이다. 그런 면에서 나는 소변유기산검사가 치료 방향을 조정하는 데 도움이 되기는 하지만 결코 필수적이라고는 생각하지 않는다.

## 소화기 대사장애

소화기장애는 자폐 발생의 1차 증세 중 하나이며 자폐를 다시 재악화하는 원인으로도 작용한다. 앞서 살펴본 대로 바이러스 감염에 의하여 뇌간부가 손상되며 다양한 감각장애 현상이 등장할 때 동시에 자율신경계 불안정도 진행되며 소화기장애가 출현한다. 메릴랜드 의과대학 소아과의 보고에 의하면 12개월 이전에 자폐증세가 명확히 관찰된 경우는

---

55) *Food Selectivity, Gastrointestinal Symptoms and Urine Organic Acids in Autism Spectrum Disorder: A Pilot Study*, 2018.

21.1%이고, 대다수 환자(40.5%)에서 자폐증의 첫 증상은 12~18개월 사이에 나타났다고 한다. 이때 소화기 이상이 발생한 정확한 시점은 기억하지 못하는 경우가 많았지만, 일반적으로 자폐적인 행동증상과 소화기 이상증세가 동시에 나타났거나 출생 초기부터 관찰되었다고 보고하였다.[56] 해당 연구에서는 다음과 같은 소화기 증세의 유무를 부모 인터뷰로 조사하였다.

- 설사: 묽은 변이 하루에 3회 이상 2주 이상 지속됨
- 변비: 배변 횟수가 일주일에 2회 이하로 일정하지 않음
- 악취가 나는 변
- 일주일에 2~3회 발생하는 가스
- 일주일에 한 번 이상 복부 팽만감 발생
- 일주일에 한 번 이상 복부 불편감의 징후가 나타남
- 음식 역류
- 만 6세까지 배변 훈련이 이루어지지 않음

자폐증 환자의 경우 84.1%가 위에 나열된 증상 중 하나 이상을 경험했지만, 건강한 형제자매는 31.2%에서만 증세가 관찰되었다고 한다. 결국 대부분 자폐아동에게서 소화기 이상증세가 관찰되는 것이다.

자폐가 진행되는 초기의 위장관 증세들은 대부분 기능성 소화장애이며 상부위장관에서의 조직학적인 변화가 크게 확인되지 않는다. 상기한 연구에서 자폐아동의 상부위장관을 내시경으로 확인해보면 심각한 내시

---

**56)** *Autism and Gastrointestinal Symptoms*, 2002.

경적 이상(궤양 및 미란)이 거의 발견되지 않는다고 한다. 다만 약 60%가 위식도 역류질환과 일치하는 염증을 가지고 있었으며, 만성 위염은 1/3 이상에서 나타났다. 그러나 헬리코박터 파일로리 감염은 일반아동에 비하여 높지 않게 나타났다고 한다.

그러나 점차 퇴행이 진행되며 조직학적인 손상이 구조적으로 고착화된 소화기장애 증세들이 출현한다. 이는 주로 하부위장관의 변화로 나타나며, 대장의 세균 과증식에서 유발되는 것으로 추정된다. 웨이크필드 등은 발달장애가 있는 소아 60명의 회장결장 생검에 관한 상세한 내시경 및 조직학적 분석을 보고했다. 회장 생검에 성공한 51명의 어린이 중 47명의 회장에서 반응성 여포 증식이 나타났다고 한다. 또한 60명의 어린이 중 53명(88%)에서 크론성 대장염의 조직학적 징후가 확인되었다. 그리고 조직학적 분석 결과 발달장애 아동의 13%에서 상피 내 림프구가 증가한 것으로 나타났다. 연구팀은 자폐증 및 기타 발달지연이 있는 소아에게 염증성 장질환의 새로운 변종이 존재한다고 결론지었다.[57]

하부위장관의 세균 과증식은 소장 내 세균 과증식인 SIBO(Small Intestinal Bacterial Overgrowth)로 이어진다. 2017년 리왕(Li Wang) 연구팀은 자폐아동의 SIBO 증세를 연구보고하였다. 보고에 의하면 수소 호흡 검사를 이용하여 ASD 환자의 SIBO 유병률을 평가해본 결과 310명의 ASD 아동 중 96명, 즉 31%가 SIBO 증세를 보이는 것으로 나타났다. 반면 일반아동의 경우 9.3%만이 SIBO 증세가 나타났다. 또한 SIBO가 있는 아동의 자폐증 치료 평가 체크리스트(ATEC) 점수 중앙값은 자폐증이 없고 SIBO가 없는 아동과 비교했을 때 상당히 높았다고 한다. 즉 SIBO

---

**57)** Wakefield AJ, Anthony A, Murch SH, et al.: *Enterocolitis in children with developmental disorders.* Am J Gastroenterol, 2000.

증세가 존재할수록 자폐증세가 중증화 경향을 보이는 것이다. [58] SIBO 는 자폐뿐 아니라 파킨슨병, 다발성경화증 다양한 신경질환에서도 관찰 되어 질병의 구조를 복합하게 만든다.

SIBO의 발생은 주로 '구강 항문 통과시간(orocecal transit time)'의 지연 현상과 밀접히 연관되어 있다고 추정된다. [59] 즉 기능성 소화장애가 누적되며 장의 연동운동력이 저하되면 음식물이 식도를 거쳐 항문까지 이 동하는 시간이 지연되는 현상이 발생한다. 이때 대장 내에 증식된 세균총 이 빠르게 직장으로 이동하지 못하고 장관에 정체하며 소장으로 침범하 여 이루어지는 현상이다. SIBO가 발생하면 소장 내 영양분 흡수 시스템 에 교란이 발생하며 흡수장애가 진행된다. 더불어 장내 박테리아 생성물 의 혈액 내 과흡수가 진행되며, ASD 증세를 악화·퇴행시키는 악순환을 거치게 된다.

ASD는 점차 악화 진행되면서 소화효소의 분비능력에도 퇴행이 발 생한다. 내시경 생검을 통하여 ASD 아동의 이당 분해 효소 활성(락타아 제, 수크라아제, 말타아제, 팔라틴, 글루코아밀라아제)을 일상적으로 측정한 연구가 있다. 그 연구결과에 따르면 자폐아 90명 중 44명(49%)이 적어도 한 가지 이상의 효소 활동이 결핍된 것으로 나타났다. 44명 중 18명은 두 개 이상의 이당 분해 효소의 활동이 감소했다. 락타아제 및 말타아제 결 핍이 가장 많았고, 그다음으로 수크라아제, 팔라티나아제, 글루코아밀 라아제의 활성도가 낮았다. 효소 활성이 낮은 모든 어린이는 묽은 변을 보거나 가스가 차는 증상을 보였다고 한다. [60] 부모들은 카제인을 제거

---

**58)** *Hydrogen breath test to detect small intestinal bacterial overgrowth: a prevalence case—control study in autism*, 2017.

**59)** *Epidemiology of small intestinal bacterial overgrowth*, 2023.

한 식단을 제공하며 이런 증세를 개선했다고 하는데, 해당 연구에서는 유당이 제거된 효과일 것으로 추정하였다. 소화효소의 활성 저하는 점차 소화장애와 흡수장애를 유발하고 또다시 대장 내 박테리아의 과증식을 유발하는 악순환을 가속하는 것으로 보인다.

자폐스펙트럼장애를 치료하는 과정에서 소화기능을 개선하는 것은 선결적으로 이루어져야 할 과제이다. 소화장애를 유발하는 음식을 제한하는 식이요법이 필수적이다. 또한 활성도가 떨어진 소화효소를 보충제로 섭취하는 것도 필수적이다. 무엇보다 중요한 것은 장의 연동운동력을 증가시키고 구강 항문 통과시간을 빠르게 회복시키는 과정이 동반되어야 한다. 이는 기능성 소화장애를 개선하는 치료법이 결합되어야 하는데 주류의학이나 기능의학의 치료법으로는 효과가 미약하다. 기능성 소화장애를 개선하는 치료법은 전통적인 한약치료법(Herbal Medicine)에서 매우 우수하게 발달되어 있어 ASD 치료에 큰 도움이 된다.


## 간 대사장애


만성적인 간성뇌증 상태는 ASD의 자폐증세를 악화하고 퇴행을 가속하는 것으로 보인다. 즉 여러 가지 요소에 의하여 발생하는 간기능 저하는 자폐증세를 악화하는 주요한 대사장애이다. 쿠발라-쿠차르스카 박사는 자폐증의 모델이 간성뇌병증과 유사할 수 있다고 제안했다.[61] 즉

---

60) *Autism and Gastrointestinal Symptoms*, 2002.
61) *The review of most frequently occurring medical disorders related to aetiology of autism and the methods of treatment*, 2010.

자폐가 발생되면서 동반되는 소화기장애가 간 해독을 방해하고, 내부 중독과 뇌기능장애로 이어지며 자폐가 악화된다는 것이다.

　같은 맥락으로 자폐아 중 일부는 일시적 또는 영구적인 고암모니아 혈증을 보이는 경우가 확인된다. 암모니아 혈증은 간성뇌염의 주요 원인으로 잘 알려져 있으며, 암모니아 수치 상승 자체가 자폐증에서 관찰되는 행동 및 인지 변화와 일부 신경전달물질 조절장애를 설명할 수 있다 (Cohen, 2006). 따라서 고암모니아 혈증이 있는 어린이에게는 암모니아 유발 간성뇌염에 유효성 있는 치료법을 적용할 수 있으며, 장내 암모니아 생성을 줄이는 데 도움이 되므로 만성 변비와 장내세균 증식을 적절히 조절하는 것이 의학적 접근 방식에서 중요하다. [62]

　ASD에서 암모니아의 신경독성 반응이 간성뇌병증만을 유발하는 것은 아니다. 그 외에도 GABA, 세로토닌 및 도파민의 활성도 이상에도 명백하게 관여한다. 이러한 신경전달물질 시스템의 변화가 자폐증에서도 동일하게 나타나는 것은 우연의 일치가 아니다. 간성뇌병증에서 이러한 다양한 신경전달물질 시스템의 변화의 핵심은 병든 간이 장에서 유래한 독성 화합물을 대사하고 제거하지 못한다. [63]

　장내세균에서 유발된 독성물질을 해독하지 못하는 간기능 저하는 주로 간의 미토콘드리아 기능의 저하로 인하여 발생하는 것으로 보인다. 2004년 클라크 테일러(Clark-Taylor)는 ASD 아동에게서 관찰되는 고암모니아 혈증은 간의 미토콘드리아 기능장애로 인해 발생할 수 있다고 주

---

[62] 후술하겠지만 고암모니아 혈증에 리팍시민 항생요법이 유효성을 보이는데, 이는 중증 자폐에도 매우 유효성 있는 치료법으로 적용된다.
[63] *The concept of entero-colonic encephalopathy, autism and opioid receptor ligands,* 2002.

장하였다. 이러한 미토콘드리아의 기능 저하는 간 조직의 실질적인 손상을 동반하며 진행되는 것으로 보인다. ASD 동물 모델인 BTBR 마우스에서 염증 마커가 혈청 수준의 변화가 만들어지면 동시에 생쥐에게서는 지방증, 쿠퍼 세포의 증가, 그리고 스트레스를 받은 소포체를 포함한 수많은 구조적 변화를 특징으로 하는 간 손상이 진행되는 것을 확인하였다.[64] 결국 미토콘드리아 손상은 BTBR 생쥐의 항산화 능력과 해독 활성을 약화시켜 산화스트레스를 증가시키며, 결과적으로는 세포의 산화환원 활동 자체가 악화되면서 ASD의 메타 염증을 증가시킨다.

ASD에 나타나는 간 대사장애는 장내세균의 과증식을 매개로 하여 발생한다. ASD 치료를 위해서는 간의 대사능력의 회복을 유도해야 한다. 여기에는 두 가지 노력이 필수적으로 요구된다. 첫 번째는 장내세균의 과증식을 방지하는 것이다. 이는 식이요법이 필수적으로 필요한 영역이다. 곰팡이나 혐기성세균이 선호하는 탄수화물을 제한하는 것이 핵심이다. 두 번째는 간의 대사능력에 부담을 주는 외부 자극 요소를 제거하는 것이다. 간의 대사능력에 부담을 주는 것은 음식부터 약물까지 다양하다. 그러나 일상적으로 ASD 아동의 간 기능에서 문제가 되는 것은 노출 빈도가 높은 음식이다. 가장 먼저 지적할 수 있는 것은 과당에의 노출이다. 이는 바로 에탄올 즉 술만큼이나 간의 대사에 부담을 주는 음식이다. 과당 절제가 ASD 치료에서 가지는 의미에 대해서는 3장에서 상세히 다룰 것이다.

---

**64)** *The Hepatic Mitochondrial Alterations Exacerbate Meta-Inflammation in Autism Spectrum Disorders*, 2022.

## 뇌조직의 인슐린 저항성 증가와
## 포도당 대상장애

ASD와 당뇨성 질환과의 상관성은 명확하다. 산모가 임신성 당뇨 상태일 때 태아는 ASD 발병률이 현격히 높아지는 것으로 알려져 있다. 또 다른 연구에서는 산모가 출산 전 고탄수화물 식단을 유지하며 운동 부족으로 자궁 내 고혈당 증세를 만들면 신생아는 저혈당 상태가 지속된다고 한다. 그리고 일정 시간 이상 지속되는 신생아 저혈당 증세는 미토콘드리아 기능장애를 유발하게 되어 신생아 뇌조직의 손상을 유발할 수 있다고 보고하였다. [65]

또 다른 연구에서는 ASD에서 중추신경계의 인슐린 저항성 증가를 확인하고, 이로 인하여 뇌조직의 포도당 대사가 감소하며 신경 손상이 발생할 수 있다고 보고했다. 해당 연구에서는 중추신경계 인슐린 저항성에 대한 항상성 모델 평가(HOMA-IR)를 이용하여 ASD 환자의 인슐린 저항성을 평가하였다. 그 결과 ASD 환자는 대조군보다 0.31 단위 더 높은 HOMA-IR을 보였다. 즉 ASD 환자의 중추신경계는 인슐린 저항성이 매우 증가한 상태인 것이다. [66] 많은 ASD 환자는 몇 가지 대사이상이 공통으로 관찰된다. 낮은 수준이지만 만성화된 염증 상태, 높은 수준으로 강화된 산화적 손상, 높은 수준의 젖산과 낮은 카르니틴 등 이 모든 현상은 말초조직의 인슐린 저항성과 관련이 있는 현상이라고 한다.

뇌는 전체 체내 포도당의 약 25%를 사용하여 에너지를 생산하고 신

---

**65)** *Autism spectrum disorders: let's talk about glucose?*, 2019.

**66)** *Cross-sectional investigation of insulin resistance in youths with autism spectrum disorder. Any role for reduced brain glucose metabolism?*, 2021.

경 전달과 신경세포의 잠재력을 유지하며 흥분 독성을 예방한다. 정상적인 조건에서 포도당을 뇌로 운반하는 능력은 뇌의 에너지 요구량을 두 배에서 세 배까지 초과한다. 이때 뇌 신경망 뉴런의 원형질막 표면에 있는 포도당 수송체 중 GLUT4는 지속적인 시냅스 활동에 필수적인데, GLUT4의 막전위는 인슐린 의존적일 가능성이 높다고 한다. 뇌조직의 인슐린 저항성은 신경세포의 포도당 흡수율을 감소시킨다. 미토콘드리아가 주로 지원하는 신경세포 포도당 대사에 변화가 생기면 신경세포 기능에 이상이 발생하고 동시에 미토콘드리아 기능이 저하되면서 포도당 이용을 저해하는 산화 물질이 생성된다. 상기한 연구는 뇌의 인슐린 저항성이 해마, 피질, 소뇌의 푸르킨예(Purkinje) 세포, 소뇌의 전정핵, 뇌실의 뇌실상피 세포에서 포도당 이용률을 손상시키는 것으로 추정한다.

또한 해당 연구는 포도당 흡수 감소는 자폐증 환자에게서 관찰되는 연결성 장애와 유사하다고 추정한다. 자폐증 환자는 일반적으로 발달하는 개인에 비해 원거리 뇌 영역(전두엽 및 두정엽 등) 간의 연결성이 낮고 국소 뇌 영역(전두엽 내 등) 간의 연결성은 과연결성 상태가 나타나는데, 이 역시 인슐린 저항성에서 유발되는 포도당흡수장애가 원인일 가능성이 높다고 한다. 이런 시각에서 본다면 ASD 아동에게서 관찰되는 정보처리속도의 저하와 종합 사고력의 저하 등의 인지장애는 포도당 대사이상에서 비롯했을 가능성이 높다.

결국 ASD의 치료에서 뇌조직의 인슐린 저항성을 낮추고 정상화하는 것은 필수적이다. 이 과정은 고탄수화물 식단을 배제하는 것이 필수적이다. 특히 과당의 경우 동물 모델에서 GLUT512에 의존하는 메커니즘을 통해 중추신경계의 인슐린 저항성을 유발하고 기억력 손상을 촉진하는 것이 확인되었다. [67] 그러므로 ASD 치료에서 과당을 절제하는 것은 기본

으로 준수되어야 하며, 탄수화물의 감량은 질환의 경중에 따라 조절해야
할 것이다.


## 산화스트레스 증가와 항산화대사장애


세포는 영양분과 산소를 사용하여 에너지를 생산한다. 이 과정에서
산소 대사의 결과로 활성산소종(ROS)이 만들어진다. ROS는 짝을 이루
지 않은 전자를 가지고 있기에 과도하게 증가하면 세포 손상을 유발한
다. 증가한 활성산소종(ROS)은 세포막에서 지질 과산화를 초래하고 세
포막 대사를 손상시켜 궁극적으로 세포 사멸로 이어진다. 신경세포인 뉴
런은 자유라디칼의 공격에 취약하여 빠르게 신경세포 사멸로 이어진다.
2004년 모제어리(Maugeri) 연구진은 특히 노인의 자유라디칼 수준과 인
지능력 사이에 음의 상관관계가 있음을 보고하였다.

자폐증이 있는 일부 어린이의 소뇌에서 푸르킨예 세포 손실과 관련
된 신경교증의 증거가 발견됐다. 푸르킨예 세포는 신경세포로 산화스트
레스에 취약하다. 산화스트레스가 푸르킨예 세포의 사멸을 일으킨다는
보고가 다수 존재한다. [68] 이 연구에 따르면 산화 방지제를 투여하면 산
화스트레스로부터 푸르킨예 세포를 보호할 수 있다. 결국 산화스트레스
는 ASD에서 신경세포를 손상시키는 것이다.

산화스트레스가 ASD에서 퇴행을 유도한다는 또 다른 강력한 증거

---

67) Koepsell, H. & Vallon, V. A. *Special issue on glucose transporters in health and disease*, 2020.
68) 히튼 연구진, 2000.; Chen 외, 2003.; Yamashita 연구진, 2000.; Barlow 연구진, 1999.

가 있다. 자폐증 아동은 지질 과산화가 증가하고 항산화 단백질이 감소하는 것으로 나타났다. 또한, 가장 중요한 것은 항산화 단백질의 감소와 이전에 습득한 기술의 상실 사이에 상관관계가 있다는 것이다. 특히, 항산화 단백질 수치(혈청 세룰로플라스민 및 트랜스페린)는 이전에 습득한 기술을 상실한 퇴행성 자폐 어린이에게서 가장 강하게 감소했다. 퇴행하지 않은 자폐증 아동과 정상 대조군은 비슷한 수준을 보였다. 이 발견은 퇴행성 자폐증의 임상 증상이 나타나는 데 산화스트레스가 핵심 원인임을 의미한다. [69]

또 다른 연구는 ASD 아동에게서 나타나는 산화스트레스 지표의 증가는 주로 6세 이전에 관찰된다고 보고했다. 2010년 이집트에서 진행한 파일럿 연구에서는 자폐아의 항산화 효소, 슈퍼옥사이드 디스뮤타제(SOD) 및 글루타티온 퍼옥시다제(GSH-Px)의 수준과 지질 과산화의 지표인 말론디알데히드(MDA)의 수준을 대조군과 비교했다. 그 결과 6세 미만 소아의 경우 자폐아의 SOD 및 GSH-Px 수치가 대조군에 비해 유의하게 낮았지만, MDA는 대조군보다 환자에게서 유의하게 높았다. 그러나 6세 이상의 어린이의 경우 환자와 대조군 간에 이러한 값에 큰 차이가 없었다고 한다. 이에 어린 ASD 아동이 지질 과산화 증가와 항산화 방어 메커니즘 결핍으로 산화스트레스에 더 취약하다고 결론지었다. [70]

우리는 앞선 장에서 퇴행성 자폐는 장내세균의 불안정성 증가에서 기인함을 확인하였다. 그리고 퇴행 과정에 산화스트레스가 증가한다는 것 역시 확인하였다. 이를 종합하면 장내세균의 불안정이 증가하며 장내

---

**69)** *Evidence of Toxicity, Oxidative Stress, and Neuronal Insult in Autism,* 2007.
**70)** *Evaluation of Oxidative Stress in Autism: Defective Antioxidant Enzymes and Increased Lipid Peroxidation,* 2010

세균이 만들어내는 유독성 물질이 산화스트레스를 증가시키고, 이로 인하여 신경세포가 파괴되며 ASD 퇴행 현상이 가속화되는 것이다. 6세 이후에는 ASD 아동과 대조군 사이에 산화스트레스 지표의 큰 차이가 없는 것은 퇴행이 완료되는 현상으로 추정된다. 즉 퇴행 과정을 거치면서 장내세균총의 재안정화가 진행되는 것으로 보인다. 이와 관련해서는 청소년기 중증 자폐의 소변 유기산검사가 매우 정상수치로 나오는 것으로 앞서 언급한 바가 있다.

산화스트레스 증가에 따른 신경세포 손상을 ASD 아동이 방어하지 못하는 원인을 생화학적으로 본다면 메틸화장애가 문제가 된다. 즉 신체대사 중 다양한 원인에 의하여 염증성 유발 물질인 호모시스테인이 증가하게 되면, 이는 메틸화 과정을 통하여 메티오닌이라는 아미노산을 안정화하는 과정을 거치게 된다. 이후 메티오닌은 가장 강력한 항산화 작용을 한다고 평가되는 글루타치온 합성의 전구체 역할을 한다. 결국 산화스트레스의 증가는 메틸화장애에서 유발되기에 호모시스테인의 메틸화를 돕기 위하여 B6, B12, 폴린산 등을 영양제로 사용하고, 글루타치온 전구물질인 NAC 또는 글루타치온의 직접 복용을 중요한 치료법으로 제기한다. 물론 이런 접근법이 ASD 아동에게서 산화스트레스를 감소시킬 수는 있다. 그러나 산화스트레스를 소실시키지는 못한다. 이는 명백하게도 원인치료는 아니기 때문이다. 가장 직접적인 원인은 장내세균총의 불안정이다. 장내세균총을 정상화하고자 하는 식이요법이나 위장관치료 없이 메틸화를 돕는다고 하여 치료가 진행되는 것은 아니다.

## 미토콘드리아 대사장애

고전적인 미토콘드리아질환은 유전적 이상 또는 미토콘드리아 호흡 경로의 이상으로 발생한다. 이 질환의 대표적인 이상증세는 다음과 같다. 사지 운동능력의 약화, 심장 전도 결함 및 심근병증, 운동 실조증 및 뇌졸중과 유사한 증상과 같은 중증 증세를 보이기도 한다. 그리고 일부 아동에게서는 언어능력 상실, 과잉행동, 비정상적인 사회적 상호작용, 제한된 관심사, 상동행동, 발작, 자해 등 자폐성장애와 유사한 증세를 보이기도 한다. 그러나 고전적인 미토콘드리아질환을 지닌 자폐증은 아주 일부만이 있을 뿐이다.

최근 연구에서는 ASD의 상당 부분에서 고전적인 미토콘드리아질환에서 보이는 구조변화 없이 미토콘드리아기능장애(MtD)가 나타난다는 증거가 밝혀졌다. 롬바드(Lombard)는 자폐증과 MtD 두 질환의 증상이 겹쳐서 나타나는 것을 보고 자폐증이 MtD에 의해 유발될 수 있다는 가설을 제기하였다.[71] 고전적인 미토콘드리아질환과 비교하여 MtD는 자폐증에서 더 흔하게 발생한다. 다만 고전적 미토콘드리아질환의 증세는 마치 뇌졸중과 유사한 중증을 보이는 경우가 많지만, ASD에서 관찰되는 증세는 인지장애, 언어 결핍, 에너지 대사이상, 만성 위장 문제, 지방산 산화 이상, 산화스트레스 증가 등 대부분 경증으로 나타난다.

자폐증에서 미토콘드리아의 이상을 입증한 연구들이 있다. 자폐증에서 MtD를 시사하는 초기 연구 중 하나는 핵자기공명분광법을 사용하여 포스포크레아틴(PCr), 아데노신 삼인산(ATP), 아데노신 이인산(ADP)

---

[71] J Lombard. *Autism: a mitochondrial disorder?*, 1998.

및 무기 오르토인산염의 정상 상태 수준을 측정하고 이러한 수준을 대조군과 비교함으로써 자폐증 환자의 뇌에서 에너지 대사를 조사하였다. 연구결과에 따르면 자폐증 그룹에서 PCr 수치가 더 낮은 것으로 나타났는데, 이는 '뇌 ATP 수치를 유지하기 위해 PCr을 더 많이 사용하는 것'과 일치한다. 또한 후속 연구에서도 자폐아동의 뇌에서 '에너지 대사 변화'의 증거가 확인되었다. [72] 이러한 연구는 미토콘드리아기능장애와 일치하며 일부 자폐증 환자는 전반적으로 세포 에너지가 저하되고 미토콘드리아 예비 에너지 용량이 부족하여 인지장애, 언어 결핍 및 비정상적인 에너지 대사가 생길 수 있음을 입증한다.

또한 미토콘드리아기능장애는 글루타치온 수치를 고갈시키고 만성 위장 문제를 악화시킬 수 있다. 위장관은 글루타치온에 크게 의존하여 제대로 기능하기 때문이다. 자폐에서 자주 관찰되는 변비 증세는 미토콘드리아 이상에서 자주 관찰되는 변비 증세와 일치한다.

자폐증의 MtD는 산화스트레스와 밀접하게 연관되어 발생한다. 미토콘드리아 호흡 중에 활성산소종과 자유라디칼을 중화시키지 못하면 산화스트레스가 유발된다. 미토콘드리아의 내막에는 글루타치온, 비타민 C, 비타민 E를 포함한 다량의 활성산소 제거제와 슈퍼옥사이드 디스뮤타아제와 같은 항산화 효소가 포함되어 있다. 동물 연구에 따르면 항산화 능력이 결핍된 생쥐는 미토콘드리아 호흡에 문제가 발생하며, 항산화제를 투여하면 증세가 개선된다고 한다. 결국 자폐에서 인지나 언어능력 저하부터 운동능력 저하까지 만들어내는 미토콘드리아 이상증세는 산화스트레스 증가에서 유래하는 현상이다. [73]

---

**72)** Chugani DC, Sundram BS, Behen M, Lee ML, Moore GJ. *Evidence of altered energy metabolism in autistic children*, 1999.

앞서 산화스트레스 증가의 근본 원인이 장내세균의 불안정임을 확인하였다. 그러므로 미토콘드리아 이상을 회복시키는 과정 역시 산화스트레스를 회복시키는 과정과 동일하다. 흔히 기능의학적인 접근법에서는 미토콘드리아 기능을 올리기 위하여 코큐텐이 권유되며, 산소공급을 강화하기 위하여 고압산소치료를 권유하기도 한다. 거듭 말하지만, 이는 도움은 될지언정 근본적인 치료법은 아니다.

## 금속대사장애

ASD 질환에는 명백하게도 금속대사장애가 존재한다. 논쟁의 요소가 있지만 ASD 질환에 적용되는 킬레이션 요법은 매우 재현력 있는 치료 효과를 보여준다. 킬레이션 치료법의 유효성은 ASD가 수은중독에서 유래한다는 주장을 맹종하게 했으며, 그 결과 금속대사 연구는 수은 독성 연구로 대체되었다. 수은중독론을 맹종하는 연구자들은 백신에 포함된 티메로살을 ASD 유행의 원인으로 지적하기에 이르렀다. 그러나 백신에서 티메로살을 제거한 이후에도 ASD 유병률에는 변화가 없었다. 그리고 대규모 연구를 통하여 백신 접종과 자폐 발생 사이에 연관성이 없다는 것이 확인되었다. 이제 수은에 의한 자폐 발생론은 완전히 근거를 잃고 사라졌지만, 킬레이션 요법이 효과를 보인다는 사실 자체가 달라진 것은 아니다. 킬레이션 요법이 효과를 지닌다는 것은 ASD에서 다양한 금속대사능력에 이상이 존재함을 방증한다. 그래서 우리는 ASD에 동반되는 금속대

---

73) *Evidence of Mitochondrial Dysfunction in Autism and Implications for Treatment,* 2008.

사장애를 더 깊게 이해해야 한다. 그러나 수은중독론을 벗어난 금속대사장애에 관한 연구는 매우 부족한 상태이다.

ASD에서 나타나는 금속대사장애는 메탈로티오네인(MT)이라는 금속단백질의 기능을 통해서 추정할 수 있다. MT는 61~68개의 아미노산으로 구성된 작은 단백질이다. 인체에서 가장 기능적이고 활동적인 MT는 아연, 수은, 구리, 카드뮴을 포함한 여러 금속과 반응하고 해독을 강화하는 능력이 있다. MT의 기능에는 신경세포 발달, 중금속 해독, 면역 반응 등이 있다. 그러므로 위장관 문제, 독성 금속에 대한 민감성 증가, 비정상적인 행동 등 자폐증의 많은 전형적인 증상은 유아기의 MT 결함으로 설명될 수 있다.

ASD 아동에게 금속대사장애가 존재한다는 증거는 명확하다. 2001년 ASD 아동의 구리/아연 비율을 조사한 연구가 있다. 자폐성장애(n=318), 아스퍼거장애(n=23) 또는 비정형 자폐증(n=162) 진단을 받은 환자 503명의 혈액 및 소변 샘플을 화학 분석하여 평가했다. 검사 결과, 검사 대상 환자 중 428명(85%)은 건강한 대조군(평균 1.15)에 비해 혈중 구리/아연 비율이 심각하게 높은 것으로 나타났다(평균 1.78).[74] 구리와 아연의 항상성 부재와 심각한 아연 결핍은 메탈로티오네인(MT)장애를 시사한다. 2009년 펜실베이니아 등지에서 진행된 혈장 내 구리/아연 비율의 연구에서도 2001년 연구와 유사한 결과가 나왔다. 건강한 아동은 1:1에 수렴하는 경향이 있지만, ASD 아동은 0.6을 약간 웃도는 정도였다. 또한 전체 자폐스펙트럼장애 아동 중 20%가 아연 결핍이었고, 17%는 구리 독성이 관찰되었다. 그러나 경증의 아스퍼거증후군이나 전반적발달장애

---

74) *Disordered Metal Metabolism in a Large Autism*, 2001.

(PDD-NOS)에서는 구리 독성이 발견되지 않는다고 한다.[75] 아연 결핍과 구리 독성은 신경전달물질 조절장애에 기여한다. 그러므로 이는 ASD 증세의 중증도와 구리/아연의 항상성 부재 사이에 강한 연관성이 있음을 보여준다.

금속대사의 항상성 부재는 메탈로티오네인(MT)장애를 의미한다. MT 단백질의 대사장애는 MT 단백질에 반응하는 항체와 관련이 있음을 보여주는 연구가 있다. 이 연구에서는 자폐아를 둔 14가족과 자폐 병력이 없는 11가족의 대조군까지 총 66명의 혈청 항메탈로티오닌 IgG 농도를 측정했다. 연구결과에 따르면 많은 수의 자폐증 가족 구성원(66명 중 23명)이 높은 수준의 항메탈로티오닌 IgG를 가지고 있었다고 한다. 즉 ASD에서 금속 대사이상은 메탈로티오닌에 대한 항체의 증가에서 원인을 찾을 수 있는 것이다. 이런 금속단백질 항체의 증가는 유전적인 현상에 의하여 발생할 수도 있으며, 다른 대사이상에 의하여 발생할 수 있다고 한다.[76]

금속대사이상이 어떻게 ASD 증세를 악화하는지 그리고 킬레이션 요법이 어떤 메커니즘으로 ASD에 효과를 나타내는지에 관한 연구는 턱없이 부족하다. 나는 킬레이션 요법이 내는 효과를 임상적으로 경험하면서 이것이 ASD 발생 원인에도 상당히 관여하고 있다고 확신하고 있다. 즉 바이러스 감염에 대항하는 항바이러스 효과와 장내세균총의 변화를 유도하는 효과도 존재하는 것으로 추정한다. 아직 이 방면에 관한 연구는 턱없이 부족하지만, 초보적으로 금속대사가 만성감염에 어떤 효과를

---

**75)** *The plasma zinc/serum copper ratio as a biomarker in children with autism spectrum disorders*, 2009.

**76)** *Anti-Metallothionein IgG and levels of metallothionein in autistic families*, 2008.

내는지 짐작할 수 있는 연구보고는 있다. 코로나바이러스가 숙주에 부착할 때는 칼슘에 의존하기에 금속을 제거하는 EDTA 킬레이션 요법을 코로나바이러스 치료법으로 제기한 연구가 있다.[77] 또한 장내세균총의 변화는 철, 구리, 아연에도 강한 영향을 받는 것으로 연구보고가 이루어지고 있다. 특히 철분은 장내세균총과 숙주의 대사를 재형성시킨다고 한다.[78] 이런 연구성과를 종합하여 우리는 킬레이션의 효과가 수은 제거 효과가 아닌 금속대사의 재구성에 따른 효과임을 밝혀나가야 할 것이다.

---

**77)** *SARS-CoV-2 attachment to host cells is possibly mediated via RGD-integrin interaction in a calcium-dependent manner and suggests pulmonary EDTA chelation therapy as a novel treatment for COVID 19, 2021.*

**78)** *Iron Reshapes the Gut Microbiome and Host Metabolism, 2021.*

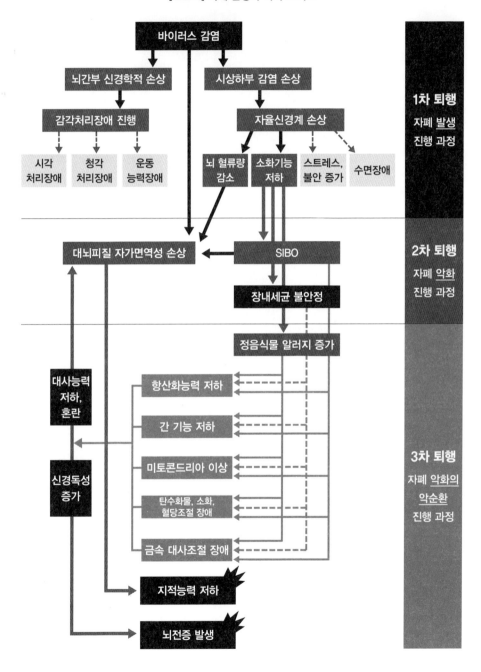

[도표 4] 자폐 발생과 악화 모식도

바이러스 감염

뇌간부 신경학적 손상     시상하부 감염 손상

감각처리장애 진행     자율신경계 손상

시각 처리장애   청각 처리장애   운동 능력장애   뇌 혈류량 감소   소화기능 저하   스트레스, 불안 증가   수면장애

**1차 퇴행**
자폐 발생
진행 과정

대뇌피질 자가면역성 손상     SIBO

장내세균 불안정

**2차 퇴행**
자폐 악화
진행 과정

정음식물 알러지 증가

대사능력 저하, 혼란    항산화능력 저하

간 기능 저하

신경독성 증가    미토콘드리아 이상

탄수화물, 소화, 혈당조절 장애

금속 대사조절 장애

**3차 퇴행**
자폐 악화의
악순환
진행 과정

지적능력 저하

뇌전증 발생

# 3장

---

# 닥터 토마토
# 프로토콜

앞서 2장에서 자폐가 발생하고 퇴행하는 과정을 살펴보았다. 1차 퇴행은 바이러스 감염에 의한 퇴행, 2차 퇴행은 장내세균의 불안정에서 유발되는 퇴행 그리고 3차 퇴행은 다양한 대사이상을 동반하며 진행되는 비가역적인 신경망의 손상이었다. 그리고 가장 근본적으로 자폐 치료에 성공하고자 한다면 1차 퇴행의 원인인 바이러스 감염에서 유발되는 감각처리장애와 자율신경장애(감정조절장애 포함)를 해결해야만 함을 확인하였다. 그리고 3장에서는 이제 구체적인 치료법으로 '닥터 토마토(Dr. Tomato) 프로토콜'을 소개할 것이다.

DAN 닥터들의 치료법을 선두로 ASD를 치료하려는 다양한 프로토콜이 세상에 있었다. 그러나 닥터 토마토 프로토콜은 자폐 치료를 시도하는 기존의 의학적 접근법과는 완전히 궤를 달리한다. 기성의 치료법은 주로 다양한 영양제를 이용하는 것이 핵심이지만, 닥터 토마토 프로토콜은 한약(Herbal Medicine)을 핵심 도구로 사용한다. 기성의 영양제나 항바이러스제를 사용하는 접근법은 ASD를 유발하는 바이러스의 컨트롤에 사실상 실패하기에 치료율에서 많은 한계를 보인다. 반면 한약이 가진 다양한 장점 중 항바이러스 효과가 탁월하다는 점은 닥터 토마토 프로토콜이 ASD 치료에서 매우 높은 치료 성과를 보이는 원동력이다. 나는 3장에서 ASD 치료에 이용되는 한약재들을 소개하고 안내할 것이다.

다만 한약(Herbal Medicine)치료법은 세균 컨트롤에 치명적인 약점을 보인다. 항바이러스 효과에 비하여 항박테리아 효과는 매우 미약하다. 이런 문제점 때문에 2차 퇴행의 원인인 장내세균의 불안정을 치료하기엔 한약만으로는 역부족이다. 이 문제를 해결하기 위하여 도입된 치료법은 식이요법이다. 장내세균은 ASD 아동이 섭취하는 음식을 같이 공유하며 생존하기에 식이조절을 통하여 대부분 컨트롤할 수 있다. 자폐를 치료하는 의사 중 일부는 차라리 항생요법을 쓸 것을 권유한다. 식이요법으로 자폐에서 구할 수 없으니 할 필요도 없다고 주장한다. 그러나 나는 거기에 동의하지 않는다. 나태한 식이요법이 장내세균의 역습을 초래하고, 호전 중이던 증세를 재차 퇴행시키는 것을 나는 무수히 경험하였다. 특히나 당분을 많이 함유한 인스턴트식품은 치명적이다. 나는 자폐에서 벗어나던 아이가 인스턴트식품에 노출되자 단 1~2주 만에 언어가 재차 소실되며 무발화가 되는 경우도 경험하였다. 무조건 항생제를 사용하는 것도 다양한 문제를 드러낸다. 식이요법으로 자폐에서 구할 수는 없지만, 식이요법 없이 자폐에서 탈출하기는 정말 어렵다.

역으로 무조건 케톤 식이요법(변형된 앳킨스 식이요법)을 해야 한다고 주장하는 의사들도 있는데, 나는 이 역시도 반대한다. 케톤 식이요법이 자폐 치료에 매우 강력하게 도움이 되는 것은 사실이다. 이는 영양학적으로도 매우 안전하다. 그러나 식이요법의 진정한 곤란함은 실은 영양학적 위험성에 있지 않다. 문제는 사회활동을 제약한다는 데 있다. 다른 아동들은 맘껏 먹는데, 그들과 어울리면서 자기만 음식을 제한하는 생활은 사실상 불가능하다. 그러므로 식이요법의 가장 큰 어려움은 지속성이다. 성공적인 식이요법을 위해서는 부담이 적은 식이요법을 실행하여 치료를 성공적으로 마무리하는 것이 좋다. 그러므로 닥터 토마토 프로토콜에서는 무조건 치료 효과가 높은 식이요법을 채택하기보다는 ASD 증세 수준에 맞게 난이도가 다른 단계적인 식이요법을 제시할 것이다. 식이요법은 최고 강도로 진행하기보다는 치료 성공이 보장된다는 전제 아래 최저 강도로 진행해야 지속성을 장기간 유지할 수 있다. 그러므로 닥터 토마토 프로토콜의 두 가지 핵심 치료법은 간단한 식이요법과 한약의 사용이 될 것이다.

그러나 3차 퇴행이 진행되면서 ASD가 중증으로 고착화되면 장내세균의 불안정도 더욱 심화되고 조직손상의 속도도 빨라져 식이요법과 한약만으로 퇴행에서 완전한 회복을 유도하기엔 부족한 경우가 많다. 이 경우 닥터 토마토 프로토콜은 영양제 요법의 도움을 받게 될 것이다. 그러나 과거 DAN 닥터들의 프로토콜같이 다량의 영양제를 복잡하게 복용하는 방식을 사용하지는 않을 것이다. 나는 10~20가지가 넘는 영양제를 과다 복용시키는 무리한 영양제 요법에는 반대한다. 대부분 영양제의 효능은 자폐 발생의 원인보다는 결과를 치료할 뿐이다. 자폐 발생의 원인인 1차 퇴행과 2차 퇴행에 대한 효과는 거의 미미한 채 대사장애 조절을 통하여 3차 퇴행을 방지하는 수준에서 효과를 내는 것이기 때문이다. 이는 영양제를 이용하여 자폐를 치료하고자 했던 기능의학이나 DAN 닥터들의 실패가 주는 교훈이다. 기능의학에서 진행하는 과한 영양제 복용은 들이는 노력에 비하여 그다지 큰 효과를 주지 못한다.

닥터 토마토 프로토콜에서는 주로 장내 세균망의 불안정을 회복하는 것을 위주로 한 영양제 요법을 보조적으로 사용하기에 매우 제한된 영양제만을 간략하게 사용한다. 나는 한약을 이용한 항바이러스 작용에 성공한다면 장내세균의 증식에서 오는 데미지를 관리하는 것만으로도 자폐를 치료할 수 있다고 믿는다. 그러므로 프로토콜에서 영양제 요법 매뉴얼은 장내세균을 조절하는 작용과 장내세균의 독성에서 뇌조직을 보호하는 것을 위주로 매우 간결하게 구성된다.

나는 이렇게 진행되는 닥터 토마토 프로토콜을 뇌면역영양 요법이라고 부른다. 즉 닥터 토마토 프로토콜은 첫째 한약 요법, 둘째 식이요법, 셋째 영양제 요법으로 구성되며, 이를 질환의 경중에 따라 종합적으로 중층적으로 적용하는 치료법이다. 자폐는 스펙트럼장애다. 원인도 다양하며 악화 과정도 중층적으로 형성되기에 나타나는 증세도 다양한 양상을 보이는 것이다. 이렇게 스펙트럼 양상을 띠는 질환은 단일한 요법만으로 접근해서는 치료에 성공하기 어렵다. 다양한 원인에 전면적으로 유효성을 보이려면 다양한 효과를 보이는 치료법을 통합적으로 적용하는 것이 유리하다. 닥터 토마토 프로토콜은 이런 문제를 해결을 위하여 3대 면역 영양요법을 통합적으로 실행한다.

ASD는 퇴행이 진행되는 무서운 질환이다. 오늘 안 되면 내일 하면 되지 식으로 접근할 수 있는 병이 아니다. 오늘 못 고치면 그만큼 뇌조직의 손상이 진행되는 퇴행성질환이다. 치료는 가장 빠르게 호전되는 것이 좋다. 나는 경증의 자폐라도 3대 요법을 같이 진행할 것을 권유한다. 치료를 시작하는 분들은 3대 요법의 각각의 단계를 잘 이해하고 진료 지침을 준수해야 치료에 성공할 수 있을 것이다. 이제 각각의 요법을 상세히 이해하는 시간을 가져보도록 하자.

# 3-1

# 식이요법

ASD 치료에 효과 있다고 알려진 식이요법은 매우 다양하다. 가장 대표적으로는 글루텐 프리 카제인 프리 식이요법(GFCF DIET)부터 케톤 식이요법, 그 외에 복합탄수화물과 정제 설탕, 곡류, 녹말 전분류까지 제한할 것을 주장하는 SCD(Specific carbonhydrate diet), 퓨린대사장애가 동반되는 경우 저퓨린 식이요법, SCD 식이요법에 유제품도 금지하면서 페놀 함량이 많은 수박이나 딸기 등의 과일까지 금지하는 갭스(GAPS)다이어트, 그리고 가공식품을 일절 먹지 않으면서 원시인의 식단에 가깝게 탄수화물의 양은 줄이고 단백질 지방 섭취량을 늘리되 유기농 위주로 섭취하는 팔레오(PALEO) 식단까지 있다.

어떤 식이요법이 ASD 치료에 더 적합한가를 평가하기는 어려운 일이다. 무엇보다 식이요법만으로 ASD를 완치할 수 없기에 식이요법만 분리하여 평가하기는 어렵다. 또한 각각의 식이요법의 효과평가는 결과가 엇갈리는 경우가 많다. 심지어 가장 광범하게 진행되는 글루텐 카제인 다이어트도 이중맹검을 진행했을 경우 효과가 없었다는 보고도 존재한다. 다만 직접 실행한 부모의 인터뷰에서는 정도의 차이는 있지만, 각각의 식이요법에 긍정적인 반응 비율이 높게 나온다. 다양한 식이요법에서 호전 효과를 경험한 ASD 환자와 동일한 식이요법에서 아무런 효과를 얻지 못한 ASD 환자가 공존한다는 것은 식이요법도 스펙트럼 양상에 따라 유효성의 정도가 다름을 의미한다. 그러므로 합리적으로 ASD 치료용 식이요법을 적용하는 것은 단일한 식이요법이 무조건 좋다는 접근법보다는 위험요소를 단계적으로 제거하는 방법이 타당할 것이다.

## 과당이 가장 위험도가 높다

나는 ASD가 치료할 수 있는 질환이라는 사실을 임상 경험하면서 다양한 식이요법에 천착하였다. 치료의 실패와 성공 사례를 분석하며 식생활의 차이가 치료율에서 매우 큰 비중을 차지함을 알게 되었다. 그리고 치료 중 호전 경과를 보이던 아이들이 급속하게 재퇴행하는 경우를 관찰하며 과당(FRUCTOSE)의 노출에서 매우 빠르게 퇴행 반응이 생김을 확인할 수 있었다. 그래서 ASD 치료 중 가장 먼저 실행해야 하는 식이요법은 과당 섭취를 금지하는 식이요법이다. 그리고 이는 소량은 허용하는 방식이 아니라 완전 철저히 배제할 것을 권유하고 있다.

과당은 신체 대사, 사회성 발현, 그리고 쾌락 지향적인 성향을 만들어내는데 본질상 알코올과 같은 방식으로 작용한다는 보고가 있다.[79]

---

79) *Fructose: Metabolic, Hedonic, and Societal Parallels with Ethanol*, 2010.

이 논문에서는 과당과 알코올이 인간의 간과 뇌에서 유사한 반응을 나타 냄을 3가지 점에서 지적하였다. 첫째, 과당과 에탄올은 간에서 신생 지방 생성을 위한 기질로 작용하며, 이 과정에서 간에서 인슐린 저항성 증가, 이 상지질혈증, 간 지방증을 촉진한다. 둘째, 단백질의 과당화가 진행되며 이로 인한 과산화물 형성은 에탄올의 중간 대사산물인 아세트알데히드와 유사한 간 염증을 유발할 수 있다. 마지막으로, 과당은 뇌의 '쾌락 경로' 를 직간접적으로 자극함으로써 에탄올과 마찬가지로 습관화 및 의존성 을 유발할 수 있다고 지적하였다. 결국 과당은 간의 대사능력 저하와 손 상, 인슐린 저항성 증가, 중추신경계 손상을 불러일으키는데, 이 과정이 알코올의 작용과 같은 결과를 만들어내는 것이다. 우리는 앞서 ASD의 퇴 행에서 간의 대사능력 저하와 인슐린 저항성의 증가가 뇌 손상으로 이어 짐을 확인하였으며, 과당의 섭취는 ASD에서 퇴행을 가속하는 1차 주범 으로 보아야 할 것이다.

더욱 심각한 문제는 과당의 섭취는 소화기장애도 가속하는 것으로 보인다는 점이다. 원인을 알 수 없는 어린이 복통에 과당불내성이 깊게 관 여한다는 보고가 있다.[80] 포도당은 능동 수송에 의해 완전히 흡수되는 반면, 과당은 용량이 제한된 촉진 확산에 의해 흡수된다. 소량의 식이과 당은 대부분 완전히 흡수된다. 그러나 과량이 섭취되면 흡수되지 않은 과 당은 삼투압 부하로 작용할 수 있으며 수소, 메탄, 이산화탄소 및 단쇄 지방산을 생성하는 혐기성 박테리아에 의해 발효되어 복통, 팽만감, 편평 및 설사를 유발할 수 있다. 연구에서는 지속해서 복통을 호소하는 아동 을 상대로 과당 섭취량을 점차 올려갔더니 하루 1g 섭취에선 반응이 없었

---

80) *FRUCTOSE INTOLERANCE IN CHILDREN PRESENTING WITH ABDOMINAL PAIN: 89, 2005.*

는데 하루 45g의 과당 섭취에 이르자 가스, 복통 또는 설사 증상을 동반하는 과당불내성 증상을 보였다고 한다. 그리고 과당 섭취를 제한하자 그들 중 60%가량은 2주 이내에 만성 복통이 사라졌다고 한다. 결국 과당의 다량 섭취는 과당불내성을 유발하며 어린이 복통과 설사의 원인으로 작용한다. ASD 퇴행이 1차 퇴행에서 2차 퇴행으로 악화되는 주된 원인이 소화기장애에서 유발됨을 2장에서 확인하였다. 소화기장애를 개선하는 것 없이 자폐를 치료하기란 어려운 일이다. 과당을 다량으로 섭취하는 것을 지속하는 한 소화기 증세의 개선은 불가능할 것이다.

인공과당인 콘시럽의 사용량 증가와 ASD 발생률 증가의 연관성을 보고한 논문도 있다.[81] 이 논문은 고과당옥수수시럽(HFCS)의 사용량이 증가하면서 자폐 발생률이 증가하는 것에 주목하였다. 물론 논문은 HFCS 제조 과정에 수은이 사용되는 것을 문제로 삼았다. 과당의 노출이 증가하면서 덩달아 수은 노출도 증가하며 ASD 발생률이 높아진다는 지적한 것이다. 그러나 우리는 앞서 ASD와 수은의 상관성을 주장하는 것은 이미 폐기되어야 할 논리임을 명확히 했다. 결국 수은과 무관하게 HFCS의 사용량 증가는 ASD 발생률 증가와 강하게 연관성이 있음이 확인되는 것이다. 해당 연구에 의하면 미국에서 1977년에서 2001년까지 HFCS 소비량은 135% 증가했다고 한다(Wallinga et al, 2009). 옥수수 시럽은 시리얼부터 빵, 냉동식품, 조미료, 특히 어린이 간식 식품에 이르기까지 모든 식품에 함유되어 있다. 놀랍게도 단백질 바, 그래놀라, 스포츠음료와 같은 소위 '건강' 식품의 성분에도 HFCS가 들어 있는 경우가 있다고 한다(Ray, 2008).

---

81) *High Fructose Corn Syrup, Mercury, and Autism - Is there a Link?*, 2012.

그 이후에도 아동들의 식생활에서 액상과당의 의존도는 더욱 높아졌다. 현대에 이르러서는 인스턴트나 가공식품 없이는 식생활이 불가능한 수준까지 도달하였다. 그런데 문제는 인공과당만이 아니다. 실제 과일에 함유된 과당 역시 문제가 된다. 과거의 원시 과일은 과육도 작고 당도도 매우 낮아 과일을 섭취한다고 해도 과당불내성을 유발하기는 어려웠다. 그러나 개량에 개량을 거듭한 현대 과일은 20년 전 과일에 비하면 과육도 커지고 과당의 농도도 심각하게 높아졌다. 꾸준히 과일을 섭취하는 것만으로 과당불내성이 유발될 수 있는 수준이다. 특히나 장내세균의 불안정이 증가한 ASD 아동에게는 매우 낮은 과당의 농도만으로도 과당불내성 상태가 유도될 것으로 추정된다. 그러나 안타깝게도 이와 관련한 연구는 미비한 상태이다.

ASD에서 과당이 가지는 위험성에 관한 연구는 일천하며, 과당을 절제한 경우 ASD가 어떻게 호전되는지에 관한 연구보고도 매우 부족하다. 다만 과당을 절제하는 식이요법을 통하여 ASD를 호전시킨 사례 연구 논문을 확인할 수 있었다. [82]

해당 논문에서는 과당은 위장관 연쇄상구균, 칸디다균, 기생충의 과증식과 관련이 있다고 한다. 따라서 과당은 판다스(PANDAS, 연쇄상구균 감염과 관련된 소아 자가면역성 신경정신질환)의 증상을 증가시킬 수 있다. 그리고 판다스 증후군은 강박증, 현저하고 종종 비이성적인 불안 및 공포증 증상을 나타낼 수 있으며 또한 틱장애 및 뚜렛 증후군과도 관련이 있을 수 있다고 보고하며, 과당이 소아신경정신 질환과 밀접한 관련이 있음을 지적하였다.

---

82) *Case Study: The effects of excess fructose in a patient with Autism Spectrum Disorder infections*, 2014.

과당의 섭취가 ASD의 퇴행에 나타나는 대사장애를 가속하는 것은 대단히 분명하다. 그것도 매우 빠르고 강하게 신경계 손상을 유발하는 것으로 추정된다. 그럼에도 액상과당에 대한 회피는 일반화되어 있지만, 천연 과일에 대한 회피는 매우 안일한 것이 일반적이다. 과일은 건강식품이라는 통념이 이미 잠재의식에 공고히 되어 있어 환상을 만들어내는 듯하다. 누군가에게 과일의 섭취는 도움이 될 수 있을 것이다. 그러나 ASD 아동에게 과당의 섭취는 인공이건 천연이건 모두 알코올과 같은 방식으로 작용함을 명심해야 한다. 소량도 절대 허용하지 않는 과당 제한 식이요법을 철저히 지키는 것이 ASD 치료에서는 필수적인 요소이다.

## 탄수화물 노출의 양과 빈도가 중요하다

ASD 치료에 활용하는 식이요법은 다양하지만, 탄수화물 절제는 대부분 인정하는 듯하다. 즉 탄수화물의 섭취량과 횟수를 줄일수록 치료가 용이하다는 것은 명확하다. 인체가 에너지를 만들 때 가장 안전한 식품영양소는 지방이다. 그리고 두 번째가 단백질이며, 세 번째 탄수화물은 가장 위험성이 있는 영양소이기 때문이다.

탄수화물은 소화가 되면 포도당인 글루코스(glucose)를 만든다. 포도당은 즉각적인 인체 활동의 에너지로 쉽게 사용되지만 동시에 혈액 내 혈당 피크를 만드는데 이 과정이 반복적으로 심화되면 인슐린 저항성이 유발된다. 앞서 2장에서 인슐린 저항성 증가는 뇌조직의 신경 손상을 유발할 수 있음을 확인하였다. 결국 탄수화물을 주식으로 섭취하게 되면 ASD 아동은 식사때마다 혈당 피크를 만들게 되고, 이는 뇌조직의 염증반응을 유도한다.

탄수화물 섭취의 또 다른 문제는 장내 혐기성세균의 증식으로 이어
진다는 점이다. ASD 아동에게 광범하게 존재하는 소화장애와 흡수장애
는 탄수화물 대사에도 나타난다. 그리고 소화되지 못한 채 대장에 도달
하는 탄수화물은 혐기성세균이 매우 선호하는 먹이 중 하나이며, 이에 장
내세균의 급증식으로 이어질 위험이 증가한다. 이런 이유로 탄수화물의
섭취를 줄이는 것은 ASD 치료에서 뇌 염증을 완화하며 장내세균을 조절
하기 위해서 필수적인 조치이다. 결론적으로 탄수화물의 섭취량을 줄일수
록 치료에 유리한 것이 명백하다.

다양한 식이요법은 탄수화물 섭취를 줄인다는 점에서는 공통적이
다. 그러나 그 섭취량에는 차이가 있다. 탄수화물 섭취를 제로 상태로 유
지하며 건강한 식단을 유지하는 경우가 있다. 순수한 육식만을 권유하는
카니보어(carnivore) 다이어트도 존재한다. 카니보어 식단이 ASD 미치는
효과에 관한 연구는 없는 듯하다. 그러나 무발화 자폐가 카니보어 식단
을 진행한 이후에 고기능 자폐로 개선되었다거나 아스퍼거증후군이었던
아이가 정상범주로 회복되었다는 치료 후기는 어렵지 않게 찾아볼 수 있
다. 흔히 건강식이라 알려진 채식주의(vegetarian)는 대중화가 되었음에
도 채식으로 자폐를 치료했다는 이야기는 접할 수 없는 것도 ASD에서 탄
수화물이 가지는 위험성 때문일 것이다. 탄수화물을 극도로 절제하는 식
이요법인 케톤 식이요법은 대체로 탄수화물 양을 20% 정도로 제한한다.
그리고 앳킨스 식이요법의 경우 탄수화물을 30%까지도 허용하는 수준이
다. 그러나 이 경우 모두 복합탄수화물의 섭취는 제한하는 것이 타당하
며, 식이 섬유질이 풍부한 탄수화물 위주로 섭취해야 할 것이다. 정도 차
이는 있지만 탄수화물의 양을 줄일수록 치료에 유리하며 식이요법의 난이

도는 더욱 힘들어진다. 그러므로 나는 ASD 질환별 난이도에 따라서 탄수화물 섭취량을 조정하는 단계적인 접근법을 안내할 것이다.

　탄수화물의 절대량을 조절하는 것도 중요하지만 탄수화물 노출의 횟수를 조정하는 것도 매우 중요하다. 탄수화물의 섭취 빈도를 늘리는 것은 혈당 피크의 형성 빈도를 늘리는 식습관이 된다. 이는 뇌조직의 인슐린 저항성을 해체하는 데 어려움을 만들며 뇌의 염증반응 빈도를 증가시킨다. 그러므로 탄수화물이 들어간 식사를 허용한다고 해도 탄수화물이 들어간 간식은 금지하는 것이 좋다. 나는 하루 3회 정기적인 식사는 탄수화물 식사를 하더라도, 복합탄수화물을 간식으로 사용하는 것은 절대 금지할 것을 권유한다. 간식 없이 공복 상태를 유지하는 것이 좋겠지만 불가피하게 간식을 줘야 한다면 동물성 간식을 줄 것을 권유한다. 예를 들어 변형된 앳킨스 식이요법을 진행 중이라면 육류나 생선류 섭취는 필수적이다. 이때는 육류나 어류에서 IgG 검사반응이 조금 높게 나와도 제약 없이 섭취할 것을 권유하고 있다. 탄수화물의 위험성이 보다 근본적이며, IgG 반응 유발 단백질의 유해성은 부차적 위험요소이기 때문이다. 또한 ASD 치료 초기에는 좀 엄격한 GFCF 다이어트를 요구하지만, 많이 호전된 다음에는 첨가물 없는 밀가루 식품이나 첨가물 없는 플레인 유제품이라면 섭취해도 무방하다. 그러니 GFCF 다이어트 중 카제인이 조금이라도 들어간 것은 모두 거부하겠다는 식으로 간장부터 보리까지 다 거부하는 강박적인 접근을 할 필요는 없다. 건강을 위하여 한다면 말릴 생각은 없지만, 자폐 치료에 그런 접근법은 큰 유효성이 없다.

# 글루텐 카제인 다이어트의 효용성 검토
## (지연성 알러지 검사 포함)

글루텐 프리 카제인 프리 식이요법(GFCF DIET)은 ASD 치료에서 가장 대표적인 식이요법이다. 효과가 불분명하다는 논문도 많지만, 부모 인터뷰를 통한 효과평가는 매우 양호하게 나타난다. 그러나 GFCF DIET가 자폐 치료에 효과를 내는 기전에 관해서는 의문이 있다.

GFCF DIET 효과의 기전을 설명할 때면 글루텐과 카제인이라는 단백질이 만들어내는 염증반응을 이유로 삼는다. 예를 들자면 밀가루 속의 글루텐은 소화 과정에서 제대로 분해되지 않은 채로 혈액으로 유입되면 조눌린이라는 독성물질로 변화하여 작용한다고 한다. 그리고 우유의 카제인 단백질은 소화가 불완전하게 이루어지면 불안정한 펩타이드 생성과 염증성 물질인 사이토카인 증가로 이어진다고 한다. 그 결과 장관 내 염증반응 증가와 중추신경계 염증반응의 증가로 이어진다고 한다. 이것을 좀 더 과학적으로 뒷받침하는 검사가 음식물 민감성 검사의 일종인 '지연성 알러지 검사(IgG)'이다. 이 검사를 진행하면 ASD 아동 대부분이 글루텐과 카제인에 민감성 반응을 보인다. 이 검사를 통하여 지연성 알러지 검사반응을 보이는 다른 음식물까지도 제한하는 식이요법으로 확장한다.

GFCF DIET의 유용성 기전을 이해하기 위해서는 케톤 식이요법과 효과를 비교해봐야 한다. 두 식이요법은 ASD 치료에 가장 많이 적용되는 식이요법이다. 이 두 가지 식이요법의 효능을 비교 평가한 논문이 있다. DSM-5 기준에 따라 ASD로 진단된 3~8세 아동 45명이 이 연구에 등록되었다. 환자들은 3개 그룹으로 동등하게 나뉘었는데, 첫 번째 그룹은 수정된 앳킨스 다이어트(MAD)로 케톤 식이요법을 받았고, 두 번째 그룹은 글루텐 프리 카제인 프리(GFCF) 다이어트를 받았고, 세 번째 그룹은 균형 잡힌 영양을 섭취하고 대조군 역할을 했다. 모든 환자는 식이요법 시작 전과 6개월 후 신경학적 검사, 인체 측정학적 측정, CARS(Childhood Autism Rating Scale), ATEC(Autism Treatment Evaluation Test) 척도로 평가되었다. 평가 결과 다이어트를 한 두 그룹 모두 일상 식사를 유지한 대조군에 비해 ATEC 및 CARS 점수에서 유의미한 개선을 보였다고 한다. 그런데 케톤 식이요법 그룹은 GFCF 다이어트 그룹에 비해 인지 및 사교성에서 더 나은 결과를 기록했다고 한다. 결국 식이요법의 효능이 인정되는데, 케톤 식이요법이 더 타당성을 보인다는 것이다[83].

두 가지 식이요법에는 차이가 몇 가지 있다. 첫 번째 유제품에 대한 노출의 차이다. 케톤 식이요법에서는 유제품 섭취가 허용되기 때문이다. 둘째는 탄수화물 섭취의 차이다. GFCF 다이어트의 경우 탄수화물 섭취는 제한하지 않는다. 심지어는 글루텐을 제거한 밀가루 섭취도 허용된다. 두 가지 차이를 반영한다면 결국 유제품의 노출을 완전하게 통제하는 것보다 탄수화물의 제한을 완전하게 통제하는 것이 치료에 더 유리하다는 결론에 도달한다.

이런 자료를 보면 GFCF 다이어트의 효용성이 단백질이 만들어내는 염증반응을 통제해서 발생하는 것이 아니라는 합리적 추론에 도달한다. GFCF 다이어트를 하게 되면 거의 모든 가공식품 섭취를 중지한다. 그 과정에서 엄청나게 많은 인공과당과 콘시럽의 섭취가 제한된다. 나는 GFCF 다이어트의 효과는 과당 절제에 기인한 효과가 더 클 것으로 추정한다. 일부 연구자는 카제인 다이어트의 효과는 유당불내증을 보이는 아동에

---

83) *Ketogenic diet versus gluten free casein free diet in autistic children: a case-control study*, 2017.

게 유당을 제한하여 발생하는 효과라는 주장을 하기도 한다. 이 주장도 충분히 참고할 만하다.

GFCF 다이어트가 ASD 치료에 유리하다는 것은 사실이다. 그리고 해당 유해성 단백질이 IgG 반응을 유발하여 뇌의 반응성이 떨어지는 브레인포그 현상을 만들어내는 것도 사실이다. 그러나 대단히 명백한 것은 브레인포그 현상은 ASD 증세를 악화하는 요인으로 작용하지만, ASD의 발병 원인은 아니라는 것이다. 오히려 과당과 탄수화물의 과한 섭취가 ASD 발병 원인을 강화하는 악성 요인으로 작용한다. 그러므로 GFCF 다이어트를 ASD 치료에 절대적인 식이요법으로 다룰 필요는 없는 것이다. GFCF와 IgG 알러지 반응에 기초한 다이어트는 치료과정에서 탄력성 있게 적용해도 된다.

## 닥터 토마토 식이요법 프로토콜

자폐를 극복하기 위한 식이요법 프로토콜은 다음과 같은 원칙에서 구성된다.

1) 과당을 금지하는 식이요법은 ASD 경증부터 중증까지 모두 적용한다.

2) 탄수화물의 섭취량은 ASD 증세의 경중에 따라 3가지 단계로 구성된다.

3) 글루텐 카제인 다이어트와 식품 민감성 음식 회피요법은 보조 식이요법으로 적용되며, 상황에 따라 유연성 있게 적용해도 무방하다.

4) 1단계 식이요법(당질 제한 식이요법), 2단계 식이요법(탄수화물 감량

식이요법), 3단계 식이요법(변형된 앳킨스 식이요법)으로 구성되며, 1단계 식이요법 적용 후 호전 반응이 없으면 빠르게 2단계 식이요법으로 강화된 치료법을 적용해야 한다. 2단계 식이요법 적용 후에도 변화가 없을 때는 빠르게 3단계 식이요법을 진행하며, 질환의 중증도에 따라 점차 강화된 식이요법을 적용해야 한다.

5) 식이요법 단계와 무관하게 복합탄수화물을 이용한 간식은 금지한다. 간식으로 허용되는 음식은 동물성 간식(육류, 어류, 조류, 어패류)이다. 뿌리채소와 열매채소는 금지해야 하지만, 해조류와 당도가 적은 열매채소인 토마토와 오이나 줄기나 잎채소를 이용한 간식은 부분적으로 허용된다.

6) 지정된 식이요법은 장기간 지속하면 지속할수록 좋다. 식이요법을 빠르게 풀면 다시 퇴행하는 경우가 많다. 그러나 일정 시점이 되면 식이요법을 풀고 일반 식사를 해도 퇴행 없이 유지된다. 현재로선 그 시점을 정확히 추정할 방법은 없다. 다만 아이가 또래 수준으로 완전히 회복되는 시점이면 대부분 식이요법을 풀어도 문제가 없다. 빠른 회복에 성공하는 어린 아동의 경우 2~3년간의 식이요법이면 대부분 식이요법을 푸는 것이 가능했다. 그러나 중증 자폐아동으로 회복 기간이 오래 걸리는 경우는 식이요법도 더 장기적으로 유지해야 한다. 이는 담당 의료진과 상의하여 결정해야 한다.

7) ASD를 치료하며 식이요법을 하는 부모들은 유기농 식품이나 자연 방목한 육류 등에 선호도가 높다. 농약이나 항생제에 노출된 육류가 자폐를 악화시킨다는 주장도 있기 때문이다. 그러나 ASD 치료에서 중요한 것은 식품의 종류이다. 유기농이어야만 치료 효율이 더 높아지는 것은 아니다. 건강을 위하여 유기농을 선호하는 것은 반

대할 이유가 없다. 하지만 ASD 치료를 위하여 유기농 식사를 해야만 한다는 주장은 잘못된 것이다. 경제적인 여건이 허락하지 않는다면 구태여 값비싼 유기농 식사를 할 필요는 없다.

## 1단계 식이요법: 당질 제한 식이요법

**첫째: 설탕과 당류는 완전히 금지한다.**

설탕, 꿀, 메이플시럽, 과일 주스 등 단맛이 나는 것은 다 금지한다. 당연히 인스턴트식품 중 단맛이 나는 것은 절대 금지한다. 일단 가공된 식품은 모두 피해야 한다. 대부분 당류가 첨가되어 있기 때문이다. 심지어 불고기도 금지한다. 심하게 단맛으로 양념이 되어 있는 모든 음식을 피해야 한다.

**둘째: 단맛이 나는 과일은 모두 금지한다.**

원시 과일은 과육이 적고 당도가 낮아 일부 야생 딸기류는 먹어도 무방한 경우가 종종 있다. 그러나 현재 대부분 과일은 과육도 크고 과당의 농도가 매우 높다. 과일의 과당은 알코올과 같은 메커니즘으로 아동들의 흥분 작용을 유발하고 사회성 발달을 저해하며 감각추구 현상을 고착화한다. 과일은 자폐아동에게 백해무익한 음식이다. 단맛이 나는 과일은 모두 금지해야 한다. 채소라도 단맛이 심한 단호박 같은 것은 피하는 것이 좋다. 그러나 토마토, 오이, 파프리카 등 단맛이 나지 않는 열매채소는 섭취할 수 있다.

### 셋째: 유제품은 금지한다.

우유의 원료인 카제인이 모르핀과 유사하게 작용하여 아동의 의식의 명료함을 방해하기 때문이다. 우유는 물론이고 우유가 원료가 된 치즈, 요플레, 요구르트 등도 모두 금지해야 한다. 아동의 영양 상태에 우려가 있거나 아이가 우유를 너무 좋아한다면 대용품으로 낙타 분유를 이용해도 좋다. 낙타 우유가 ASD 치료에 도움이 된다는 보고는 꾸준하게 있었다. 결정적으로 ASD 치료에 이중맹검을 시행한 연구논문에서 낙타 우유의 유효성이 인정된다는 것이 입증되었다.[84] 즉 경제적 여건이 허락된다면 적극적으로 섭취해도 된다는 의미다. 그리고 내 임상 경험으로도 낙타 분유를 먹으며 치료한 아동들은 문제없이 양호하게 호전되었다.

### 넷째: 밀가루 제품은 금지한다.

밀가루에 있는 글루텐이 식품 민감성 반응을 증가시켜 뇌의 염증반응을 증가시킨다. 그러므로 밀가루가 원료인 음식은 다 금지한다. 밀가루는 금지되지만, 집에서 글루텐 프리 밀가루로 직접 요리하여 밥을 대신한다면 이는 가능하다. 글루텐 프리라며 판매하는 빵이나 파스타에는 당분이나 유제품이 첨가된 경우가 많아 피하는 것이 좋다.

## 2단계 식이요법: 탄수화물 감량 식이요법

1단계 식이요법으로 충분한 호전 반응이 나타나지 않는 경우는 다

---

[84] *Behavioral Benefits of Camel Milk in Subjects with Autism Spectrum Disorder*, 2015.

음 두 가지를 원인으로 추정한다. 1) 장내 유해균이 탄수화물에 과증식되는 경우. 2) 뇌 신경망에서 인슐린 저항성이 증가한 경우. 두 가지 경우모두 탄수화물의 섭취를 줄여야만 ASD 치료의 길이 열린다. 2단계 식이요법은 1단계 식이요법을 유지하면서 추가로 탄수화물을 점차 감량하는식이요법이다.

가장 권장되는 식이요법은 이파리와 줄기채소를 제외한 탄수화물을 완전히 제한하는 앳킨스 식이요법이다. 그러나 아이가 어려움 없이 식이요법을 할 수 있는 순응도를 높이기 위하여 과도적으로 탄수화물의 섭취량을 줄이는 탄수화물 감량 식이요법을 실행한다.

### 〈탄수화물 감량 식이요법 진행 방법〉

**방법 1: 콜리플라워라이스 혼합법.**

밥을 좋아하는 아이에게는 이 방법을 권유한다. 콜리플라워라이스를 라드유(돼지비계 기름)에 볶으면 식감이 고소한 볶음밥 같아서 아동들이 거부감 없이 맛있게 먹는 경우가 많다. 일반적으로 먹던 밥과 콜리플라워 볶음밥을 아래와 같이 혼합하여 먹이도록 한다.

1주 차: 일반 밥 70% + 콜리플라워 볶음밥 30%

2주 차: 일반 밥 50% + 콜리플라워 볶음밥 50%

3주 차: 일반 밥 30% + 콜리플라워 볶음밥 70%

4주 차: 일반 밥 10% + 콜리플라워 볶음밥 90%

위와 같은 방식으로 점차 콜리플라워라이스의 비중을 높이면서 완전한 콜리플라워 볶음밥만 먹이도록 시도한다.

**방법 2: 고기나 생선, 채소를 먼저 배불리 먹이고 난 후에 탄수화물을 주는 식사법.**

고기를 좋아하는 아이에게는 이 방법을 권유한다. 밥과 반찬을 같이 주는 것이 아니라 먼저 반찬을 주고 밥을 나중에 주는 방식으로 식사 순서를 바꾼다. 즉 고기나 생선, 채소를 먼저 배불리 먹인 후에 후식의 개념으로 밥을 소량 주도록 한다. 이 식사법도 방법 1과 같이 고기의 양을 점점 늘리고 밥의 양은 점차 줄여서 나중에는 고기와 채소만으로 배를 불릴 수 있도록 유도한다.

**방법 3: 방법 1과 방법 2를 혼용하여 진행한다. 일반적인 경우는 이 방법을 권유한다.**

## 3단계 식이요법: 변형된 앳킨스 식이요법

식이요법을 통하여 장내세균을 통제하려는 시도 중 가장 강력하게 진행되는 식이요법이 변형된 앳킨스 식이요법이다. 그러므로 발달장애를 치료하고자 한다면 경중을 가리지 않고 누구에게나 권장되는 식단이다. 특히나 나이가 많은 발달장애 아동이거나 나이가 어려도 무발화 자폐아동이라면 빠르게 변형된 앳킨스 식이요법을 진행할 것을 권유한다.

## 1) 케톤 식이요법과 변형된 앳킨스 식이요법 비교

변형된 앳킨스 식이요법보다 흔히들 저탄고지라 부르는 케톤 식이요법이 많이 알려져 있다. 탄수화물의 절대량을 제한한다는 면에서 두 가지 식이요법은 공통성을 가진다. 그러나 케톤 식이요법은 적극적인 케톤 생성을 목표로 기름진 음식을 다량으로 섭취하는 고지방 식이를 권장한다. 지방을 다량 섭취하는 시도는 아이들이 케톤 식이요법을 지속하는 것을 어렵게 한다. 그러나 앳킨스 식이요법은 지방 함량을 높이려는 시도를 하지 않는다. 그런 면에서 케톤 식이요법에 비하여 지속 가능한 식이요법으로 평가된다. 두 가지 식이요법 모두 발달장애에 유효성이 있음은 논문으로 보고되어 입증되었다.

## 2) 앳킨스 식이요법과 카니보어 식단의 비교

케톤이나 앳킨스 식이요법을 한다면 부모들은 영양 이상을 걱정하고는 한다. 그러나 변형된 앳킨스 식이요법은 영양학적으로 가장 안전하고 완벽한 식단이라 할 수 있다. 순수한 육식주의자들인 카니보어주의자들이 채식주의자들에 비하여 더욱 우수한 건강 상태를 유지한다는 것은 잘 알려지지 않았다. 원시 부족 중 채식만 하는 원시 부족이 생존한 사례는 없다. 그러나 육식만 하는 원시 부족은 존재한다. 북극에서 사는 에스키모인은 순수한 육식만으로 생활하던 부족으로 건강 유지에 아무런 문제가 없었다. 다만 육식만으로는 식이섬유와 다양한 비타민, 미네랄 섭취에 부족함이 있는데 에스키모인이나 유목 민족은 이를 동물의 생간을 섭취하는 방식으로 해결하였다. 동물의 내장에는 과일이나 채소에 비하여 부족하지 않을 정도의 비타민과 미네랄이 풍부하기 때문이다. 동물의 내장을 먹지 않는 상태에서 채소를 충분히 공급하는 변형된 앳킨스 식이요법은 이런 약점조차 보완하여 가장 완벽한 건강 식단이라 볼 수 있다.

### 3) 앳킨스 식이요법 중 절대 주의 사항(키토플루 현상과 대처법)

앳킨스 식이요법을 시작하면 1주일 이내에 아이는 어려움과 고통을 겪게 된다. 탄수화물에서 발생한 당분을 에너지원으로 사용하다 케톤을 에너지원으로 사용하게 되면서 발생하는 일종의 명현반응이다. 신체적인 혼란 현상으로 감기 증세와 유사한 증세를 보여 키토플루(Keto Flu)라고 하는데 평상시 고탄수화물 위주로 식사하던 사람일수록 증세가 심하게 나타난다.

키토플루의 대표적인 증상은 두통, 현기증, 무기력함, 피곤함, 메스꺼움, 갈증, 구취, 변비, 근육통 등이 있으며 대부분은 무기력하게 누워 지내려고 한다. 이를 두고 아이가 큰일이라도 난 줄 알고 식이요법을 임의로 중지하는 경우가 많은데 절대 그래서는 안 된다. 이 증세는 짧으면 1주일이면 없어지며 길어도 3~4주를 넘지 않고 일상적인 생활 수준으로 회복된다. 그때쯤이면 아이는 매우 또렷한 상태로 상호작용의 반응을 보일 것이다. 아이가 너무 힘들어한다면 앳킨스 식이요법의 속도를 천천히 조절할 수도 있지만, 대부분 키토플루 상태를 자연스럽게 극복하도록 도와주는 것이 가장 현명한 방법이다.

## 4) 변형된 앳킨스 식이요법 방법

1차: 육류와 이파리 채소만 먹기.

변형된 앳킨스 식이요법에서는 채소를 섭취하지만, 열매채소와 뿌리 채소는 무조건 피해야 한다. 열매와 뿌리는 탄수화물 함량이 매우 높은 경향이 있기 때문이다. 당근, 연근, 무, 콩, 두부, 견과류 등을 먹어서 실패하는 경우가 많은데, 1차 시도에서는 이런 열매나 뿌리류를 완전히 피해야 한다.

고기나 생선, 어패류와 채소를 혼합하여 볶음요리를 해주거나 아니면 혼합하여 갈아서 죽처럼 주는 방법이 일반적으로 사용된다. 소금은 자유롭게 사용해도 되고, 간장이나 된장, 고추장 등은 소량 사용해도 되지만, 서양식 드레싱 소스는 당도가 높은 경우가 많아서 피해야 한다. 1주 이상 식이요법을 진행한 이후에 적절한 케톤 수치가 나오고 있는지 혈액검사로 케톤 수치를 측정해야 한다.

2차: 당근, 연근, 무, 두부, 견과류 등 뿌리나 열매에서 유래된 음식 중 탄수화물 함량이 높지 않은 음식 소량을 하루 1회 추가하며 식단의 다양화를 추구한다. 이후 반드시 케톤 수치를 측정하고 혈액검사상 안정적인 수치를 유지할 경우 담당 의사와 의논하여 뿌리나 열매 중에서 하루에 한 가지씩 첨가하며 케톤 수치 검사를 하도록 한다. 검사 수치가 안정적으로 나오는 한도에서 최대한 뿌리채소와 열매채소를 추가하여 식단의 다양화를 시도하도록 한다.

앳킨스 식이요법 실패 시 카니보어 식단 추천: 채소를 극단적으로 거부하는 경우는 고기와 생선 등 육류만 먹는 카니보어 식단을 진행해도 무방하다. 다만 카니보어 식단을 할 경우 비타민과 미네랄을 공급하기 위하여 신선한 소 생간을 정기적으로 섭취할 것을 권유한다. 소 생간의 섭취가 불가능할 경우 보충제의 도움을 받아 영양 상태를 안정적으로 유지하도록 담당 의사와 상의해야 한다.

## 3-2

# 한약의 효과

닥터 토마토 프로토콜의 핵심 치료법은 한약(Herbal Medicine)이다. 한약의 적절한 사용은 ASD가 진행되는 근본 메커니즘을 차단할 수 있다. ASD가 바이러스 감염 수준에서 진행되는 영아기 퇴행 시점에는 식이요법이나 영양제 요법의 결합 없이 오로지 한약만을 사용하여 퇴행을 막고 정상발달을 유도할 수 있다. 그러니 대략 생후 12개월 전에 ASD 퇴행을 조기 발견하여 치료를 시작하면 대부분 한약만으로 정상발달이 가능하다. 생후 12개월 전에 ASD를 조기 발견·진단하는 체계가 만들어지고 한약을 이용한 치료법이 대중화된다면, ASD가 확산되는 사회현상은 마침표를 찍으리라고 확신한다.

그러나 12개월이 넘어가면 이미 2차 퇴행과 3차 퇴행으로 이어지기에 식이요법과 영양제 요법이 결합되어야만 정상발달로의 회복이 가능해진다. 그러나 이때도 한약을 이용하여 1차 퇴행적인 요소를 극복해야만 빠른 회복을 유도할 수 있다. 식이요법과 영양제 요법만 결합하는 것은 일부 아동만이 정상범주로 회복되는 한계가 많은 치료법이다. 만 5세 이전이라면 한약 요법을 기본으로 식이와 영양제 요법을 결합할 시 대부분의 아동을 정상발달로 회복시키는 것이 가능하다. 그러므로 닥터 토마토 프로토콜에서 한약 치료의 효과와 기전을 이해하는 것은 매우 중요하다.

한약이 어떤 기전으로 ASD 치료 효과를 내는지를 명확하게 설명하는 것은 현재로서는 불가능하다. 일단 ASD가 어떤 메커니즘으로 신경망을 손상하는지 아직 명확히 알지 못하기에 치료 효과도 어떤 메커니즘으로 이루어지는지를 전일적으로 설명할 수는 없다. 또한 한약의 어떤 성분이 치료 효과를 내는지를 완벽하게 설명하는 것도 불가능하다. 한약은 천연물로 무수히 많은 화학 성분의 조합으로 이루어져 있다. 구성 비중이 높은 유효성분에 관해서는 이해하고 있지만, 셀 수 없이 무수한 미량의 성분들이 내는 유효반응을 추적하는 것은 엄청난 시간과 노력이 요구되기 때문이다. 다만 우리는 ASD 치료에 유효하다는 성분이나 효능이 한약에도 풍부하게 존재함을 확인함으로써 한약을 이용한 ASD 치료의 타당성과 합리성을 확인할 수는 있을 것이다.


## 자폐 치료에 한약(Herbal Medicine)이 효과를 보이는 이유와 기전

한약이 자폐 치료에 압도적인 치료 효과를 보이는 이유와 기전은 다음 5가지로 요약된다.

**첫째** 항바이러스 작용을 통한 뇌간의 조절기능 회복

**둘째** 장내세균총의 불안정 회복 및 프로피오닉산 제거

**셋째** 자율신경계와 소화기능의 회복을 통한 SIBO 증세의 안정화

**넷째** 중추신경계 자가면역 작용의 안정화

**다섯째** 중추신경계의 반응성 증가 및 정보처리속도의 회복

이제 이 다섯 가지 효과에 대하여 구체적으로 살펴보도록 하자.

## 1) 항바이러스 작용을 통한 뇌간과 자율신경계 조절기능 회복

닥터 토마토 프로토콜에 기초한 한약 치료법은 다른 생의학적 치료법보다 훨씬 우수한 효과를 내고 있다. 그 핵심 이유는 한약이 만들어내는 항바이러스 효과 때문이다. 앞서 지적한 대로 자폐스펙트럼 발생의 1차 원인은 바이러스 감염이다. 바이러스의 중추신경계 감염으로 뇌간 부위와 시상하부가 손상되기 시작하는 것이 바로 자폐 발생의 직접적인 원인이다. 그래서 뇌간과 시상하부의 바이러스가 통제되면 불과 1~2주 이내에 자폐적인 성향이 제거되기 시작하는 놀라운 효과를 내는 것이다.

눈맞춤의 증가, 청각·촉각 추구의 감소, 주의 집중력의 향상, 그리고 수면장애의 개선과 소화 배변 능력 개선 등의 현상이 불과 1~2주 이내에 한꺼번에 나타난다. 이런 현상은 바이러스에서 유발된 중추신경계의 염증이 통제되기 시작되기에 가능한 것이다. 무능한 바이러스는 숙주(인간)를 죽이지만 유능한 바이러스는 숙주(인간)와 공생한다. 자폐란 중추신경계에 침입한 바이러스가 지속해서 인간과 공존·성장하며 발생·악화되는 장애이다. 그러므로 중추신경계 바이러스를 통제하는 치료법 외에 다른 치료법은 자폐증세를 효과적으로 치료하기는 어려울 것이다.

문제는 현존하는 화학적으로 조제된 항바이러스제의 효과가 매우 제한적이라는 사실이다. 다양한 변이 바이러스에 공통으로 효과를 내는 항바이러스제를 개발하는 것은 사실상 불가능하다. 우리는 코로나로 인한 팬데믹 사태를 경험하며 이 사실을 절감하고 있다. 원인 바이러스가 분명한 상태에서도 치료제 개발이 불가능한데, 다양한 바이러스 감염이 포괄적으로 진행되는 자폐의 발생을 효과적으로 컨트롤할 수 있는 항바이러스제를 개발하는 것은 거의 불가능한 일이다.

그러나 천연 약재를 이용하면 매우 효과적인 항바이러스 작용을 만들어낼 수 있다. 항바이러스 효과가 있다고 알려진 천연 약재는 이미 수십 종에 이른다. 2014년 발표된 「Antiviral Herbs—Present and Future」라는 논문에서는 항바이러스 효과가 있는 약재만 20여 종을 발표하였으며, 바이러스 종류에 따라 특이성이 강한 약재를 따로 분류하였다. 나는 자폐 치료에서 가장 효과적으로 항바이러스 효과를 내는 약재로 계지(Cinnamomi Ramulus)[85], 인삼(Ginseng Radix)[86], 마황(Ephedrae Herba)[87] 세 가지를 추천한다. 세 가지 약재는 단일한 성분으로도 항바

---

[85] 단일 성분으로도 항바이러스 효과를 보이지만 전통적으로는 계지탕(계지, 작약, 생강, 대조, 감초)이라는 배합 처방으로 더욱 강력한 항균 작용을 보인다. 계지가 코로나바이러스에 미치는 효과를 측정한 최신 연구는 다음 논문을 참조하면 된다. *Antiviral Activity and Mechanism of Cinnamon Essential Oil and Its Active Components*, 2023.

[86] 전통적인 한약치료법에서는 직접적인 감염질환에 사용한 사례가 매우 적다. 그러나 인삼은 면역력을 전반적으로 상승시켜 바이러스의 활동력을 약화하는 것으로 보인다. 그런 이유로 ASD 치료에서 가장 결정적으로 항바이러스 효과를 보이는 것으로 추정된다. 인삼을 이용한 항바이러스 효과 연구는 매우 많은데 대표적으로는 다음 논문이 있다. *Ginseng, the natural effectual antiviral: Protective effects of Korean Red Ginseng against viral infection*, 2016.

[87] 단일 성분으로도 효과를 지니지만 전통적으로는 마황탕(마황, 계지, 행인, 감초)이라는 배합 처방으로 매우 강력한 항염·항균 작용을 한다. 인플루엔자 바이러스에 강한 효과를 보인다는 연구는 다음 논문을 참조하면 된다. *Screening of Antiviral Components of Ma Huang Tang and Investigation on the Ephedra Alkaloids Efficacy on Influenza Virus Type A*, 2019.

이러스 효과를 지니지만 적절한 비율에 따라 배합할 때 더욱 뛰어난 효과를 보인다. 이렇게 천연물 약재의 배합을 이용한 전통의학(Ethinomedical)이 항바이러스 효과를 나타내는 이유는 대체로 두 가지로 설명할 수 있다.

첫째, 식물은 생장 과정에서 생장에 직접 필요한 영양물질 외에도 외부 균에게서 자신을 방어할 수 있는 다양한 2차 물질을 합성한다. 페놀릭(플라보노이드, 퀴논, 쿠마린, 탄닌, 안토시아닌), 테르페노이드(스테롤, 사포닌, 에센셜 오일, 쿠쿠르비타신), 알칼로이드, 단백질, 펩타이드 등으로 분류되는 이 2차 대사산물은 종특이적이며 구조가 매우 다양하다. 이 물질은 대체로 유독성을 가지고 강한 악취를 동반하며 병원체를 공격하는 특징을 가지고 있다. 이런 다양한 물질과 다양한 구조로 인하여 다양한 바이러스 전반에 포괄적인 공격 기능을 보일 수 있다. [88]

둘째, 특히나 중국 그리고 한국 등지에서 발달한 전통의학은 천연물 약재를 단일 식물로만 사용하는 것이 아니라 다양한 식물 약재를 혼합하여 사용하는 복합치료법을 정립시켰다. 이로 인하여 단일 식물이 가지는 다양한 항바이러스 작용이 합해지며 강력한 시너지 효과를 발휘하여 다양한 전염병 치료에 직접 적용할 수 있는 임상적인 성과를 정착시킬 수 있었다. 그 결과 현재 화학적인 약물 치료법과 비교하면 박테리아를 죽이는 항균 치료법에서는 화학적인 항생제 치료가 효과적이지만, 바이러스를 죽이는 항바이러스 치료에서는 천연물을 이용한 치료법이 훨씬 더 우수한 효과를 보인다. 한약이 항바이러스 효과를 내는 기전은 한두 가지 기전으로 나타나는 효과가 아니다. 다양한 효과가 복합적으로 나타

---

88) *New Look to Phytomedicine Advancements in Herbal Products as Novel Drug Leads*, 2019.

나는 것으로 확인되는데 축약하여 설명하면 다음과 같다. 간략히 언급할 이 내용은 2019년 출판된 『식물 의학에 대한 새로운 시각(*New Look to Phytomedicine*)』이란 책에서 상세히 언급하고 있으니 궁금하신 분은 참고하시기를 바란다.

첫째는 자가포식 기능을 촉진하여 바이러스를 직접 제거한다. 둘째는 바이러스 복제를 직접적으로 억제하여 증식 기능을 약화한다. 셋째는 활성산소의 생성을 통하여 바이러스 성장을 억제한다. 넷째는 바이러스 유전자 발현의 변화를 유도하여 치명성을 약화한다. 다섯째는 점막에서 방어 기능을 활성화하여 바이러스의 침투 자체를 억제한다.

또한 한약재의 조합을 통하여 나타나는 항바이러스 효과는 다양한 미세성분의 혼합 작용에 의한 효과이기에 바이러스 변이에도 상관없이 지속적인 효과를 낼 수 있다. [89] 이런 종합적인 작용을 통하여 한약을 이용한 천연물 치료법은 자폐 발생의 근본 원인인 바이러스 감염을 통제하고 근본적으로 자폐를 극복하는 치료의 가능성을 열고 있다.

### 2) 장내세균총의 불안정 회복 및 프로피오닉산 제거

자폐의 퇴행 과정에서 지적했듯이 대뇌 전반의 본격적인 퇴행은 장내 세균총의 불안정(disbiosis)에 의하여 유발된다. 그중 현재까지 알려진 유독성 물질은 프로피오닉산으로 장내 유해세균이 만들어내고 혈액 내로 유입되며 퇴행을 가속한다. 그러므로 자폐 치료 효과가 안정적으로 진행되기 위해서는 1차 원인 제거인 항바이러스 작용을 넘어, 2차 원인 제거인

---

[89] *Antiviral Herbs - Present and Future*, 2014.

항균 작용이 종합적으로 이루어져야 한다.

장내 불안정을 해결하는 항균 작용에서 가장 먼저 고려해야 할 첫 번째 작용은 유해균의 개체 수를 감소시키는 작용이다. 예를 들자면 클로스트리듐은 자폐를 악화시키는 것으로 강력하게 의심되는 혐기성 박테리아다. 클로스트리듐 외에 혐기성세균의 개체 수 전체를 감소시킬 때 자폐증세가 개선될 수 있다는 것은 반코마이신 항생제를 이용한 치료를 통하여 이미 논증되었다. 다만 해당 치료법은 여러 부작용으로 지속할 수 없었고 반코마이신을 중지하자 자폐 치료 효과도 사라져버렸다. 이제는 인체에 무해하며 지속적인 항균 효과를 낼 수 있는 치료제가 필요한 상황이 되었다.

매우 안정적으로 유해균의 개체 수를 줄이는 항균 작용을 하는 것 중 직접적으로 항생제를 사용하는 것이 아니라 프리바이오틱스 물질을 사용하는 방법도 있다. 클로스트리듐의 개체 수를 감소시킬 수 있는 물질로 보고된 것으로 비피도박테리움롱검(Bifidobacterium longum)[90], 그리고 사카로마이세스보울라디균(saccharomyces boulardii)[91] 등이 있다. 그러나 필자가 임상에서 사용하며 매우 재현력 있게 클로스트리듐의 개체 수를 감소시키는 효과를 보인 물질은 이눌린이다. 이눌린은 위장과 소장에서 소화되지 않은 채 대장 내에서 박테리아에 의하여만 분해되는 프리바이오틱스로 작용하는데 항균 효과가 뚜렷하다. 또한 클로스트리듐이 만들어내는 여러 유해성 물질을 중화시키는 효과 역시 뚜렷한 것으로 보

---

**90)** *Effect of Bifidobacterium upon Clostridium difficile Growth and Toxicity When Co-cultured in Different Prebiotic Substrates*, 2016.

**91)** *Prevention of Clostridium difficile Infection with Saccharomyces boulardii: A Systematic Review*, 2009.

인다. [92)]

이눌린은 천연물 약재에서 매우 흔하게 관찰되는 수용성 천연섬유질이다. 가장 대표적으로는 돼지감자(Jerusalem artichoke), 민들레(Taraxaci Herba), 우엉(Arctium lappa), 연근(Nelumbinia Rhizomatis nodus) 등의 천연물 약재에 매우 풍부하게 존재한다. 한약을 이용하여 자폐를 치료하며 유기산검사를 통하여 확인해보면 클로스트리듐의 대사산물의 수치가 낮아지는 것을 어렵지 않게 확인할 수 있다.

두 번째 효과적인 방법은 직접적인 항생(antibacterial) · 항균(antimicrobial) 작용이 있는 천연물 약재를 사용하는 것이다. 천연물 약재의 항생 작용은 인체에 미치는 부작용이 매우 미약한 수준이라 장기간 사용해도 무리가 없다. 가장 대표적으로 금은화(Lonicerae Flos), 도라지 뿌리인 길경(Platycodi Radix), 개나리꽃의 열매인 연교(Forsythiae Fructus)는 천연항생제 효과 때문에 수천 년 전부터 세균성 감염질환에 응용되었다. 또한 황금(Scutellariae Radix), 황백(Phellodendri Cortex), 황연(Coptidis Rhizoma) 등의 약재는 항균 작용이 풍부하여 세균성 감염질환에서 위장관의 염증을 안정시키고 면역력을 회복시켜 항상성을 유지시키는 우수한 효능이 있다. 이런 항균 · 항생 작용이 있는 천연 약재를 장기간 지속해서 복용하면 장내 환경이 개선되며 장내 유해균의 개체 수를 감소시킬 수 있다.

장내세균총의 안정화 유도와 더불어 중요한 치료 목표는 유해균이 합성하는 유해성 단쇄지방산 등의 유해물질을 제거하는 것이다. 가장 대표적인 유해물질로 확인된 것은 프로피오닉산이다. 프로피오닉산은 신경세포 조직을 비정상적으로 변화시키는 등 상당한 변화를 야기하고, 이어

---

**92)** *The Effect of Various Inulins and Clostridium difficile on the Metabolic Activity of the Human Colonic Microbiota in vitro,* 2009.

서 자폐증과 같은 신경 행동과 생화학적 이상을 유발한다고 확인되었다. 그러므로 이를 안정적으로 제거하는 치료법은 퇴행성 자폐를 회복시키는 데 중요한 목표가 되어야 한다. 프로피오닉산을 제거하는 효능이 있는 것으로 알려진 물질은 크리소페놀(Chrysophanol) 성분이다. 동물 실험에서 확인된 연구결과에 따르면 크리소페놀 성분은 프로피오닉산에 노출된 쥐의 사회적 상호작용, 학습 및 기억력 부족을 효과적으로 개선함을 보여준다.[93] 즉 산화스트레스, 신경염증 및 뉴런 사망을 성공적으로 감소시켜 자폐증세를 치료하는 효과가 있다고 확인되었다.

크리소페놀 성분은 천연물 약재에서 추출된 천연물질이다. 그러므로 항염증 작용이 있는 한약재에 매우 흔하고 풍부한 성분이다. 대표적으로 대황(Rheum palmatum), 결명자(Cassiae Semen), 호장근(Polygoni Cuspidati), 천궁(Cindii Rhizoma), 적하수오(Polygoni multiflori) 등의 약재에서 풍부하게 관찰된다. 이러한 약재를 조합하여 지속해서 투약하면 프로피오닉산 외에도 세균 기원성 유해물질을 외부로 배출시키는 효과가 있어 자폐 치료에 효과를 내는 것으로 추정된다.

인간이 먹는 음식은 결국 장내세균의 먹이가 된다. 인간이 먹는 음식의 모습이 바로 그 사람의 장내 마이크로바이옴(microbiome)의 모습이라고 한다. 건강한 식생활의 회복과 장내 유해세균을 억제·조정하는 천연식물을 프로바이오틱스로 지속해서 섭취하는 길이 결국은 장내세균 불안정을 해결하는 가장 안정적인 방법이다. 닥터 토마토 프로토콜이 제시하는 한약 치료법은 이런 필요성을 아주 효과적으로 해결할 수 있다.

---

**93)** *PI3K/AKT/mTOR signalling inhibitor chrysophanol ameliorates neurobehavioural and neurochemical defects in propionic acid-induced experimental model of autism in adult rats*, 2022.

### 3) 자율신경계와 소화기능의 회복을 통한 SIBO 증세의 안정화

자폐를 유발하는 마이크로바이옴의 문제가 장내세균의 다양성 부족 때문인지, 아니면 장내세균의 과다증식 때문인지는 분명치 않다. 네매체크 프로토콜은 장내세균의 과다증식이 주된 원인이라고 주장한다. 실제 항생제를 이용한 연구에 따르면 자폐스펙트럼 아동에게서 다양한 세균 종이 확인되는 경우가 많았다고 하며, 이는 네매체크의 주장을 지지하는 근거가 되고 있다.

장내세균의 과증식이 원인이라는 주장에도 문제는 존재한다. 필자의 임상경험에 의하면 치료를 하면서 정상범주로 회복되는 자폐아동 중에는 유기산검사상 장내 유해세균이 오히려 과다하게 증가 검출되는 사례가 많았다. 즉 장내세균이 과다증식된 상태에서도 자폐 호전은 가능한 것이다. 결국 문제의 핵심은 소장 내 세균의 과증식인 것으로 보는 것이 합리적이다. 장내세균이 과다증식되면서 소장 내 세균의 과증가인 SIBO 증세가 만들어지며 자폐가 악화되는 것으로 보인다. 그러므로 장내세균의 불안정이 악화 경향을 보인다고 해도 소장의 SIBO 증세만 안정되면 자폐 증세는 호전되는 것이 가능하다고 추정된다. 그런 이유로 필자도 네매체크의 주장과 같은 생각을 하면서 SIBO 증세의 해결이 ASD 치료에서 매우 중요하게 다루어져야 한다고 믿고 있다. SIBO 증세의 해결이 장내세균총의 공격에서 자폐아동의 뇌를 보호하는 최선의 치료가 되는 것이다.

SIBO 증세 자체를 해결하는 가장 근본적인 방법은 위장관의 소화능력을 정상화하는 것이다. 대장 내 세균이 소장으로 역행할 수 있는 주요 원인인 소화능력 저하로 인하여 장관의 운동능력이 저하되기 때문이다. 즉 구강부터 항문까지 음식물이 통과하는 시간의 지연 현상이 발생한다. 소화 속도의 저하는 세균과 그 대사물을 직장으로 보내는 능력을 감소시키기에 결국 소장으로 역행할 수 있는 여력이 발생한다. 그러므로 소화능력을 재건시키는 것이 SIBO 해결의 근본 열쇠이며, 자폐성 위장관 상태를 벗어나서 정상범주의 위장관으로 회복되는 근본치료과정이 될 것이다.

소화효소(Digestive Enzyme Supplement)를 자폐아동에게 복용시켰을 때 치료 효과가 있다는 연구논문이 있다. 특히나 분노 발작의 감소와 행동장애의 안정화가 두드러지며 CARS 평가에서도 의미 있는 호전을 보였다고 한다. 결국 소화능력의 개선이 자폐증세를 완화한다는 것이다.[94] 그러나 소화효소는 위장의 소화에서 화학적 작용을 돕는 효과로 소화 장관의 화학적인 부담을 줄여서 소화 및 흡수장애 개선에 기여한다. 이 과정은 소화기의 기능적 개선에 도움이 되겠지만, 소화 속도를 향상하는 기능적이고 물리적인 효과의 현격한 향상을 기대하기는 어렵다.

위장관의 운동 속도를 높여 소화능력을 개선하는 데는 한약재를 이용한 치료법이 매우 탁월한 효과를 나타낸다. 전통적으로 기능적 소화장애에 한약재의 사용은 여러 화학적 치료제와 견주어 비교 불가능할 정도의 효과를 나타낸다. 지난 수십 년에 걸쳐 서구에서 기능성소화장애(FGIDs, functional gastrointestinal disorders) 치료에 한약을 이용한 수치는 지속적인 증가세를 보인다. 2022년 유럽의 논문보고에 의하면 과민성 대장증후군, 기능성변비, 기능성소화불량, 위식도역류질환 등에서 각각 한약을 이용한 치료법이 이중맹검에서 우수한 효과를 보였다고 한다.[95]

---

**94)** *A Randomized, Placebo-controlled Trial of Digestive Enzymes in Children with Autism Spectrum Disorders*, 2015.

**95)** *Role of Traditional Chinese Herbal Medicines in Functional Gastrointestinal and Motility Disorders*, 2022.

기능성소화장애를 치료하는 대표적인 천연 약재는 창출(Atractylodis Rhizoma), 복령(Poria), 반하(Pinelliae Rhizoma), 사인(Amomi Frucus), 진피(Citri Pericarpium), 초두구(Alpiniae Katsumadai Semen), 백두구(Amomi Rotundus Frucus) 등 무수히 많다. 소화효소(Digestive Enzyme Supplement)와 기능성소화장애를 치료하는 약재를 함께 쓰면 SIBO 증세를 극복하여 자폐증세를 완화하는 데 매우 탁월한 효과를 보일 수 있는 것이다.

한약을 이용한 소화기 치료과정은 비단 SIBO 증세를 개선하는 데 멈추지 않고 자율신경실조증을 치료하는 효과 역시 동반한다. ASD 아동에게서 발생하는 소화장애는 자율신경계의 불안정에서 기인한다. 그러므로 소화장애는 자폐아동에게서 관찰되는 수면장애, 불안장애, 강박장애, 무기력한 의욕 저하 등의 증세와 한 덩어리 증세이다. 그러므로 단순 소화능력 개선에 멈추지 않고 자율신경계 불안정의 회복으로 나가야 근본치료에 도달할 수 있다.

그러나 현재의 화학적인 약물 치료법에서는 이를 조절할 방법이 없다. 영양제를 이용한 치료법을 사용하는 생의학(Biomedicine) 역시도 대증적인 치료법이 통용될 뿐이다. 예를 들어 소화장애에는 소화효소, 수면장애는 멜라토닌 등을 사용하는 것이 바로 그것이다. 자율신경 전반을 조정하는 효과는 전혀 없다고 보인다. 이런 이유로 자폐 치료에서 자율신경계 조절 효과를 내는 방법으로 미주신경자극술이 사용되기도 한다.[96] 이는 한방치료에서 진행되는 침 치료와 유사한 효과를 낸다. 다양한 방식의 침 치료법이 ASD 치료에 적용되어 효과를 보이고 있다.[97] 그러나

96) *THE NEMECHEK PROTOCOL FOR AUTISM AND DEVELOPMENTAL DISORDERS.*
97) *The efficacy and safety of acupuncture for the treatment of children with autism spectrum disorder: a systematic review and meta-analysis*, 2019.

침 치료나 미주신경자극술 모두 외부적으로 가해지는 물리적 자극의 일종으로 지속적인 효과를 유지하지 못한다. 매우 반복적으로 실행해야만 유효반응을 유지할 수 있다. 반면 한약재를 이용하여 자율신경계의 조정을 이루게 되면 치료 효과는 상당 기간 지속성을 가지기에 근본적인 회복으로 이어질 수 있다.

기능성소화장애를 치료하는 한약재들은 놀랍게도 자율신경계의 안정을 유도하는 효과를 동시에 지니고 있다. 예를 들자면 복령이라는 한약재는 소화력을 개선하면서 동시에 불안장애와 수면장애를 개선하는 효과를 지니고 있다. 창출이라는 한약재는 소화능력 개선 효과와 더불어 의욕 저하, 우울 정서를 개선하는 효과를 나타낸다. 반하는 위장의 알러지성 염증반응을 개선하여 소화를 도우며 동시에 극도의 불안신경증을 치료한다. 황금(Scutellariae Radix)과 황연(Coptidis Rhizoma) 등의 약재는 위장관의 염증반응을 완화하면서 분노조절능력을 향상한다. 이런 한약재의 특징 때문에 한약재는 몸과 마음을 동시에 다스린다는 의미로 심신의학(Psychosomatic medicine)이라고 표현되었다.

한약의 이런 특징을 이용하여 자율신경계의 불안정을 조정하는 치료는 매우 효과적이며 다양한 분야에 적용되었다. 일본에서 발표된 논문은 향소산(Xiang-Su-San)이라는 한약 처방을 이용하여 자율신경장애가 동반된 경우 항우울제와 같은 활성을 만들어냈다고 보고하였다. [98] 그리고 심장의 자율신경계 불안정을 한방약을 이용하여 안정화시킨 연구도 보고되어 있다. [99] 그 외에 자율신경장애를 동반한 궤양성대장염이나 담

---

[98] *Antidepressant-like activity of a Kampo (Japanese herbal) medicine, Koso-san (Xiang-Su-San), and its mode of action via the hypothalamic—pituitary—adrenal axis*, 2006.
[99] *The efficacy of the Kampo (Japanese Herbal Medicine) formulas on the cardiac autonomic balance*, 2007.

즙 정체에 한약을 이용한 치료보고도 있다. [100]

자폐아동에게 한약재를 조합하여 치료하는 것은 매우 복잡하고 어려운 과정이다. 그러나 적절한 약재의 배합이 효과를 내게 되면 비단 소화능력 개선을 통한 SIBO 증세 개선에 멈추지 않고 자율신경계 개선을 통하여 수면·소화·심리적 안정을 동시에 만들어내며 자폐의 근본치료를 향해 나갈 수 있다.

### 4) 중추신경계 자가면역 작용의 안정화

자폐증세는 바이러스와 장내세균 이상증식에서 유발된 2중 감염질환이다. 그러므로 항바이러스 치료와 항균 치료가 가장 근본적인 치료라고 할 수 있다. 그러나 초기 감염기가 지나면서는 다양한 환경독소까지 포함하여 다양한 염증성 물질이 지속해서 유입되며 중추신경계의 자가면역적인 손상이 진행된다. 그 결과 점차 회복 불가능한 비가역적인 손상으로 지적장애가 유발되며 끝내는 영구적 신경 손상에서 유발되는 뇌전증성 경련이 반복되는 처참한 결말에 이르게 된다.

그러므로 자폐 치료에서 매우 중요한 것은 더 이상 손상이 진행되지 않도록 자가면역성 염증반응을 빠르게 중지시키는 것이다. 현재까지의 연구는 자폐아동의 뇌와 뇌척수액(CNS)에서 미세아교세포 활성과 사이토카인 증가로 염증이 유발되는 것으로 확인된다. 또한 이 과정은 중추신경계의 자가면역성 항체에 의하여 염증반응이 강화되는 것으로 알려져 있다. 그러나 자폐를 유발하는 명확한 자가항체를 발견하고 있지는 못

---

100) *Traditional Chinese Medicine and autonomic disorders*, 2015.

하는 실정이다. 이런 이유로 현대의학적인 접근법으로 자폐의 중추신경계 염증반응을 치료할 방법은 전무한 상태이다.

생의학적인 접근법은 영양적인 개선을 통하여 이 문제를 해결하고자 하였다. 케톤 식이요법을 이용하여 당질 대사과정에서 발생하는 염증성 물질을 조절하면서, 오메가3나 올리브유, MCT 오일류와 같은 건강한 지방산을 이용하여 뇌의 염증반응을 낮추고자 하였다. 또한 비타민 C, 글루타티온, NAC 등의 항산화제를 이용하여 항산화 작용을 도와 자가 면역반응의 진행을 완화하고자 시도하였다. 이런 노력은 상당한 성과를 거두기는 하였지만, 우회적인 방법이라는 한계 때문인지 일관성 있는 치료 성과를 내지는 못했다.

자폐는 유전성 질환이라고 하지만 단일한 원인 유전자가 결정력을 갖지 못하는 복합적인 유전 질환이다. 마찬가지로 자폐를 자가면역성 질환이라고 하지만 단일한 자가항체가 반응하는 질환이 아니라 매우 복합적인 자가항체가 작용하는 자가면역질환이다. 이런 이유로 한두 가지 항체를 찾아 자가면역질환을 중지시키는 화학적인 치료법이 등장하기는 어려울 것이다. 오히려 자가면역성 항체를 스스로 형성할 수 있도록 돕는 천연물 치료법이 현실적인 해답이 될 것이다.

한약은 자가면역질환을 회복시키는 포괄적인 치료법으로서 유용성이 이미 입증되었다. 류머티즘성 관절염, 베체트씨병, 강직성척추염, 원형 탈모 등 현재로서는 통제가 어려운 자가면역질환에서 임상적인 치료 효과를 확인한 바 있다. 수많은 천연 약재가 면역억제 효과를 보여서 자가면역질환 같은 면역 매개 질환에 유용하게 적용될 수 있다. 한약재 중 단삼(Salvia miltiorrhiza) 및 뽕나무(Tripterygium wilfordii)와 같은 식물은 염증성 사이토카인 및 매개체를 감소시키는 것으로 나타났으며, 이는 급성 자가면역 치료에 효과를 보인다. 화란국화(Tanacetum parthenium)는 대식세포와 림프구에서 염증 유발 매개체의 방출을 억제하고, 울금(Curcuma longa)은 전사 인자 NF-kappaB뿐만 아니라 사이토카인과 케모카인의 발현도 조절한다고 한다.[101]

나는 한약의 우수한 자가면역질환 치료 효과를 자폐 치료에 적용하기 위하여 신경계의 염증 치료를 회복시킨 전통적인 한방치료 사례를 조사하였다. 그 결과 매우 다양한 치료법을 얻을 수 있었다. 가장 대표적으로는 파상풍과 소아마비의 한방치료가 그것이다. 파상풍의 원인균인 클로스트리듐 테타니(Clostridium tetani)는 자폐스펙트럼장애를 악화하는 대표적인 혐기성세균이다. 이 균은 외부에서 중추신경계에 침입하여 염증을 격화시켜 심하면 후궁반장(Opisthotonus)과 호흡장애를 일으켜 사망에 이르게 한다. 중국에서 2000년 전에 쓰인 『상한금궤요략』에 의하면 갈근탕[102], 대승기탕[103], 조위승기탕[104] 등을 이용하여 파상풍을 치료하였다고 한다. 이 경험이 이어져 최근까지도 일본에서 한약만 이용하여 파상풍을 치료한 사례가 보고되고 있다[105]. 이때 사용한 핵심 한약재는 마황(Ephedrae Herba), 갈근(Puerariae), 계지(sinamon), 대황(Rhei Radix), 망초(Ratrii Sulfas) 등이며, 이런 약재들은 중추신경계의 염증 진행을 완화·회복시키는 효능이 보고되어 있다.

---

**101)** *Herbal Medicines for Immunosuppression*, 2012.

**102)** 갈근탕: 갈근(Puerariae), 마황(Ephedrae Herba), 계지(sinamon), 작약(Paeoniae Radix Alba), 생강(Zingiberis Rhizoma Recens), 대조(Jujubae Fructus), 감초(Glycyrrhizae Radix).

**103)** 대승기탕: 대황(Rhei Radix), 지실(Aurantii Immaturus Fructus), 망초(Ratrii Sulfas), 후박(Magnoliae Cortex).

**104)** 조위승기탕: 대황(Rhei Radix), 망초(Ratrii Sulfas), 감초(Glycyrrhizae Radix).

**105)** *A case of tetanus treated with Kampo medicines such as Kakkonto and Shakuyakukanzoto*, 2017.

소아마비는 바이러스 기원성 질환이다. 폴리오(polio)라는 장 바이러스(enterovirus)에 의해 급성 감염이 발생하여 뇌신경 조직이 손상되면서 일시적 혹은 영구적인 신체 마비와 변형이 생기는 질환이다. 소아마비 백신이 등장하기 전까지 한국, 중국, 일본에서는 한약을 이용하여 어렵지 않게 소아마비를 치료하여 장애 발생을 예방하였다. 백신과 같은 예방 효과를 지니지는 못하였지만, 발병 초기에 치료하면 신경계의 손상을 방지하여 소아마비에 이환되어도 장애가 남지 않는 놀라운 치료 효과를 보였다. 이때 사용된 처방은 백호가인삼탕[106]으로 석고(Gypsum Fibrosum), 지모(Anemarrhenae Rhizoma), 인삼(Ginseng Radix) 등이 중추신경계의 염증성 손상을 방지한 것이다. 이런 치료 경험이 계승되어 현대의학과 결합하여 소아마비 치료에 응용되고 있다. 소아마비 백신 접종 후 변이를 일으켜 독성을 회복한 폴리오 바이러스가 백신 접종자에게 소아마비를 일으키는 경우가 늘면서 최근 문제가 되고 있다. 이때 백호가인삼탕의 주성분인 인삼과 감초(Glycyrrhizae Radix) 첨가물을 이용하여 폴리오 바이러스의 독성 회복을 저지하는 데 성공한 임상 사례가 보고되고 있다. [107]

닥터 토마토 포로토콜에서는 파상풍과 소아마비에 사용된 갈근탕, 대승기탕, 백호탕에 들어간 한약재를 복합적으로 사용한다. 한두 가지 약재를 사용하는 것이 아니라 갈근, 마황, 계지, 석고, 망초, 대황, 인삼 등을 같이 적절히 혼합하여 투약한다. 이런 복합투약을 통하여 자폐스펙트럼장애에서 지적장애로의 진행과 뇌전증으로의 진행을 방지할 수 있다.

---

106) 백호가인삼탕: 석고(Gypsum Fibrosum), 지모(Anemarrhenae Rhizoma), 인삼(Ginseng Radix), 갱미(Rice), 감초(Glycyrrhizae Radix).
107) *Application of traditional Herbal Medicines to suppress the reversion of polio vaccine viruses to the neurovirulent genotype*, 2009.

또한 염증성 손상에서 벗어나 점차로 뇌신경 기능을 회복하며 사회성을 회복해 나가게 된다.

자폐의 신경 손상을 유발하는 자가면역성 항원은 단일한 항원이 아니다. 다양한 항원이 원인으로 작용하기에 다양한 자가면역성 항체를 형성하도록 도와야 한다. 그러므로 현재로서는 한두 가지 특효적인 약재를 이용하기보다는 복합적인 방법으로 접근할 때 더욱 효과를 낼 수 있다. 케톤 식이요법을 진행하면서 신경계의 염증반응을 진정시키는 다양한 한약재를 복합적으로 복용하는 것이 현재로서는 자폐에서 뇌 손상을 방지하는 가장 현명한 선택이다.

## 5) 중추신경계의 반응성 증가 및 정보처리속도의 회복

닥터 토마토 프로토콜에 의하여 자폐가 호전되면 빠르게 사회적 지향성은 좋아지지만, 인지학습능력이나 사회적 행동에서의 수행능력은 여전히 미숙한 상태가 지속되는 경우가 많다. 이런 미숙성은 ASD 퇴행 과정에서 발생한 인지장애 및 주의집중력장애 때문에 나타난다. 30개월 미만의 어린 아동의 경우는 퇴행적인 손상이 적기 때문에 조기치료에 성공하면 크게 인지장애나 집중력장애를 남기지 않고 호전되는 경우가 많다. 그러나 30개월이 넘어서 치료되는 아동 대부분은 사회성장애 호전 후에도 인지장애와 주의집중력장애가 일정 기간 이어진다. 이로 인하여 현실에서는 학습장애와 더불어 ADHD적 현상에서 유발되는 종합수행력의 어려움을 겪게 되는 것이다. 심할 때는 지적장애로 진단되는 일도 있고, 보통은 ADHD 중에서도 조용한 ADHD 즉 ADD라고 진단되는 경향이 있다. 이 경우 지능검사를 시행하면 정보처리속도의 저하와 더불어 단기기억 처리

능력의 저하가 나타나고, 이로 인하여 지적장애 내지는 경계성 지능으로 평가되는 경우가 많다.

이런 현상은 결코 선천적인 것이 아니다. 자폐적인 퇴행으로 손상된 신경계가 완전히 회복되지 못한 후유증으로 인한 현상이다. 이 원인을 좀 더 구체적으로 분류해보면 다음과 같다. 첫째, 뇌의 자가면역성 염증반응이 오래되어 반응이 둔화된 패턴이 고착되었기 때문이다. 후에 서술하겠지만 뇌의 염증성 물질인 사이토카인을 메틸화를 통하여 안정시키는 TMG나 엽산, B12를 사용하면 ASD 아동의 반응속도가 증가하고 인지능력이 향상되는 것을 확인할 수 있다. 둘째로는 뇌 중추신경계에 발생한 인슐린 저항성 때문이다. 인슐린 저항성이 뇌조직의 포도당 이용률을 저하시키고, 이로 인하여 ASD 환자에게 뇌조직 내 연결장애가 발생한다.[108] 그래서 ASD 증세가 호전된 후에도 인지학습장애가 남은 아이들은 인슐린 저항성을 풀기 위한 지속적인 식이요법이 요구된다. 셋째로는 자율신경계의 이상으로 뇌의 혈류장애가 발생하며 뇌의 반응속도, 정보처리속도가 저하된 미반응 상태가 장기화되며 고착되었기 때문이다.

둔화·고착된 신경계의 반응체계를 개선해야만 인지장애와 주의집중력장애에서 벗어날 수 있다. 이를 위해서는 자폐적인 성향을 벗어난 이후에도 대뇌의 반응성을 높이는 치료를 지속해야 한다. 이 치료과정은 별도의 다른 치료가 필요한 것이 아니다. 과당을 절제하는 식이요법을 지속하면서 자가면역성 염증을 호전시키는 치료와 더불어 자율신경계 반응을 안정적으로 활성화하는 치료법을 지속해서 유지해야 한다. 이 과정을 유지하면 치료 초기에는 감각장애가 개선된 이후에 점차 대뇌 전반이 활성

---

**108)** *Cross-sectional investigation of insulin resistance in youths with autism spectrum disorder. Any role for reduced brain glucose metabolism?*, 2021.

화되며 정보처리속도의 개선이 이루어진다. 그 결과 서서히 인지장애와 집중력장애가 개선되는 효과를 내는 것이다. 결국 한약을 이용하여 자폐를 치료하는 과정은 단순히 사회성장애를 개선하는 데 멈추지 않고, 인지장애와 집중력장애를 개선하는 방향으로 나가야만 한다.


## ASD 치료 시 한약 처방에서 지켜야 할 원칙


닥터 토마토 프로토콜에서 사용하는 한약요법(Herbal Medicine)은 한국, 중국, 일본 등 동아시아 지역에서 발전한 전통의학에 기초를 두고 있다. 2000년 전쯤 감염증을 한약으로 치료한 경험을 집대성한『상한론』이라는 서적이 제시한 처방법에 기초를 두고 있다. 이는 환자의 증상에 따라 여러 가지 천연 약재를 배합하는 방법을 안내해주는 한약 요법 안내서이다. 증세에 따라 대증적으로 특효약을 사용하는 방식의 양방적인 약물처방법과는 다른 방식의 처방법이 사용된다. 이를 '변증시치(辨證施治)'라고 표현하는데 음양, 허실, 한열, 표리라는 고유한 진단 체계를 통하여 처방을 구성하게 되어있다. 그러므로 한약 요법에 전문적으로 훈련된 의료인이 환자의 증세변화를 추적하며 정확하게 한약을 투약해야만 효과를 낼 수 있다.

또한 ASD 치료에서 한약 요법을 성공적으로 실행하자면 ASD에 관해서도 전문적인 이해가 있어야 한다. 앞서 1장 2장에 걸쳐 설명한 대로 퇴행 수준이 심화될 때 환자가 어느 정도의 퇴행 수준인지를 이해하는 것이 중요하다. 그래야 치료목표를 분명히 할 수 있으며, 호전 과정에 대한 예후판정도 정확하게 할 수 있다. 치료과정에 예후판정을 할 수 없다면 이는 제대로 된 의료행위라고 할 수 없다.

그리고 ASD 환자에게는 다양한 대사장애가 동반되기에 전신적인 이상증세가 다양하게 나타난다. 이 대사장애 증세를 개선하는 것 역시 ASD를 극복하는 데 필수적이다. 그런 면에서 ASD를 치료하는 의사들은 자폐에 동반되는 내과적 증세들에 정통해야만 치료에 성공할 수 있다. 이 장에서는 한약에 관한 전문성과 자폐아동에 관한 이해에 전문성이 존재한다는 전제 아래서 ASD 치료에 한약을 사용할 시 주의해야 할 사항을 이야기해보겠다.

### 1) 퇴행 단계와 인지 수준을 제대로 평가해야 한다

한약 사용뿐 아니라 모든 의료행위는 치료의 목표 설정이 명확해야 하며 예후 관리가 가능해야 한다. ASD 치료는 정상범주로의 회복을 목표로 해야 한다. 그러나 모든 ASD 환자가 정상범주로 회복할 수 있는 것은 아니다. 3차 퇴행이 이루어져 비가역적인 손상이 장기간 지속되면 이미 신경계 손상이 완전히 완료된 경우도 존재한다. 이런 경우는 치료과정에서 자폐적 성향을 제거하는 호전 반응이 아주 미미하다. 이때는 장기간 치료를 지속하는 것이 의미가 없기에 교육적인 접근법이 유일한 대안이 될 것이다. 또한 일부에서는 ASD 퇴행을 만드는 염증반응을 제거하는 데 성공하여 자폐 성향이 완화된 이후에도 지적장애 양상을 보이는 경우도 있다. 이렇게 비가역적인 손상이 진행된 경우는 정상범주로의 회복을 목표로 하기는 어렵고, 사회활동이 가능한 정신지체 수준을 치료목표로 해야 한다.

치료목표 설정과 예후판정을 정확히 하려면 퇴행 수준을 판정하면 된다. ASD 환자의 감각처리 수준과 반응양상을 보고 1차, 2차, 3차 퇴행 여부를 판단할 수 있다. 퇴행 수준과 더불어 퇴행 기간을 산정하는 것도 매우 중요하다. 퇴행 기간이 길어질수록 비가역적인 손상 가능성이 커지기 때문이다. 퇴행 기간은 부모 면담이나 비디오 판독을 통하여 영아기 퇴행 패턴—초기, 중기, 후기 퇴행—을 조사하면 판단할 수 있다.

퇴행 수준과 패턴을 판단할 때는 언어와 인지능력을 평가하는 것이 중요하다. 언어를 이용하여 의사 표현이 가능하고 간단한 대화가 가능한 경우는 비가역적인 손상이 거의 이루어지지 않은 경우가 대부분이다. 그러므로 나이가 많은 ASD라도 정상범주로의 회복을 목표로 할 수 있다. 언어능력에 손상이 진행된 경우라도 인지학습능력이 유지되는 경우 또한 정상범주로의 회복을 목표로 할 수 있다. 외견상 무발화 상태의 중증 ASD라도 10세 이후에 언어능력을 회복하는 경우도 적지 않다. 나 역시 10세가 넘은 중증 ASD 아동의 발화능력을 회복시킨 경험이 있다. 이런 과정을 종합해보면 무발화 자폐아동의 언어능력은 회복할 수 있는 장애로 보인다. 진정으로 회복할 수 없는 비가역적인 손상은 인지학습능력이 소실된 ASD이다. 인지학습능력에 관한 평가는 지능검사를 이용해서는 안 되며, 선호하는 놀이방식과 새로운 사회기술의 습득 과정을 통하여 평가해야 한다.

### 2) 감염의 양상과 수준을 평가하고, 치료의 집중점을 명확히 해야 한다

퇴행의 단계와 인지 수준에 관한 평가가 이루어지면 염증의 양상을 판단할 수 있다. 1차 퇴행에만 머문 경우라면 바이러스 감염에서 유발되는 염증이 주가 된다. 이런 경우는 기본적인 한약 처방을 구성할 때 항바이러스 효과가 있는 한약재들을 집중적으로 증가시켜야 한다. 또한 바이러스 감염양상이 감각처리장애보다 자율신경장애 손상으로 집중된 경우는 기본처방에 자율신경조절 효과가 있는 한약재를 추가로 증가시켜야 한다. 같은 방식으로 2차 퇴행까지 진행된 경우라면 항균 작용과 항진균 작용이 있는 한약재들을 선별하여 추가시켜 치료 효율을 극대화해야 한다.

3차 퇴행이 진행 중인 경우는 자가면역 염증을 완화하는 치료를 먼저 강화해야 한다. 3차 퇴행까지 진행했으니 앞서 나열한 한약재들을 모두 혼합하여 치료하는 방식은 효과적이지 못하다. 시급한 과제부터 설정하고 차례로 증세를 해결해 나가는 것이 효과적이다. 즉 3차 퇴행을 먼저 해결하고 2차 퇴행의 해결에 집중한 이후 1차 퇴행의 개선으로 집중점을 명확히 해야만 한약처방의 효과가 더 크게 나타난다.

### 3) 환자의 일반적인 건강 상태를 동시에 관리해야 한다

앞서 살펴보았듯이 ASD는 다양한 대사장애를 동반한다. 그러므로 건강한 어린이에 비하여 ASD 아동은 면역력이 취약하다. 면역 저하로 나타나는 다양한 질환은 다시 ASD 증세를 악화하는 계기로 작용하며 악순환을 일으킨다. 예를 들자면 치료를 통하여 눈맞춤이 좋아진 ASD 아동에게 심하게 알러지성 비염이 발생한 경우 다시 눈맞춤이 떨어지고 집중력도 약화되는 것을 쉽게 관찰할 수 있다. 그러므로 ASD 치료과정에서는 아동마다 고유한 건강상의 문제를 동시에 같이 관리해야만 성공적인 치료에 도달할 수 있다.

대표적으로 관리해야 할 질환은 감기, 소화장애, 만성 알러지질환(비염, 결막염, 피부염) 등이다. 그중 특히 감기 관리는 매우 중요하다. 감기에 사용하는 항히스타민제는 집중력을 심각하게 저하시킨다. 또한 항생제에의 반복 노출은 장내세균에서 내성균의 등장을 유도하여 자폐증세를 악성으로 가속화시킨다. 그러므로 나는 ASD 치료 중인 아동의 감기 치료는 한약을 이용한 자연치료를 원칙으로 삼고 있다. 만성 알러지질환 치료도 마찬가지 원칙을 적용한다. 그러므로 고정된 한약 처방을 사용하는 것보다 아동의 건강 상태를 지속해서 추적·관리하며 종합적으로 관리한다는 생각으로 한약 처방을 구성해야 한다.

### 4) 호전 중에도 재퇴행 상태를 지속해서 점검해야 한다

ASD 증세를 만드는 염증반응이 치료를 통하여 소실되었어도 재발 없는 상태에 머무는 것은 아니다. 예컨대 눈맞춤이 회복된 이후에도 여러 가지 이유로 눈맞춤이 다시 소실·약화되면서 재차 퇴행하는 경우가 적지 않다. 특히나 3차 퇴행까지 이루어진 경우 다양한 염증 경로가 서로서로 부추기며 증세가 더욱 강화되는 경향을 보인다. 이 중 가장 끈질기게 문제가 되는 것은 장내세균의 불안정이다. 장기간에 걸쳐 증식된 장내세균은 아주 견고하게 바이오필름 보호막을 형성하고 있다. 또한 치료를 통하여 장내 환경이 개선되면 장내세균은 완전히 소실되는 것이 아니라 포자화하여 재활동을 준비한다. 그러므로 ASD 증세의 호전 후에도 장내세균이 활동과 증식을 재개하면 재차 1차 퇴행 증세와 3차 퇴행 증세가 빠르게 나타나고는 한다. 재퇴행이 이루어지는 경우는 이전보다 ASD 증세가 더욱 견고해져 치료 강도를 올려야만 호전이 가능하다. 그러므로 재퇴행이 발생하기 전에 ASD 아동의 상태를 지속해서 점검하며 예방적으로 한약 처방을 지속해야 한다.

# 한약을 사용할 때 자폐아동에게 나타나는 호전 효과들

## 1) 눈맞춤의 호전

한약을 복용하면서 경험하게 되는 가장 놀라운 변화는 눈맞춤 능력이 개선되기 시작한다는 것이다. 눈맞춤의 변화를 확인하는 데는 오랜 시간이 걸리지 않는다. 빠른 경우는 1~2주 이내에 눈맞춤 능력이 향상되는 것을 느낄 수 있다. 중증이고 나이가 많아 효과가 늦게 나타나는 경우도 한 달 이내에는 눈맞춤이 개선되기 시작한다. 변화의 시작은 빠르게 나타나며 치료에 성공적인 반응을 보이는 아이들은 신경학적으로 전형적인 아동 수준으로 회복된다. 일반아동 수준으로 눈맞춤이 회복되는 아이들이 매우 안정적인 시선처리 능력을 회복하는 데는 빠르면 3개월 늦으면 9개월가량 걸린다.

이 놀라운 효과 때문에 나는 한동안 '자폐 치료용 한약'을 '눈맞춤 한약'이라는 이름으로 부르기도 하였다. 눈맞춤 능력이 개선되는 것은 자폐 치료에서 가히 결정적인 효과라고 할 수 있다. 자폐스펙트럼장애 아동은 눈맞춤이 잘 안되거나 설혹 눈맞춤을 한다고 해도 지속시간이 매우 짧고 약하여 선택적인 눈맞춤만 가능한 경우가 대부분이다. 이런 문제를 해결하기 위하여 행동치료에서는 강화물을 이용하여 눈맞춤을 유도하는 세션을 가지기도 한다. 그러나 자폐의 본질적인 호전에 필요한 것은 훈련으로 개선된 눈맞춤이 아니다. 매우 본능적이며 생물학적인 눈맞춤 능력을 회복하는 것이 필수적이다.

자폐스펙트럼장애는 단순하게 눈맞춤을 못 하는 장애가 아니다. 인간은 사물과 사람이 혼재해 있을 때 사람을 위주로 시선을 처리하고 사물에 관한 정보처리는 나중으로 미룬다. 그러나 자폐아동은 사람과 사물을 동일한 것으로 판단하여 공평하게 시선처리를 한다. 그러므로 다양한 사물과 사람이 섞여 있을 때 사람에게 시선과 주의를 집중하는 것이 아니라 사물에 대한 탐색을 위주로 시선처리를 한다. 그 결과 눈맞춤 능력이 약화된 형태로 나타나는 것이다.

사물을 위주로 시선처리를 하는 특징은 사회성 발달에 결정적인 장애로 작용한다. 동일한 공간에 사람과 사물이 혼재해 있을 때 전형적인 아동은 사람에 관한 정보가 증가되어 가는데 자폐아동은 사람에 관한 정보가 아니라 사물에 관한 정보가 누적되어 간다. 이런 상황이 반복되기 때문에 사람에 대한 이해력이 발전할 수 없으며 사람에 대한 호기심도 약화되고 교류능력 역시 발달할 수 없게 되는 것이다.

생명체를 위주로 사물을 관찰하는 능력은 집단생활을 하는 포유류 모두가 공유하는 능력이다. 이는 유전적으로 코딩되어 신경학적으로 작동되는 인간의 본능적인 능력이다. 자폐아동은 이런 신경학적인 작동능력이 손상되어 사회성을 발달시킬 본능적인 능력이 상실된 것이다. 그러므로 자폐를 극복하기 위한 출발은 '인간 위주의 시선처리 능력'을 회복하는 것이다. 이는 매우 자연스러운 눈맞춤 능력을 갖추는 것으로 완성된다.

한약을 사용하면서 아동의 자연스러운 시선처리 능력이 정상화되며 동시에 눈맞춤 능력이 회복된다는 것은 놀라운 변화이다. 이제 아이는 사물을 위주로 관찰하고 탐색하는 아이에서 인간을 위주로 관찰하며 탐색하는 아이로 변한다. 이제 아이에게는 인간에 대한 이해를 발전시키고 교류능력도 향상할 수 있는 변화가 시작되는 것이다. 인지행동치료를 통하여 훈련으로 눈맞춤을 만드는 것은 단지 눈맞춤을 흉내 내는 것에 불과하며 본능적인 사회성을 발달시킬 수 없다. 사회성 발달을 만들어낼 수 있는 본능적인 시선처리 능력을 회복한다는 것은 결국 자폐인의 시선처리 방식에서 전형적인 인간의 시선처리 방식으로 변화·회복됨을 의미한다.

### 2) 전반적인 감각장애의 호전

한약을 복용하며 눈맞춤이 호전될 즈음 아동은 전반적인 감각의 재조정을 거치게 된다. 나는 이를 감각의 리셋 과정이라고 부른다. 즉 자폐적인 감각처리장애 상태에서 전형적인 아동의 감각 상태로 회복되며 감각처리 패턴도 정상범주에 근접해가는 과정이다. 이 호전 과정은 눈맞춤이 증가하는 과정에서 동시에 관찰할 수 있다. 정상범주로 회복되는 아동이 매우 안정적인 감각 상태로 회복되는 데 걸리는 시간은 빠르면 3개월 늦으면 6개월가량이다. 이렇게 빠르게 감각장애가 개선되는 것을 이해하기 어려울 것이기에 이해를 돕기 위하여 가장 대표적인 감각조정 현상을 나열해보겠다.

첫째로는 시각추구 현상이 현격히 줄어든다. 가장 흔한 시각추구 현상은 눈앞에서 손가락 흔들기, 돌아가는 물건에 집착하기 등이다. 눈맞춤이 정상화되면 사물 위주로 시선을 처리하는 습관이 재조정되기에 시각추구 현상이 현격히 줄어든다. 시각추구가 줄어들며 사람을 관찰하는 시간이 늘어난다. 그러나 자폐인은 시각적으로 사물을 인식하는 경향은 매우 강해서 사소한 시각적인 습관(옆으로 눈 흘기기, 뛰면서 옆을 바라보기 등)이 사라지는 데는 몇 년이 걸리기도 한다.

둘째로는 청각적 민감성이 안정화된다. 특정 소리에 공포감을 표현하고 호명반응도 약했던 자폐아동의 경우 소리에 대한 공포반응이 안정화되고 서서히 호명반응이 형성되기 시작한다.

셋째로는 구강추구와 촉감거부 현상이 현격히 줄어든다. 물건을 입으로 가져가서 구강기 아동의 행동을 보이는 것을 구강추구라고 한다. 모래를 밟는 것을 피한다든지 특정한 물건의 촉감을 거부하여 일상생활에 지장이 있는 것을 촉감거부 현상이라고 한다. 이것들은 피부조직 감각의 과민 현상이거나 과둔 현상의 결과이다. 눈맞춤이 정상화될 즈음 이런 감각이상도 대부분 정상범주로 회복된다.

넷째로는 전정감각의 안정화도 진행된다. 대부분 자폐아동은 전정감각이 둔화되어 있다. 이런 아이는 매우 산만하게 움직이는 과잉행동을 지속한다. 또한 높은 곳으로 올라가는 경향이 있으며, 빙글빙글 돌아도 어지러움을 느끼지 못하는 경우도 있다. 전정감각이 안정된 아동은 갑자기 차분해지며, 어지러움도 정상적으로 느끼기에 빙글빙글 도는 행동도 줄어든다. 그 외에도 다양한 감각상의 정상화 과정이 나타난다. 혀의 감각이 풀리게 되면서 대부분 아동은 발화량이 늘게 된다. 발화 시에 목소리가 하이톤이던 아이들은 톤이 낮아지며 정상적인 톤으로 조정되고, 기계적인 발음이 부드러운 발성으로 변한다.

눈맞춤과 더불어 전체적인 감각의 재조정이 일어나는 이유는 무엇일까? 이는 자폐의 감각장애는 바이러스 감염으로 유발된 뇌간부의 염증으로 발생하기 때문이다. 뇌간부는 감각기관에서 오는 모든 감각을 조정하는 조직으로 이를 대뇌피질로 전달한다. 그러므로 뇌간 부위 염증이 안정화되면 눈맞춤의 회복뿐 아니라 감각조절장애 대부분이 동시에 개선되는 것이다. 감각 재정립에 성공한 아동은 외견상 자폐적인 특성이 거의 소거되어 일반아동과 같은 행동 양식을 보인다.

감각 재정립 상태에 도달하면 실질적으로 아이는 자폐를 벗어난 행동 양식과 학습 양식을 보인다. 특별한 지시 없이도 사람의 행동을 관찰하고 능동적으로 모방하며 사회적인 학습을 자력으로 시작한다. 나는 아이가 자력으로 사회성을 모방하여 학습할 수 있는 상태에 도달하면 실질적으로 자폐를 벗어났다고 말한다. 물론 아직 또래와의 격차는 있지만 이제는 또래 수준으로 발달이 가능할 것이라는 희망을 품을 수 있는 것이다.

### 3) 몰입장애의 개선 효과

자폐아동은 어떤 한 가지 일이나 주제에만 몰입하며 주변을 의식하지 못하는 경향이 있다. 증세가 경미하면 이는 대단한 집중력이라는 장점이 되기도 한다. 그러나 증세가 심하면 타인이 주는 상호작용의 사인을 인지하지 못하고 반응도 하지 못하게 되어 사회적 고립을 자초한다. 나는 이렇게 사회활동이 방해될 정도, 사회성 발달에 저해가 될 정도의 몰입경향이 있는 경우를 몰입장애라고 부른다.

몰입장애가 있는 아동은 시쳇말로 멍을 때린다. 즉 술에 취한 듯 멍한 눈빛으로 자기 생각에만 몰두한다. 어떻게 보면 외부에 별다른 반응이 없이 지나치게 침착한 것으로 오해되기도 한다. 몰입장애가 심한 아동의 특이한 행동 양식은 아무런 이유 없이 급작스러운 감정변화를 보이는 것이다. 주변의 상황에는 아무런 변화가 없는데 갑자기 울거나 웃는 경우가 많다. 때로는 이유 없이 화를 내며 발작하기도 한다. 이런 감정변화의 강도는 매우 강하고, 감정에도 강하게 몰입해 있어서 감정이 쉽게 변하지 않는다. 상태를 진정시키려고 달래주는 말과 행동을 해서는 큰 변화를 만들지 못한다. 아주 강하게 자극을 주어야만 겨우 반응을 보인다.

이는 외부의 자극 없이 대뇌피질에 입력된 정보만으로 과거의 어떤 사건이 회상될 때 나타나는 현상이다. 즉 상황과 무관하게 과거에 있었던 슬픈 일이 생각나기도 하고 웃기는 일이 생각나기도 한다. 이는 일반인에게도 흔한 현상이다. 그러나 일반인은 자신의 상상과 회상이 현실이 아니라는 것을 알기에 거기에 감정적으로 몰입하지는 않는다. 반면 자폐아동은 현실에 대한 감각능력이 약화되어 있기에 과거 회상의 시점을 현실과 구별하지 못한다. 과거의 감정 상태를 현실에서 표현하는 것이다. 즉 현실감각을 상실하여 과거와 현재를 구별하지 못한다.

앞서 살펴보았듯이 이런 몰입장애는 장내세균 불안정이 심해지면서 대뇌피질에 전체적으로 염증이 진행되며 나타나는 현상이다. 대뇌피질이 외부 자극 없이 염증반응만으로도 흥분되며 나타나는 현상이다. 이런 몰입장애는 경증 자폐나 어린 아동에게는 드물게 나타나지만, 나이를 먹은 중증 자폐아동에게서는 대부분 관찰된다. 몰입장애가 무서운 것은 이 현상이 깊어지면 아동의 지능이 손상되는 것으로 보인다는 것이다. 그러므로 몰입장애가 심해지지 않도록 조기치료를 진행하는 것이 절실하다. 한방치료를 통하여 대뇌피질의 염증반응이 약화되도록 도울 수 있다. 식이요법과 더불어 한약치료를 진행하면 정도의 차이는 있지만 몰입장애가 현격히 약화되는 것을 확인할 수 있다. 몰입장애가 줄어들면서 나타나는 현상은 다음과 같다.

**첫째** 탠트럼, 분노조절장애 등이 현격히 줄어든다.
**둘째** 혼자 있는 시간이 줄고, 부모나 친구를 향한 관심이 증가한다.
**셋째** 뭔가에 취한 듯한 멍한 눈빛이 사라지며, 눈빛이 또렷해지기 시작한다.

중증 자폐는 몰입장애가 개선되어야 비로소 눈맞춤이 정상화되고 상호작용도 가능해진다. 한약을 이용한 치료는 자폐아동이 몰입장애를 벗어나는 것을 도울 수 있다.

### 4) 사회성 발달을 위한 자가학습능력의 개선

앞서 지적한 3가지 효과—눈맞춤과 감각장애 개선, 몰입장애 소거—가 모두 결합되어 완성되면, 이제 아이는 자폐적인 양상을 벗어날 준비가 된 것이다. 자폐적인 양상을 벗어난다는 것은 자력으로 사회성을 발달시킬 수 있는 능력이 준비되었다는 의미이다. 눈맞춤 능력은 사람을 주시하며 그들의 표정과 눈빛에 드러난 감정의 변화까지 관찰할 수 있게 한다. 몰입장애가 소거되면 사람 위주의 정보처리가 가능해지면서 사람에 대한 관심이 높아지고, 사람들과 상호작용을 하고 싶은 욕구가 발달한다. 사람들의 행동을 관찰하고 교류 욕구가 형성되면, 이제 사람들의 행동을 능동적으로 모방하는 행동 모방이 가능해진다. 이때쯤 포인팅과 공동 주시도 가능해진다. 아이는 이제 비언어적인 교류능력을 서서히 발달시키기 시작한다.

감각장애가 정상화되면 감각추구의 연장인 상동행동도 줄어들기 시작한다. 상동행동이 줄어든 자리는 상호작용을 지향하는 행동으로 채워진다. 아동은 이제 이상행동이 점차 줄어들며 정상적인 신체 동작과 습관이 자리 잡아가기 시작한다. 사람을 관찰하고 사람들과 놀고 싶어 하며, 스스로 능동적으로 모방하여 사람들이 사용하는 몸짓과 표정을 사용한다. 이제 자기 힘으로 상호작용하는 방법을 초보적으로 학습하기 시작하는 것이다.

이는 진정한 변화이다. 자폐적으로 고립된 아동에게 이제 세상과 교류하며 스스로 배우는 자가학습능력이 만들어지기 시작하는 것이다. 자가학습능력이 갖추어지면 아이는 비로소 자폐스펙트럼장애에서 비스펙트럼장애 상태로 전환된 것이다. 이 상태는 실질적으로는 자폐를 벗어난 것이다. 나는 이때가 되면 자폐 치료에 성공했다고 선언한다. 아동의 행동 양식에서는 자폐의 티가 거의 안 나고 다만 소셜스킬에서 또래와 격차만 있는 단순발달지연으로 회복된 것이다. 이제 아동은 적절한 교육과 훈련을 결합한다면 정상범주로 회복할 수 있는 것이다.

## 5) 주의집중력 개선을 통한 인지학습능력의 개선 효과

사람들과 상호작용을 시작하고 자가학습을 시작하면 실질적으로 자폐는 벗어나지만, 자폐에서 손상된 발달지연 현상이 모두 회복되는 것은 아니다. 자폐 성향이 점차 호전되며 가장 큰 문제가 되는 것은 인지발달의 저하 현상이다. 자폐아동 중에는 지능검사상 손상이 확인되는 경우가 많다. 자폐스펙트럼장애는 그 자체로 퇴행성질환이기에 종국에는 지적장애 수준으로 지능이 손상되기 마련이다. 그러므로 조기치료에 성공하면 지능손상을 막을 수 있지만, 나이가 먹은 후 치료에 성공한다면 지능의 손상은 정도의 차이만 있을 뿐 피할 수 없다.

가장 흔한 인지저하의 유형은 종합사고력에 문제가 생기는 것이다. 단순한 인지 반응에는 잘 대응하다가도 복잡한 문제가 제시되면 인지기능이 매우 무기력해진다. 언어성 지능은 높아도 동작성 지능이 낮은 경우도 흔하다. 이 경우는 대화는 가능하지만, 현실의 문제 앞에 대응력 자체가 매우 떨어진다. 정보처리속도가 현격히 손상된 경우도 많다. 인지능력은 사고능력도 중요하지만, 정보를 처리하고 반응하는 속도도 중요하다. 문제의 답을 안다고 해도 답을 알아내는 속도가 느리다면 현실에서는 실효성이 없기 때문이다. 이렇게 종합사고력 저하, 동작성 지능 저하. 정보처리속도의 저하는 서로 연계되어 아동의 학습능력과 인지능력의 발전을 방해한다. 그 결과 자폐 성향이 제거된 이후에도 학습능력의 저하, 인지저하 현상을 보이며 정상적인 사회생활에 어려움을 겪게 된다.

또 다른 문제는 주의집중력의 문제이다. 자폐 성향의 아동 대부분은 ADHD 증세를 보이는데, 이에 따른 과잉행동으로 문제가 발생한다. 학업 집중력이 약해지면서 학습부진, 학습장애를 보이는 경우도 적지 않다. 이 모든 현상은 대뇌피질의 민감성 저하, 기능 저하가 근본 원인이다. 자폐스펙트럼장애가 경증이라도 시간이 오래 지체되면 대뇌피질의 반응성이 약해지며 인지저하로 귀결된다.

이를 해결하는 방법은 대뇌피질의 반응력을 높여 인지 반응을 향상하는 것이다. 그러나 전통적인 의학에는 이런 치료법이 없다. 전통 양방치료는 ADHD 치료나 인지발달 치료에 실패하는 것이다. 흔히 자폐 치료의 대안으로 거론되는 생의학적 치료, 비타민미네랄 요법에도 인지 반응력을 높이는 치료법은 사실상 존재하지 않는다. 그래서 생의학적인 접근법은 아스퍼거 치료나 ADHD 치료에 매우 무기력하다.

그러나 닥터 토마토 프로토콜에서는 한약을 이용하여 이런 문제의 상당 부분을 해결하고 있다. 자가학습능력이 회복된 이후로는 아동의 인지학습능력을 정상화하는 치료로 넘어가게 된다. 대뇌피질의 반응력을 높이는 것을 통하여 종합사고력 증진, 동작성 지능의 향상, 정보처리속도의 향상이 나타나게 된다. 이 치료과제는 대체로 중증 자폐를 넘어서 아스퍼거증후군 수준의 아동에게도 해당하는 내용이다.

# 영양제 요법

자폐 치료에서 드러나는 영양제 요법의 한계에 관해서는 앞서 설명한 바 있다. 영양학적인 손실은 자폐의 근본 원인이 아니라 결과에 불과하다는 것이 핵심이다. 그러므로 영양제 치료는 유효성은 인정되지만, 자폐를 근본적으로 호전시키지는 못한다. 그렇기에 닥터 토마토 프로토콜에서는 과다한 영양제 요법을 사용하는 것을 지양한다. 한약을 이용한 근본치료를 보조할 수 있는 최소의 영양제 요법만을 결합하길 권유한다. 특히 장내세균총의 회복을 목적으로 프로바이오틱스인 유산균류, 효모균류와 같은 생균류를 직접 복용하는 것은 반대한다. 이는 일시적으로 효과는 있을지 모르겠지만, 장기 사용 시 유해균의 증식도 초래하는 경향이 확인되기 때문이다. 이런 현상이 왜 ASD 아동에게서 발생하는지는 연구가 부족하여 알 수 없지만, 임상적으로는 반복적으로 확인된다. 그래서 현재로는 유산균 등을 복용하는 치료법은 피하길 권유한다.

또한, 해독능력을 올린다는 영양제류나 아미노산류, 과다한 비타민 B군 등의 과다한 사용은 자폐아동의 간 기능에 부담을 주는 것이 반복적으로 확인된다. 한약 요법과 영양제 요법을 병행하여 진행 중 AST/ALT 간 수치의 상승이 확인된 아동 중에는 영양제 요법을 중지하고 재차 한약 요법만 시행했을 때 간 수치가 안정적으로 유지되는 사례가 많다. 나는 이를 무수히 경험하였다. 자폐아동의 간 해독능력은 일반아동에 비하여 취약하다. 그러므로 간에 부담이 가는 영양제류는 매우 조심스럽게 사용해야 한다. 그래서 닥터 토마토 프로토콜에서는 아미노산류의 영양제, 해독기능이 있는 영양제 등의 사용을 금지하며 치료한다.

닥터 토마토 프로토콜에서 사용하는 영양제는 한약 치료와 더불어 필수적이다. 한약 치료는 항바이러스 작용이 우수하지만, 장내세균을 조절하는 항균성 효과는 미약하다. 이런 약점을 극복하기 위하여 닥터 토마토 프로토콜에서 사용하는 영양제 요법은 주로 장내세균의 불안정을 회복시킬 목적의 영양제 위주로 구성된다. 기능의학이나 DAN 닥터들이 사용하는 영양제 요법과 달리 한약 요법의 보조요법으로 구성되어 있다. 그러므로 한약 요법을 시행 중인 분들은 다른 영양제 복용을 금지하며, 닥터 토마토 프로토콜에 기반한 영양제 복용만이 권유된다.

닥터 토마토 프로토콜에서는 자폐 발생의 원인을 해결하는 데 도움이 될 수 있는 최소 영양제만을 사용한다. 영양제는 다음과 같은 효과를 기대하며 구성한다. 첫째, 장내세균총의 회복을 돕는 영양제를 사용하되 생균제를 사용하는 것보다 프리바이오틱스를 사용한다. 둘째, SIBO 발생을 방지하기 위하여 소화기능의 향상을 돕는 영양제를 사용한다. 셋째, 장내세균이 발생시키는 유해물질에서 뇌의 염증반응을 방지하기 위한 영양제를 사용한다. 넷째, 손상된 자율신경계의 회복을 돕는 영양제를 사용한다. 이런 원칙에서 최소한의 영양제 사용을 지향하며 마그네슘, B6,

이눌린, 소화효소, TMG 5종류만을 기본으로 사용할 것을 권유한다. 무
발화 중증을 제외하면 한약에 추가되는 5가지 영양제만으로도 대부분 정
상범주로 회복될 수 있다.


## 마그네슘과 B6

영양제를 이용하여 ASD를 치료하고자 하는 최초의 시도는 마그네
슘과 B6를 사용하는 것에서 시작되었다. 1968년 초 고용량의 비타민
B6(100~600mg)를 자폐아동에게 투여한 결과 16명 중 12명에게서 큰 증
세 호전이 나타났다는 보고가 있었다(Bonish, 1968). 이 연구결과에 기초
하여 『Infant Autism』의 저자 림랜드는 마그네슘(Mg)과 B6를 결합하여
ASD 치료를 시도할 것을 주장하였다. 그 이후 마그네슘과 B6를 결합한
치료법은 가장 광범하고 안전하게 이용되는 영양제 요법으로 자리 잡게
되었다. 1988년 림랜드는 ASD 아동을 둔 부모를 상대로 광범한 설문조
사를 진행한 바 있다. 당시 설문에서 부모들이 가장 효과가 크다고 인정
한 치료법으로 마그네슘-B6 영양제 요법이 선정되었다. [109] 이후 이 요법
의 효과를 측정하는 다양한 연구논문들이 발표되었고, 1995년에는 여러
논문을 메타 분석한 연구논문이 보고되었다. 여기서 12건의 연구보고 중
10건은 B6-Mg의 사용이 효과가 있었다고 확인하였다. [110]

B6가 여러 가지 신경전달물질 형성에 관여하며, Mg는 다양한 대사과

---

[109] *Controversies in the Treatment of Autistic Children: Vitamin and Drug Therapy*, 1988.
[110] *Efficacy of Vitamin B6 and Magnesium in the Treatment of Autism: A Methodology Review and Summary of Outcomes*, 1995.

정에 촉매로서 작용한다는 것은 알려져 있다. 그러나 B6-Mg의 조합이 어떠한 메커니즘으로 ASD 치료에 효과를 내는지는 명확하지 않다. 다만 나는 임상가로서 B6-Mg의 조합을 투약했을 때 ASD 아동들에게 나타나는 변화를 정리하고 귀납적으로 치료에 효과를 만드는 기전을 추정할 뿐이다.

B6-Mg가 투약되면 나타나는 변화는 다음과 같다. 첫 번째, 배변 장애가 개선된다. 이는 주로 Mg의 효과로 추정된다. 마그네슘은 대변을 무르게 하여 배출을 용이하게 하는 효과가 있다. 과량 복용 시 설사를 유발하기도 한다. 그러므로 B6-Mg를 사용하면 대변량이 증가하며 변비가 해결되고, 설사 경향인 아동은 거꾸로 설사기가 줄어들기도 한다. 대변은 결국 장내세균 덩어리들이 배출되는 현상이다. 배변 배출이 원활해야만 장내세균의 유해성 물질이 체내로 흡수되는 것을 방지할 수 있다.

두 번째, 수면안정 및 불안장애 안정화가 나타난다. 마그네슘은 심리적인 안정 효과가 뚜렷하며, 가벼운 불안감과 우울감을 진정시키는 효과가 뚜렷하다. 다만 소량으로는 효과를 내기 어려우며 고용량 복용 시 효과를 확인할 수 있다. 또한 수면 개선 효과도 증가시킨다. 입면지연 현상을 완화하며 수면의 질도 양호하게 유지시킨다. 이 과정을 통하여 ASD 아동은 대단히 적극적인 행동 양상을 보인다. 이를 종합한다면 ASD의 근본적인 증세 중 하나인 자율신경계 불안정을 개선하는 효과가 뚜렷하게 존재하는 것으로 추정된다.

세 번째, 상호작용에 대한 반응성 증가 역시 관찰된다. 부모들은 아이가 더 똑똑해지고 인지가 좋아진 느낌이 든다고 이야기한다. 이는 B6가 신경계 활성을 유도하며 Mg와 함께 시너지 효과를 내는 것으로 추정된다. 이런 효과는 명확하게 한약의 효과와도 시너지 효과를 내기 때문에 나는 B6-Mg를 ASD 치료에 가장 필수적인 영양제로 꼽고 있다.

## 소화효소

　ASD 퇴행 과정에서 소화기능의 저하와 흡수장애는 결국 장내세균의 과증식으로 이어지며 중증 자폐로 악화되는 중요한 원인이 된다. 그러므로 소화기능의 회복은 자폐를 극복하기 위한 필수 조건이다. 한약은 기능성 소화장애를 개선하여 장관의 연동운동력을 향상하는 효과가 크지만, 한약치료에는 소화효소를 직접 사용하는 치료법은 존재하지 않는다. 그러므로 나는 한약의 소화기능 개선 효과의 부족한 점을 보강하기 위하여 소화효소의 사용을 필수로 여기고 있다.

　소화효소를 지속해서 보충하였을 때 ASD 개선 효과가 있는지에 관한 연구논문들은 서로 다른 결과를 보고하고 있다. 이중맹검 연구에서 유의미한 대조군과 차이가 없다는 연구도 있지만, 좀 더 규모가 크고 자폐평정척도(CARS)를 이용하여 효과를 측정한 연구에서는 뚜렷한 개선 효과를 보고하였다. 3세에서 9세 사이의 ASD 환자 101명에게 소화효소와 위약을 3개월간 제공한 이후 분석을 해보았다. CARS 기준으로 위약군은 변화가 없었지만, 소화효소 사용 그룹은 평균 36.1에서 31.2 수준으로 큰 감소세를 보였다. 또한 반복 행동이나 상동행동에서 개선 효과가 확인되었다. 그러나 소화기능 전반의 개선도에는 대조군과 큰 차이가 없었으며, 수면의 개선 효과도 나타나지 않았다고 한다. 이를 통해 소화효소 사용에 따른 소화기능 개선과 CARS 개선 사이에는 별 연관성이 없다고 결론을 내리고 있다. [111] 소화효소의 사용이 기능성 소화장애 개선에 미치는 영향은 매우 미미하다. 그러기에 이런 연구결과가 나온 것으로 추정된다.

---

111) *A randomized, placebo-controlled trial of digestive enzymes in children with autism spectrum disorders*, 2015.

소화효소의 사용이 자폐 치료에서 효과를 내는 것은 장내세균의 조절을 통해서이다. 장기적으로 소화능력의 향상은 장에 도달하는 영양물질의 감소로 이어진다. 그 결과 장내세균의 감소가 발생하는 것으로 추정된다. 이런 효과는 장기간에 걸쳐 서서히 진행되는 변화이다. 그러나 소화효소의 사용이 1주일 이내에 빠른 효과를 보이는 경우도 자주 관찰된다. 소화효소 사용에는 대단히 빠르게 장내세균을 감소시키는 항균 효과도 있는 것으로 보인다. 즉 소화효소의 사용은 직접적인 항균 효과를 지니면서도 장기적으로는 소화기능의 개선으로 이어진다.

앞서 2장에서 장내세균에 의하여 발생하는 퇴행 현상이 자기몰입 현상이며 외부 세계에 대한 반응성 감소라고 확인한 바 있다. 2차 퇴행을 약화시키면 외부 반응성이 증가하며 몰입이 줄게 된다. 그러므로 상기한 연구논문에서 반복행동이나 상동행동이 감소하고, 그 결과 CARS 점수에 변화가 나타나는 것은 당연하게 이해된다. 또한 수면과 소화기 개선의 문제는 1차 퇴행과 관련성이 강력하므로 소화효소의 사용으로 개선 효과가 나타나지 않는 것도 합리적으로 이해된다. 소화효소의 꾸준한 사용은 자폐의 2차 퇴행, 3차 퇴행을 감소시킬 수 있는 매우 중요한 치료법이며, 장기간 지속해서 사용되어야 한다.

## 이눌린

이눌린은 장내세균 중 자폐 퇴행에 관여하는 세균 종을 감소시키는 효과가 인정된다. 이눌린은 장내 유해균에 의하여 발생하는 암모니아를 약 30%까지 감소시킨다고 한다. 특히 이런 현상은 클로스트리움균이 활성화된 상태에서 더욱더 효과적이라고 확인되었다. 결국 교란된 미생물군(높은 수준의 C. difficile)이 있는 조건에서 이눌린은 인간 결장 미생물군의 대사 활성을 잠재적으로 덜 독성이 있는 대사산물의 생산으로 전환시키는 것이다.[112]

이뿐만 아니라 이눌린은 퇴행성 자폐를 만들어내는 데 중요한 역할을 하는 것으로 알려진 디설포비브리오(Desulfovibrio)균을 감소시키는 효과도 보인다. 연구에 의하면 디설포비브리오는 일반아동보다 자폐아동에게 높은 수준으로 발견된다고 하며, 이는 자폐 퇴행과 밀접하게 연관된 세균으로 추정된다.[113]

이눌린을 사용하면 디설포비브리오균의 활성을 40%까지 감소시키는 것이 가능하다고 한다.[114] 결국 이눌린은 자폐 퇴행을 유발하는 균의 감소와 유해물질의 독성을 전환시켜 퇴행을 막는 효과를 발휘한다.

임상에서 이눌린을 사용하면 아이들의 의식이 더욱 명료해지는 것을 확인할 수 있다. 즉 퇴행 중에 발생하는 몰입장애를 개선하고 반응성을 증가시키는 효과를 보이는 것이다. 그러나 이눌린은 기계적일 정도로 모든 ASD 아동에게 효과를 보이는 것은 아니다. 치료 중 자폐증세 자체는 호전 반응을 보인다고 해도 소변 유기산검사를 실행해보면 대략 검사지표까지 호전되는 경우는 70%가량에 머문다. 30%가량에서는 외견상 증상이 좋아져도 오히려 클로스트리듐, 유산균, 곰팡이의 증가를 동시에 나타내는 경우도 있다. 이런 경우 이눌린을 장기간 사용하면 호전

---

112) *The Effect of Various Inulins and Clostridium difficile on the Metabolic Activity of the Human Colonic Microbiota in vitro*, 2003.

113) *Desulfovibrio species are potentially important in regressive autism*, 2011.

114) *Agave inulin supplementation affects the fecal microbiota of healthy adults participating in a randomized, double-blind, placebo-controlled, crossover trial*, 2015.

반응이 점차 약화되는 것으로 보인다. 그러므로 소변유기산검사를 이용하여 검사상 장내세균 지표가 불안정하게 나타나면 사용을 중지하는 것이 좋다.

## TMG 또는 DMG

DMG는 다이메틸글라이신(Dimethylglycine)의 약자이며 TMG는 트라이메틸그라이신(Trimethylglycine)의 약자이다. TMG는 염증성 물질인 호모시스테인을 메티오닌으로 만드는 과정에서 부산물인 DMG로 전환된다. 두 가지 영양제 모두 유사한 효과를 내는 것으로 알려져 있으며, DMG에 더 효과 반응이 있다고 하는 경우와 TMG에 더 효과 반응이 있다는 사람이 있어 의견이 나누어진다. DMG 사용이 초기에 개발되었기에 연구논문은 주로 DMG 효과를 중심으로 연구되었다.

그러나 나는 임상 과정을 거치면서 TMG가 DMG에 비하여 훨씬 더 효과적이라고 확신하게 되었다. 한약을 사용하는 조건에서 나타나는 특이현상인지 아니면 일반현상인지는 명확하지 않다. 다만 닥터 토마토 프로토콜에서는 DMG 사용에서 효과를 보이는 경우와 부작용을 보이는 경우가 각 50% 정도라면, TMG에 유효성을 보이는 경우는 거의 90% 이상으로 추정된다.

1982년부터 2011년까지 8건의 DMG 연구논문이 발표되었다. 3건은 효과가 없었거나 미약했다고 보고하였지만, 나머지 5건은 경련 발작의 감소 효과, 언어개선 효과, 의사소통 및 사회성 개선 효과가 현격함을 보고하였다. [115] 그리고 부작용으로는 주로 과잉행동과 수면 불안정이 보고되었다.

닥터 토마토 프로토콜을 실행할 경우 TMG가 추가되면 나타나는 효과는 다음과 같다. 첫 번째 변화는 대부분 발화량이 증가한다. 그래서 나는 한약 사용을 통하여 비언어적 의사소통이 회복된 경우에는 발화량 증가를 목표로 TMG를 사용한다. 두 번째로는 감정·정서적으로 즐겁고 쾌활해지는 경향을 보인다. 그러므로 짜증이 줄고 두려움이 감소하며 상호작용에 적극성을 보인다. 세 번째로는 정보처리속도가 증가하며 인지 능력이 향상된다. 네 번째로는 배변이 증가하며 체력이 증대된다.

또한 TMG 사용에 나타나는 부작용은 DMG 부작용과 동일한 수면장애와 산만함의 증가이다. 이런 부작용은 당분 조절과 밀접한 관련이 있음을 나는 오랜 임상 과정을 통하여 확인하였다. 즉 인슐린 저항성을 가진 뇌 상태에서 부작용이 강하게 나타나는 것으로 추정된다. 그러므로 TMG 사용에 따른 부작용이 나타날 때는 탄수화물 섭취량을 조절하여 안정화시키고 재차 실행하면 부작용을 피하고 효과는 극대화할 수 있다.


## 닥터 토마토 프로토콜 영양제 복용 방법


1차 영양제: 첫 번째로 복용할 영양제는 마그네슘-B6이다.

마그네슘은 흡수율이 좋은 킬레이트마그네슘을 권유한다. 나는 소스내추럴스(Source Naturals)사의 100mg짜리 복합마그네슘을 권장한

---

115) *Millennium Nutrient N,N-Dimethylglycine (DMG) and its Effectiveness in Autism Spectrum Disorders*, 2021.

다. 마그네슘은 메가도스를 해야 효과가 더욱 뚜렷해진다. 한계용량은 최대 6알까지로 하며 설사가 심하지 않은 정도까지 증량한다. 1알씩 하루 3회 복용을 시작하며, 일주일간 경과를 관찰한 후 심한 설사가 없다면 1.5알로 증량한다. 그리고 일주일간 경과를 관찰한 후 설사가 1일 2회가량으로 심하지만 않다면 2알씩 3회 복용으로 증량한다. B6는 아침에 한번 100MG 기준으로 복용한다. 저녁에 복용 시 수면이 불안정할 수 있으니 되도록 아침에 복용한다. B6는 증량 없이 하루 1알 정량을 꾸준히 유지한다.

2차 영양제: 두 번째로 복용할 영양제는 이눌린과 소화효소다. 1차 영양제를 복용한 후 2주가량 관찰해도 문제가 없을 때 2차 영양제를 추가로 복용하기 시작한다.

이눌린: 아침에만 한 번 복용시키는데 1/2 티스푼을 한약에 타서 복용한다. 용량이 더 늘어도 무방하다. 그러나 저용량으로도 효과에는 큰 차이가 없다. 장내세균총의 회복을 위하여 유해세균의 감소 효과가 있는 비소화성 프리바이오틱스인 이눌린이 매우 유효하다. 이눌린을 복용하며 초기 리바운드 현상으로 멍해지는 경향을 보이기도 하는데, 이는 매우 효과가 있음을 증명하는 현상이다. 2주가량 지나며 정상화된다. 제품은 나우푸드(Now Foods)사의 유기농 인증 이눌린을 추천한다.

소화효소: 아침, 점심, 저녁 하루 3회 복용시킨다. 소화능력 개선을 위하여 가든오브라이프(Garden of Life)사의 오메가자임 소화효소를 추천한다. 어린이용 소화효소는 당분 첨가물이 많아서 사용해서는 안 된다. 성인용 소화효소를 한 번 복용 시 1/3에서 1/2 캡슐로 분할하여 복용하길 권유한다. 몸무게에 대비하여 40kg이 넘어가면 성인용을 한 캡슐씩

복용해도 무방하다.

3차 영양제: 세 번째로 복용할 영양제는 TMG다. 2차 영양제를 복용한 후 2주간 관찰하여 큰 문제가 없을 때 3차 영양제까지 추가하여 복용을 시작한다.

마지막으로 사용할 영양제는 TMG다. TMG 사용에는 매우 신중한 판단이 필요하다. 1차, 2차에 사용한 영양제는 부작용이 거의 없어 안전하다. 그러나 TMG 사용은 큰 기대효과가 있지만, 부작용이 동반될 수 있다. 이를 피하기 위해서는 아동의 감각장애가 매우 안정된 상태에서 복용을 개시해야 한다. 즉 시선처리능력 및 비언어적 의사소통이 안정된 상태에서 진행할 것을 권유한다. 감각장애가 안정되면 자연스레 시선처리능력과 소통능력의 향상으로 이어진다. 그 상태에서 TMG 복용을 시도해야 부작용을 피할 수 있다. 만일 감각장애가 잔존한 상태에서 복용을 시도하면 50% 이상의 아동이 부작용을 나타내게 된다.

TMG를 사용하며 나타나는 부작용으로 가장 빈발하는 것은 수면불량이다. 잠들기 어려워하기 시작하며 잠이 든 이후에도 자주 깨며 수면을 지속하지 못한다. 이 상태는 복용 초기에 나타나도 1~2주가 지나면서 진정되는 경우가 많으니 2주는 충분히 경과를 관찰해야 한다. 만일 수면불량이 현격하다면 TMG 사용은 포기해야 한다. 두 번째 부작용은 감정적으로나 감각적으로 흥분 경향을 보이게 되어 산만해지기도 하고 감정적으로 거친 반응을 보인다. 이 경우에도 복용을 중지 내지는 감량해야 한다.

TMG는 부작용을 완화하기 위하여 폴린산과 메틸B-12를 같이 함유한 TMG를 사용하는 것이 좋다. 나는 컬크맨랩(Kirkman Labs)사 제품을 권유하고 있다. 수면 방해 현상을 피하기 위하여 아침에만 복용하는 것이 좋다. 아침 1알에서 복용을 시작하고, 기대효과와 부작용을 비교하며 2주 단위로 증량을 반복하여 아침 4알까지는 증량을 시도해본다. 증량 중에 아동에게 부작용은 가장 적고 효과는 가장 큰 적정 복용량을 찾아야 할 것이다. 간혹 TMG에 효과가 적고 부작용이 나타나지만, DMG에는 안정적인 반응을 하는 아이들도 있다. 그러나 나의 임상경험에서는 감각장애가 안정된 경우 대부분 아동에게서 TMG가 더욱 안정적으로 반응하였다. 그러므로 TMG를 먼저 사용하고 후에 필요하면 DMG 사용을 고려해보길 권한다.


## 약물요법(Medication)에 대하여


식이요법, 한약 요법, 영양제 요법을 실행해도 안정적인 상호작용 능력을 회복하지 못하는 경우가 있다. 물론 대단한 호전이 이루어지며 이전보다 인지능력과 상호작용능력이 향상되기는 하지만, 일반아동과 같은 수준의 감각처리능력과 감정조절능력에 도달하지는 못한다. 주로 나이가 많은 아동이나 증상이 심한 아이에게서 이런 현상이 나타난다. 자폐를 극복하고 정상범주로 회복하기 위해서는 약간의 호전을 목표로 해서는 안 된다. 감각처리에서나 감정처리능력에서 완전한 회복이 이루어져야만 한다.

이 경우도 한약 사용 시에 초기에는 거의 눈맞춤이 증가하는 유효 반응이 나타난다. 한약의 사용은 거의 기계적일 정도로 바이러스에서 유발된 염증 조절에 성공한다. 그리고 루틴으로 사용되는 영양제가 추가적으로 사용될 때마다 자폐증세는 완화된다. 그럼에도 완전한 회복에 도달하지 못하는 것은 장내세균이 유발하는 염증을 완전히 차단하지 못하기 때문이다. 이는 장내세균의 증식이 매우 공고한 생태계를 구축하여 식이요법이나 영양제를 이용한 치료만으로는 장내세균의 조절에 실패하는 것이 원인이다. 이런 경우는 불가피하게 항생제를 이용한 약물치료의 도움을 받는 것이 좋다. 또 하나의 원인으로 추정되는 것은 자율신경계 조절 능력의 혼란이 고착화되어 있는 것이다. 이는 금속대사능력을 높이는 킬레이션제 약물의 도움을 받는 것이 좋다. 영양제 요법만으로 한계를 보이는 경우 두 가지 약물요법을 빠르게 결합하면 대부분의 ASD 증세는 뚜렷한 안정화 경향을 보인다.

## 항생 요법: 리팍시민(Rifaximin) 사용에 대하여

리팍시민은 경구용 항생제다. 분자구조가 매우 커서 혈액 내 흡수가 안 되기에 인체 전반에 미치는 항생제 부작용에서 안전하다. 그러므로 장내세균의 과다증식에서 유발되는 ASD 증세에 리팍시민은 매우 유효한 치료 도구가 될 수 있다. 리팍시민은 특히나 소장의 세균 증식인 SIBO에 유효성을 보인다. ASD는 단순하게 장내세균의 과다증식에만 기인하는 것이 아니라 소장 내 세균 증식으로 이어졌을 때 치명적으로 악화된다는 것은 앞서 2장에서 확인하였다. 연구에 의하면 항생제 리팍시민 치료는 SIBO 관리에 매우 효과적이고 안전한 것으로 입증되었다.[116] 이 치료법은 몇 가지 장점을 가지고 있다. 몸으로 흡수되지 않고, 주로 소장에서 작

---

[116] *Systematic review with meta-analysis: Rifaximin is effective and safe for the treatment of small intestine bacterial overgrowth*, 2017.

용하며, 자폐에 유익하다고 알려진 비피두스균은 오히려 증가시킨다고 한다. 또한 소아과용으로도 안정성이 확인되어 승인되었으며, 탄수화물 제한 식단을 병행하면 항생제 작용을 향상한다고 보고되어 있다. [117]

리팍시민은 장내세균의 불안정을 개선하는 과정을 통하여 실제로 중추신경계 손상을 회복시키고, 우울장애 등의 심리장애도 개선한다고 확인되었다. 낮에 각성도를 유지하고 밤이면 각성도가 떨어지며 수면이 유도되는 일주기 리듬에 문제가 생기면 수면장애와 각성장애가 만들어지는데 이를 일주기리듬장애(Circadian Rhythm Disruption: CRD)라고 한다. 일주기장애는 인지장애를 유발하고, 리팍시민의 사용은 이를 개선하는 것으로 확인되었다. CRD를 유발시킨 쥐 실험에서 24시간 리듬장애를 만든 쥐는 대조군 쥐에 비해 새로운 물체와의 상호작용이 감소한 것으로 나타났다. 또한 5일간 일주기장애를 지속해서 유발했을 경우 공간학습능력에 현격한 저하가 발생하였다. 이때 리팍시민을 투여한 쥐들은 대조군에 견주어 상호작용과 공간학습능력을 유지하는 것으로 확인되었다. 이러한 결과를 종합해보면 일주기리듬장애는 장내세균의 불안정을 증식시키고 이를 매개로 인지장애를 발생시키는데, 리팍시민은 이런 인지교란 현상을 방지하고 중추신경계를 보호할 수 있는 것이다. [118] 이는 우리가 자폐의 발생과정에서 살펴본 대로 ASD 아동은 자율신경장애에서 유발되는 각성장애, 수면장애 등 일주기장애를 동반하고 있기에 리팍시민의 사용은 중추신경계 손상을 방지하고 인지학습능력을 회복시키는 데 도움이

---

117) *Integrative treatment of chronic abdominal bloating and pain associated with overgrowth of small intestinal bacteria: A case report*, 2017.
118) *Rifaximin protects against circadian rhythm disruption—induced cognitive impairment through preventing gut barrier damage and neuroinflammation*, 2022.

될 수 있음을 의미한다.

또한 리팍시민은 스트레스에서 유발되는 기분장애를 개선하는 것으로 확인되었다. 스트레스 상태의 사람에게 리팍시민을 투약한 이후 뇌파 검사를 시행하는 연구에서 위약을 사용한 대조군에 비하여 기분 개선을 의미하는 전두엽 알파파의 증가를 확인할 수 있었다고 한다.[119] 또한 쥐 실험에서 불안 및 우울증 상태의 개선과 더불어 손상된 공간 학습 및 기억 기능을 개선하는 것도 확인한 연구보고도 존재한다.[120]

이렇게 리팍시민은 ASD 치료에서 유효성과 안정성이 충분히 예상되지만, 나는 리팍시민을 무조건 처음부터 본격적으로 사용하는 데 반대한다. 리팍시민 사용에는 몇 가지 고려할 점과 우려 사항이 있기 때문이다. 첫 번째, 가장 큰 문제점인 내성균의 출현이다. 항생제에 과다노출은 필연적으로 내성균의 등장을 초래한다. 즉 리팍시민의 사용을 통하여 조기에 장내 환경을 비가역적인 수준으로 회복시키지 못한다면 장기 사용에 따른 내성균의 등장은 필연적이다. 이런 경우 장내세균총의 불안정은 더욱 악성적인 형태로 고착화될 것이기에 ASD 회복은 어려워질 위험이 있다. 실제로 나는 리팍시민에 장기간 노출된 ASD 아동을 치료할 때면 비노출된 아동에 비하여 회복 속도가 늦고 치료가 어려워지는 것을 여러 차례 경험하였다. 그러므로 자연요법을 통하여 장내세균총의 불안정을 극복하는 것이 우선되어야 하며, 항생제 사용은 불가피한 경우에만 고려되어야 할 것이다.

두 번째 문제점은 장벽의 염증을 유발하는 것이다. 리팍시민을 복용

---

**119)** *Effects of Rifaximin on Central Responses to Social Stress—a Pilot Experiment*, 2018.
**120)** *Rifaximin ameliorates depression-like behaviour in chronic unpredictable mild stress rats by regulating intestinal microbiota and hippocampal tryptophan metabolism*, 2023.

하는 아이가 복통을 호소하는 일은 흔하다. 장벽에 염증이 유발되었기 때문이다. 심한 아이들은 생활이 불가능할 정도의 증세를 보이기도 한다. 이는 단기 사용 시에는 문제가 안 되지만, 장기 사용 시에는 필연적으로 문제가 된다. 리팍시민으로 장벽의 손상이 유발될 경우 어떤 부작용이 ASD 아동에게 초래될지는 현재로서는 불분명하다. 그러므로 나는 몇 달 간 쉬지 않고 장기간 리팍시민을 사용하는 데 반대한다. 충분한 휴식기를 가지면서 진행하는 것이 안전하다.

세 번째로 문제가 되는 것은 바이오필름 보호 아래 있는 세균에는 아무런 효과를 가지지 못한다는 사실이다. 장내세균총은 점차 증식하며 서로 군집을 형성하고, 바이오필름을 이용하여 보호막을 형성한다. 그리고 보호막 안에서 안전하게 증식하며, 유해성 물질을 외부로 배출한다. 리팍시민뿐 아니라 더 강력한 항생제의 사용도 바이오필름을 해체할 수 없으며, 필름 내에 존재하는 세균을 제어할 수 없다. 나이가 많거나 중증 경향을 보이는 ASD라면 대부분 강력한 바이오필름을 형성한 것이 분명하다. 결국 리팍시민의 사용은 도움이 되기는 하지만, 바이오필름을 해체할 방법을 병행하지 않으면 실질적인 치료효과를 낼 수가 없다. 이 문제를 해결하는 고강도 교차요법에 관해서는 뒤에서 이야기할 것이다.

리팍시민을 치료에 이용할 때 앞서 지적한 두 가지 문제점을 해결하는 가장 좋은 방법은 네메체크 프로토콜의 도움을 받는 것이다. 네메체크는 처음부터 리팍시민을 사용하는 것이 아니라 이눌린을 사용하여 장내세균총의 건강한 재구성을 유도하고, 치료가 만족스럽지 못한 경우에만 리팍시민을 사용할 것을 권유한다. 그리고 10일간 사용하고 20일 쉬기를 반복하는 방식으로 충분한 휴식기를 부여한다. 이런 방식으로 12개월 지속할 것을 권유하는데, 나는 네메체크가 제시한 방법이 매우 타당하다고 생각한다.

리팍시민을 이용하여 ASD 치료를 할 때 유념해야 할 부정적인 현상들이 있다. 피부에 작은 구진이 발생하는 경우가 많으며, ASD 아동이 일시적으로 멍하니 집중하지 못하고 반응이 떨어지는 현상이 증가하는 경우가 있다. 이는 부작용이라기보다는 호전 과정에 동반되며 나타나는 부정현상으로 동양에서는 이를 명현현상이라고 한다. 이는 장내세균이 사멸할 때 유해성 물질이 대량 방출되며 나타나는 현상이다. 이런 증세가 나타나도 리팍시민 복용을 중지하는 휴식기가 되면 다시 안정적인 상태를 회복하게 되고 이전보다 상호작용이 더 안정적으로 반응하는 것을 확인할 수 있다.


## DMPS 킬레이션 요법

미국의 DAN 닥터들이 찾아낸 ASD 치료법 중 가장 효과적인 치료법을 뽑으라고 하면 나는 주저 없이 킬레이션 요법이라고 생각한다. 더욱 정확히 이야기하자면 DAN PROTOCOL 중 영양제 요법은 매우 보조적인 치료법이고, 자폐 발생의 근본 원인을 조정하는 치료법으로는 킬레이션 요법이 유일하다고 생각한다. 그런 이유로 킬레이션 요법은 재현성이 매우 높은 치료 효과를 보이며 자폐 성향을 근본적으로 완화하는 효과를 보인다.

다만 문제는 DAN 닥터들이 킬레이션 요법의 효과는 수은이나 중금속이 제거되는 데서 비롯한다고 단순하게 해석한 점이다. 수은중독이 자폐를 발생시키는 원인이 아니라는 점은 여러 차례 이야기했다. 그러므로 킬레이션 요법이 보이는 효과도 수은이나 중금속 중독이 해소되면서 나타나는 효과로 해석해서는 안 된다. 앞서 2장에서 살펴본 대로 ASD에는 금속대사장애가 광범하게 존재하며, 킬레이션 요법은 금속대사장애를 조절하여 다양한 신체 대사를 회복시키는 것으로 이해해야 한다.

이런 방면에서 본다면 킬레이션 요법은 항바이러스 효과가 있는 것이 분명하다. 나는 앞서 1장에서 신경계에 침투한 바이러스 감염이 자폐 발생의 근본 원인이라고 주장하였다. 그리고 이때 감각처리장애와 자율신경조절장애(감정조절장애 포함)가 발생한다고 확인하였다. 킬레이션 요법을 실행하면 이런 근본 현상에서 개선이 이루어지는 것을 확인할 수 있다. 또한 눈맞춤이 보다 선명해지고, 얼굴로 감정을 담아내는 비언어적 소통능력이 향상되며, 두려움이나 만성적인 공포반응이 완화되는 등 자폐 발생의 1차 원인이 완화되는 것을 확인할 수 있다. 이는 한약을 이용하여 치료할 때 나타나는 효과와 유사하다. 한약의 효과에 비교하면 감각처리장애 개선 효과는 매우 미약한 수준이지만, 두려움이나 공포반응을 완화하는 효능은 더 우수해 보인다. 나는 이런 이유로 한약을 이용한 치료 이후에 두려움이나 공포반응이 완화되지 않는 경우 단기간 킬레이션 요법을 실행할 것을 권유한다.

킬레이션 요법이 어떻게 ASD 치료에서 항바이러스 효과를 내는지에 관한 연구는 전혀 없다. 그러나 금속대사장애가 바이러스 감염을 악화시킨다는 연구는 존재한다. 예를 들어 혈청 구리 수치는 헤르페스 바이러스 감염에 해로운 영향을 미친다고 한다[121]. 또한 최근 연구에 따르면 코로나바이러스는 칼슘을 매개로 숙주세포에 부착한다고 한다. 그리고 축적

---

121) *Current Biomedical Use of Copper Chelation Therapy*, 2020.

된 증거에 따르면 철 항상성의 조절장애는 반응성 산소종(ROS)의 형성에 의한 독성 효과를 통해 코로나바이러스감염증(COVID-19)의 병인에 크게 기여한다고 한다. 그러므로 COVID-19에 대한 새로운 치료법으로 폐 EDTA 킬레이션 요법이 제안되기도 하였다. [122] 이런 정보를 종합해보면 킬레이션 요법은 자폐 발생의 1차 원인인 신경계 바이러스 감염을 개선하는 효과가 있는 것으로 생각된다.

또한 킬레이션 요법은 자폐 발생의 2차 원인인 장내세균총의 불안정을 조정하는 항박테리아 효과도 있는 것으로 보인다. 킬레이션 요법 중 나타나는 명현현상이 리팍시민 사용 시에 나타나는 명현현상과 동일하게 관찰된다. 즉 장내세균이 소멸하며 배출하는 유독성 물질에서 유래되는 일시적 부정현상이 나타나는 것을 임상 과정에서 반복적으로 확인할 수 있다. 또한 킬레이션 시 나타나는 효과는 장내세균 감염에 의하여 나타나는 퇴행 현상을 감소시키는 것으로 확인된다. 이는 킬레이션의 공통 효과로 지적되는 현상으로 언어 발음이 좋아지며, 발화능력이 향상되고, 외부 자극에 반응성이 증가하여 인지학습효과가 증가하는 것으로 알 수 있다.

킬레이션 요법이 보이는 항박테리아 효과는 직접적인 항균 작용으로 보이지는 않는다. 장내세균총이 만드는 바이오필름 매트릭스를 해체하는 것을 통하여 장내세균의 방어력을 약화시키며 나타나는 간접효과로 보인다. 바이오필름이란 세포 외 고분자 물질(EPS) 매트릭스로 둘러싸여 있는 박테리아 군집체를 의미한다. 매트릭스는 양전하를 띠는 금속이온(칼슘, 마그네슘, 철)과 함께 음전하를 띠는 다당류 물질로 구성된다.

---

**122)** *Iron Chelation Therapy in COVID-19 Infection: A Review Article*, 2022.

바이오필름의 매트릭스는 자외선 노출, 금속 독성, 산 노출, 탈수 염분, 식균 작용, 항생제, 항균제 및 면역 체계에서 세균을 보호하기 때문에 항생제를 다량 사용해도 치료가 안 된다. 유럽 임상 미생물학 및 감염병 학회는 바이오필름 감염의 진단 및 치료를 위한 가이드라인을 발표하였는데, NaEDTA(항생제와 결합된 세포외기질 양이온 복합체), 철 킬레이트 화합물(락토페린)과 같은 킬레이션 요법을 포함시켰다.[123]

또한 킬레이션 요법은 장내 진균들이 만드는 바이오필름도 해체하는 것으로 보고되었다. 대표적인 금속 킬레이트제인 EDTA가 곰팡이(Candida albicans)의 바이오필름을 약화시켜 항진균 효과를 높인다고 한다.[124] 킬레이션 요법은 자폐 발생의 근본 원인을 조정하는 효과가 있는 것이 분명하다. 다만 어떤 기전으로 ASD 치료에 효과를 내는지는 수은 중독론을 벗어난 과학적인 연구가 절실히 요구된다.

킬레이션 제재는 DMPS, DMSA, EDTA, ALA 등이 대표적으로 알려져 있다. 그중에서 나는 언어개선 효과가 뚜렷하다고 보고된 DMPS 요법을 위주로 사용한다. 한약을 이용한 치료가 주된 요법이며 보조요법으로 킬레이션 요법을 사용하기에 단기간만 사용한다. 대부분 환자는 DMPS 요법을 6개월가량만 사용하여도 만족스러운 상태에 도달하기에 단기간 사용 후 중지한다. 또한 안전을 위하여 매우 저용량을 구강 섭취할 것을 권유하며, 3일 복용 후 4일간 휴식하는 복용법 권장하고 있다.

DMPS를 사용하며 기대되는 효과로는 언어개선 효과가 매우 뚜렷하게 보고되어 있으며[125], 나 역시 이에 공감한다. 발화량이 증가하기보

---

**123)** *Eradicating chronic ear, nose, and throat infections: A systematically conducted literature review of advances in biofilm treatment,* 2011.

**124)** *Evaluation of the antifungal effect of EDTA, a metal chelator agent, on Candida albicans biofilm,* 2017.

다는 발음이 좋아지는 것이 뚜렷하게 확인되고, 눈맞춤과 표정이 자연스럽게 안정되며, 감정조절능력이 좋아져 두려움이나 공포반응이 현격히 감소한다. 킬레이션 요법 시에는 아주 격렬하게 명현현상이 나타날 수 있어 조심해야 하며, 담당 주치의와 상의하면서 용량과 속도를 조절해야 한다. 멍해지면서 반응성이 약해지는 경우는 흔하고, 짜증과 분노가 폭발하거나 불필요하게 웃음에 몰입하는 등 감정변화가 격해지는 경우도 있다. 아주 심할 때는 정상화시켜 놓았던 눈맞춤이 다시 사라지는 경우도 수차례 경험하였다. 이는 모두 호전 과정에서 나타나는 일시적인 현상이다. 대부분 시간이 지나면 증세는 사라진다. 그러므로 아동의 상태를 확인하면서 적절한 휴식기를 가지며 치료를 지속하는 것이 좋다. 이런 과정을 거치고 나면 급격한 호전이 또한 관찰되기 때문이다.

킬레이션 요법이 효과적이기는 하지만 초기에 우선하여 실행해서는 절대 안 된다. 기본적인 치료를 통하여 바이러스 감염이나 장내세균의 감염도를 약화시킨 후에 만족스럽지 못한 경우에 진행해야 한다. 처음부터 진행할 경우 바이오필름이 다 해체되면서 유독성 물질이 대량 방출되면 아마도 ASD 아동은 일상생활이 불가능할 정도의 부작용을 경험하게 될 것이다. 이런 이유로 나는 식이요법과 한약 요법 그리고 기본적인 보충제 사용으로도 완전한 상태에 도달하지 않는 일부 아동에게 킬레이션 요법을 사용한다. 자폐 치료로 유명한 재클린 맥캔들리스(Jaquelyn McCandless)도 다른 치료법을 실행한 이후에 킬레이션 요법을 실행해야 부작용을 피할 수 있다고 주장했는데 이 역시 같은 맥락으로 이해된다. [126]

---

**125)** *For submission to The Lancet as a Research Letter Autism and PPD: Comprehensive Medical Management with Heavy Metal Detoxification Produces Salutary Benefit, 2006.*
**126)** *Children with Starving Brains, 2002.*

## 고강도 교차요법

　ASD 치료에서 1차 퇴행만 존재하는 경우는 별도의 추가 요법 없이 한약만으로도 정상범주로 회복할 수 있다. 2차 퇴행까지 진행된 경우라도 나이가 어리다면 한약 요법과 더불어 식이요법과 영양제 요법을 병행하면 대부분 정상범주로 회복된다. 그러나 2차 퇴행 후 나이가 많은 경우나 3차 퇴행까지 진행된 중증은 장내세균총이 악성 상태로 공고해져 부득이 항생제 요법과 킬레이션 요법을 추가 요법으로 실행해야 정상범주로의 회복을 기대할 수 있다. 이때 리팍시민만 사용해서는 바이오필름을 제거하지 못하기에 킬레이션 요법을 병행하여 바이오필름을 해체하는 항생 요법을 실행해야 한다.

　그러나 두 가지 요법 모두 신체에 무리가 갈 수 있는 치료법이며 또한 격렬한 명현현상을 동반할 수 있기에 나는 두 가지를 동시에 실행할 것을 권유하지 않는다. 항생 요법과 킬레이션 요법을 교대로 실행하며 서로 교차하여 휴지기를 가지는 것이 좋다. 이를 나는 고강도 교차요법이라고 부른다. 리팍시민을 10일 복용하는 동안 킬레이션 요법은 휴식하도록 한다. 10일간 항생제를 복용한 후 20일간 휴지기를 가질 때 킬레이션 요법을 진행하도록 한다. 당연히 킬레이션 요법은 3일간 실행한 후 4일간 휴식기를 갖는 방식으로 3라운드를 실행하고, 31일째가 될 때 리팍시민 복용을 재개하도록 한다. 이렇게 교차요법으로 실행하면 중증의 자폐도 지속적인 호전 경과를 보인다.

　내가 이를 고강도 교차요법이라고 명명한 것은 고강도 식이요법이 필수적이기 때문이다. 중증 자폐 치료에 고강도 앳킨스 식이요법은 필수적이다. 그러므로 한약 요법과 더불어 고강도 앳킨스 식이요법을 진행하며 항생 요법과 킬레이션 요법을 교차요법으로 진행하면 어린이 자폐의 경우 대부분 호전 경과를 보이며 무발화 자폐도 탈출할 수 있다. 물론 반응이 없는 아주 예외적인 경우도 있다. 3차 퇴행의 비가역적 손상이 이미 완성된 성인기 중증 자폐의 경우 호전 반응이 미미한 경우도 있지만, 성장기 아동에게서는 대부분 현격한 호전이 일어난다.

**[도표 5] ASD 질환별 치료법의 배합 원칙**

닥터 토마토 프로토콜은 퇴행의 레벨과 수준에 맞추어 가급적 최소한의 치료법을 사용한다. 그러므로 연령별, 증상별로 치료법의 배합이 달라진다.

| 한약만으로 호전이 가능한 ASD | 연령 | 12개월 미만의 영아기 |
|---|---|---|
| | 증상 | 청소년기·성인기 학습장애가 동반되지 않은 아스퍼거증후군 |
| 한약+식이요법만으로 호전이 가능한 ASD | 연령 | 간단한 언어능력이 있는 24개월 미만의 아동 |
| | 증상 | 청소년기·성인기 학습부진, 학습장애, 지능저하를 동반한 아스퍼거증후군 |
| 한약+식이요법+영양제 요법까지 동반해야 하는 경우 | 연령 | 연령과 무관하게 언어를 자발적으로 사용한 히스토리가 있거나 언어를 사용 중인 자폐 |
| | 증상 | 불안장애·우울장애가 심한 청소년기·성인기 아스퍼거증후군 |
| 고강도 교차요법까지 동원해야 하는 경우 | 연령 | 24개월 이후 언어를 사용한 적이 없는 무발화 자폐아동 |
| | 증상 | 단순한 몇 개의 단어만 사용하며 비언어적 상호작용이 불가능한 5세 이상의 자폐아동 |

상기한 치료법으로 대부분은 정상범주로의 회복을 목표로 할 수 있다. 다만 7세가 넘어서 무발화 자폐로 상호작용이 완전히 불가능한 경우는 이미 비가역적 손상이 완성되어 증세 호전은 가능하지만 정상범주로의 회복은 기대하기 어렵다. 회복의 어려움은 연령에 비례하여 증가한다.

3-4

# 닥터 토마토 프로토콜
# 시행 흐름도

다음에 제시하는 플로차트(FLOW CHART)는 가장 전형적인 치료반
응을 보이는 경우에 한정된 차트이다. 대략 7~80%의 자폐아동이 다음에
제시한 흐름을 따라 정상수준으로 회복된다. 아동에 따라서는 알 수 없
는 이유에 의하여 훨씬 느린 속도로 좋아지는 경우도 있다. 그러므로 아
래의 호전 속도보다 떨어지는 경우라도 실망하지 말고 닥터 토마토와 의
논하며 치료를 진행하길 바란다.

### 〈치료 준비〉

치료를 시작하기 전 아동의 상태를 평가하는 자가검사부터 시작하
세요. 이후 3개월 단위로 평가하며 아이의 발달상태를 객관적으로 평가합
니다. 닥터 토마토 프로토콜이 추천하는 발달평가는 다음 3가지입니다.

〈치료 출발〉 [도표 6]

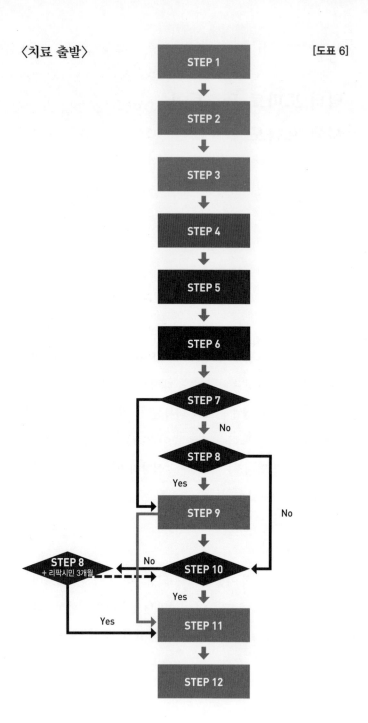

**STEP 1**   GFCF 다이어트 및 당질 제한 다이어트를 시행.

**STEP 2**   다이어트를 1주간 시행한 후 아동의 변화를 기록하고 이후 한약 1단계나 2단계를
시작.

**STEP 3**   한약 1~2단계를 한 달간 복용한 후
— 경우 1: 시선처리 방식에 현격한 차이가 없을 시 3단계 한약을 한 달간 복용한
후 **STEP 4**
— 경우 2: 시선처리 방식에 현격한 호전이 있을 시 한 달 더 유지하고 **STEP 4**

**STEP 4**   한약 단계 유지+영양제 1단계를 2주간 시행

**STEP 5**   STEP 4 효과 평가기록 후 2주간 한약+영양제 2단계까지 추가 시행

**STEP 6**   STEP 5 효과 평가기록 후 한약+영양제 3단계까지 추가 시행

**STEP 7**   STEP 6까지 총 3개월간의 시행 기간에 일반아동 수준의 시선처리능력이 형성되
었는지 평가
— 경우 1: 안정적인 시선처리능력이 형성되지 못한 경우 STEP 8
— 경우 2: 안정적인 시선처리능력이 형성된 경우 STEP 9

**STEP 8**   케톤 식이요법+한약 3단계+영양요법 3단계를 3개월간 시행한 후 일반아동 수
준의 시선처리능력을 획득했는지 평가
— 경우 1: 안정적인 시선처리능력이 형성되지 못한 경우 **STEP 10**
— 경우 2: 안정적인 시선처리능력이 형성된 경우 **STEP 9**

**STEP 9**   식이요법 단계 유지+한약 단계 유지+영양요법 3단계를 3개월간 추가로 지속하
며 안정적인 시선처리능력 유지 및 비언어적 의사소통 능력의 안정적 형성 후
**STEP 11**

**STEP 10**  STEP 8의 프로그램을 유지하며 리팍시민 항생 요법을 3개월간 시행한 후 평가
— 경우 1: 안정적인 시선처리능력이 형성되지 못한 경우 **STEP 10**을 반복
— 경우 2: 안정적인 시선처리능력이 형성된 경우 **STEP 11**

**STEP 11**  식이요법과 영양요법 단계를 유지하며 한약 3.5단계를 1년간 시행하여 언어를 이
용한 핑퐁 대화 능력 향상 및 인지능력 개선

**STEP 12**  STEP 11을 1년간 시행한 후 집중력 및 학습능력 개선을 위한 4단계 치료를 6개
월간 진행

# 4장

---

## 자폐에서
## 정상범주로 회복되는
## 호전 과정에 관한
## 이해

자폐는 발생 원인부터 치료법까지 모두 잘못 알려진 채 다루어지고 있는 병이다. 그러니 호전되어 정상범주로 회복되는 과정에 관한 이해가 있을 리 만무하다. 나는 수많은 ASD 아동을 치료하며 그들이 정상범주로 회복되는 과정을 지켜보았다. 이 과정은 대단히 합법칙적인 과정을 거쳐서 나타난다. 4장에서 나는 닥터 토마토 프로토콜로 치료할 때 어떤 과정을 거쳐 정상범주로 회복되는지 상세히 안내할 것이다. 이 과정을 잘 알아야만 긴 치료과정을 일탈 없이 지속할 수 있다.

이런저런 방법으로 치료하면 호전된다고 주장하는 의사도 어떤 경과를 거쳐야 정상범주로 회복이 되는지를 설명한 글은 본 적이 없다. 자폐를 치료하겠다는 의사들도 정확한 호전 과정을 설명하지 못하니 자폐 아동을 기르는 부모들은 더더욱 무지한 상태이다. 때때로 잘못된 인식은 자폐를 벗어나면서 필연적으로 거치는 호전 과정을 악화 과정으로 오해하게 한다. 그리고 치료가 매우 잘 진행되고 있음에도 치료를 중지하는 안타까운 사례가 발생하고는 한다. 자폐를 벗어나 정상범주로 회복되는 과정은 매우 합법칙적인 변화를 거쳐야 한다. 이 과정을 잘 이해해야만 치료의 성공과 완성의 과정에 도달할 수 있다. 본격적으로 호전 과정을 설명하기 전에 가장 대표적인 잘못된 인식 몇 가지를 짚어보도록 하자.

가장 빈번하게 나타나는 잘못된 이해는 아동의 짜증과 신경질의 증가를 악화로 오인하는 것이다. 식이요법과 한약 치료를 시작하면 가장 먼저 등장하는 것이 눈맞춤 증가와 상황에 대한 인지능력의 향상이다. 그러면서 부모에게 짜증과 신경질이 증가하는 경우가 많다. 이 과정에 부모는 갑자기 심리적으로 힘들어진다. 왜냐하면 아이가 자폐 상태일 때는 부모에게 별 저항이 없었기 때문이다. 장애 때문에 마음은 아프지만 아이에게 시달리지 않아서 몸은 편했는데, 이제 아이가 짜증으로 부모를 힘들게 하는 것이다. 짜증과 신경질은 인간이 인간에게 드러내는 거친 상호작용이다. 언어사용이 불가능한 영아기 아동이 원하는 것이 있을 때 울음, 짜증, 보챔으로 의사를 전달하는 것을 보면 이해가 갈 것이다. 자폐아동은 언어나 몸짓으로 의사를 전달하는 데 있어서 영아기 아이와 차이가 없다. 그래서 자기 의사와 다른 상황을 수정해 달라며 짜증과 신경질이 증가한다. 결국 짜증과 신경질의 증가는 악화가 아니라 아이가 세상을 상대로 초보적이나마 상호작용을 시작했다는 측면에서 매우 긍정적인 변화이다.

두 번째로 흔한 잘못된 인식은 상동행동이나 감각추구의 증가와 감소 자체를 호전과 악화의 평가 기준으로 삼는다는 것이다. 물론 나이가 어린 상태에서 치료하면 상동행동이나 감각추구 양상은 급격하게 소실된다. 그러나 이미 자폐 상태로 시간이 오래 경과한 ASD 아동의 경우 상동행동이나 감각추구가 습관처럼 고착화되어 있는 경우가 대부분이다. 그러므로 아주 무료한 경우 감각추구를 놀이로 활용하는 경우가 많다. 또한 심리적으로 불안이 심할 때 상동행동으로 표현하기도 한다. ASD 아동은 스트레스가 크고 감정변화가 많은 환경이 만들어지면 이상행동으로 자신의 감정 상태를 표현하며 동시에 해소하기를 시도한다. 이는 ASD가 악화되는 현상이 아니다. 단지 습관화된 감정표현의 도구를 사용하는 것일 뿐이다. 정상범주의 어린이가 초조할 때 다리를 떨거나 손톱을 물어뜯는 습관이 나타나는 것과 다르지 않다. 그러나 수많은 자폐 평가도구가 이런 상동행동 자체를 자폐 행동으로 여기는 잘못된 시각 때문에 부모들도 자기 아이의 행동의 진짜 의미를 이해하지 못한다.

세 번째로 문제가 되는 것은 생물학적 연령과 정신연령의 차이에서 발생하는 갈등 상황을 제대로 이해하지 못하는 것이다. ASD란 본질상 바이러스 유발 염증과 장내세균 유발 염증의 복합 상태이다. 2중 감염 상태에서 발생하는 염증반응만 안정되면 ASD에서 빠르게 벗어나게 된다. 뒤에 이야기하겠지만 닥터 토마토 프로토콜에 의한 치료를 진행할 시 염증이 진정되는 데 걸리는 시간은 빠르면 3개월 늦어도 9개월 정도이다. 염증만 가라앉으면 아동은 가족과 함께하는 익숙한 공간에서는 안정적인 상호작용을 할 수 있다. 즉 자폐 성향을 벗어난 행동을 하게 되는데 문제는 사회활동에서는 여전히 문제가 발생한다는 점이다.

이는 생물학적 연령과 정신연령의 차이에서 발생하는 문제이다. 즉 ASD 아동의 정신연령은 자신의 생물학적 연령보다 적어도 1~2년 늦은 상태이며, 심한 경우 3~4년씩 격차나 나는 경우도 흔하다. 아동들은 자신의 정신연령에 맞추어 학교나 유치원에 가지 않는다. 대부분 생물학적인 연령에 맞추어 사회교육과정에 참여한다. 여기서 문제가 발생한다. 대부분 아이가 자신의 정신연령으로는 감당할 수 없는 교육과정에 참여를 강요받고, 이에 여러 가지 갈등을 일으킨다. 특히나 자폐 상태에서는 별 저항을 하지 않던 아이가 자폐 성향에서 벗어나며 자기 주관이 생기면 자기 요구대로 행동하며 갈등을 증폭한다.

이 갈등의 증가는 너무도 합법칙적이며 필연적으로 거쳐야 하는 과정임에도 부모들은 새로운 갈등의 등장 자체를 악화과정으로 오인하고는 한다. 이 외에도 호전 과정에서 나타나는 다양한 현상을 잘못 이해하여 치료를 방해하는 일이 벌어지고는 한다. 그러므로 닥터 토마토 프로토콜로 아이를 치료하고자 한다면, 자폐를 벗어나 정상범주로 회복하는 과정에서 거쳐야 하는 경로를 잘 이해해야 한다.

# 신경학적인 손상이 없는
# 전형적 ASD의 호전 과정


신경학적인 손상이 없는 ASD의 경우 어떤 과정을 통하여 정상범주로 호전되는지를 아래의 도표에 간결하게 담아놓았다. 이번 장에서는 이 도표의 의미를 해설하는 방식으로 설명을 진행하겠다. 아래의 도표는 60개월 미만의 ASD 아동이 정상범주로 회복될 때 보이는 전형적인 경로이다. 24개월 미만의 아동은 대다수가 아래의 호전 경과를 보인다. 24개월이 넘어가도 간단하게나마 언어를 사용한 경력이 있는 60개월 미만의 아동이라면 전형적인 호전 경과를 빠르게 보일 수 있다. 그리고 언어능력을 유지하는 아스퍼거증후군의 경우는 성인기에도 아래와 같은 전형적인 호전 경과를 보인다.

# [도표 7] 자폐스펙트럼장애 호전 경과

## 〈36개월~60개월 아동 기준〉

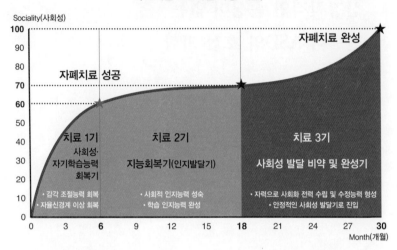

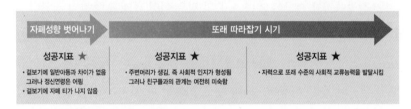

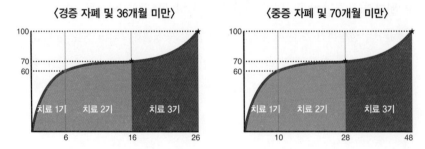

# 치료 1기: 사회성 자가학습능력 회복기

치료 1기는 대체로 6개월 정도에 나타나는 변화이다. 나는 이 시기를 '사회성 자가학습능력 회복기'라고 부른다. 부모들에게 이해하기 쉽게 직관적으로 설명할 때는 '자폐 성향 벗어나기 시기'라고 표현한다. 이 치료 기간에 목표한 바에 도달하면 나는 사실상 자폐 치료에 성공했다고 표현한다. 즉 실제 치료과정은 긴 시간이 더 소요되지만, 치료의 성공은 이미 이 기간에 다 확인된다는 의미이다. 이 과정을 이해하기 위해서는 먼저 사회성이 발달해가는 원리를 이해해야 한다.

사회성은 일방적으로 가르치고 배우는 것이 아니다. 생활 경험을 통하여 스스로 배우는 자가학습을 통하여 길러진다. 자가학습능력이 발휘되는 과정은 첫 번째로 사람을 관찰하는 과정이 지속해서 이루어지고, 두 번째로 타인의 행동을 모방하며 사회적 행동을 한다. 그리고 이 과정이 반복되면서 세 번째로는 높은 수준의 사회성 발달로 나가는 과정으로서 상대방의 의도를 추론하는 능력이 형성되고, 마침내 결과를 예측하며 행동하는 수준으로 나아가는 것이다. 결국 사회성을 발달시키는 자가학습능력의 본질은 '사람의 의도를 관찰하는 능력' 그리고 '타인의 행동방식을 모방하는 능력'인 것이다. ASD란 퇴행 과정에서 이런 자가학습능력이 손상된 것이기에 이를 실질적으로 회복시킨다면 자폐 치료에는 성공한다. 그러므로 치료 1기를 '사회성 자가학습능력 회복기'라 하고, 자폐 성향을 제거한 치료의 '자폐 치료 성공 시기'라고 표현한다.

이 시기의 의학적인 의미는 퇴행의 원인이 되는 2중 감염(바이러스 감염과 장내세균의 과증식)에서 유발되는 염증이 소실되고, 신경학적인 퇴행이 중지되는 것이다. 그 결과 교란되었던 신경계가 정상적으로 작용할 수 있게 되었음을 의미한다. 이 과정이 6개월 정도의 단기간에 빠르게 이루어지는 것은 대부분의 ASD 퇴행을 만드는 신경계 손상이 가역적인 변화로서 염증만 소실되면 아주 빠르게 정상적인 반응체계를 회복하기 때문이다. 이 과정에서 혼란되었던 감각조절능력은 정상화된다. 즉 눈맞춤 능력의 회복과 청각처리능력의 회복 그리고 다양한 촉감거부의 정상화가 이루어진다. 또한 자율신경 조절능력은 물론 소화기장애, 수면장애, 그리고 감정조절능력까지 회복이 이루어진다. 이 과정에 성공하면 아이는 이제 자폐를 스스로 벗어날 수 있는 능력을 갖추게 되는 것이다.

이때 ASD 성향을 벗어나기에 성공한 지표를 전문가가 아닌 부모들은 어떻게 알 수 있을까? 일단 겉보기에 일반아동과 큰 차이가 없어진다. 보고 듣고 느끼는 방식이 일반적인 수준으로 회복되었기에 타인이 아이의 장애를 눈치채기 어렵다. 그리고 아주 익숙한 공간 즉 가정에서 부모와 핑퐁으로 상호작용을 하는 데 큰 어려움이 없어진다. 그러나 아동의 정신연령은 여전히 어린 상태이며, 언어는 미숙하고, 익숙하지 않은 타인과의 상호작용에서도 미숙함을 보인다. 이는 의학적인 영역의 문제라기보다는 교육학적인 영역의 문제이다. 이 문제들이 어떻게 해결되어 가는지도 뒤에 이야기하겠다.

나는 위의 호전 경과 도표에서 치료의 '성공'과 '완성'을 구별해 놓았다. 성공과 완성을 구별한 이유는 두 가지이다. 하나는 의학적인 이유이고, 또 다른 하나는 교육적인 이유이다. 두 가지 방면에서 치료의 '성공'과 '완성'의 차이를 이해해야만 장기간의 치료 여정을 일탈 없이 완수할 수 있을 것이다.

먼저 의학적으로 '성공'과 '완성'을 구별하는 이유부터 살펴보자. 치료 1기에 자폐 성향 벗어나기에 성공했다는 것은 앞서 말한 대로 바이러스 기원성 염증과 장내세균 과증식 유발 염증을 진정시키는 데 성공했다는 의미이다. 그러나 세 가지 차원에서 아직 문제는 남아 있다. 첫 번째 의학적인 문제는 ASD 발생의 근원적인 원인이라고 볼 수 있는 뇌조직 미성숙의 문제는 전혀 해결되지 않았다는 것이다. 즉 바이러스 감염이 바로 뇌간조직의 감염으로 이어지는 미성숙 상태는 여전히 남아 있다. 그러므로 치료 1기에 성공하여도 치료를 중지하면 후에 바이러스 감염으로 인한 감기나 장염이 진행되면 다시 서서히 시선처리가 약해지고 감각장애가 발생하는 재퇴행이 진행된다. 재퇴행은 매우 느리게 진행되기에 한두 달 사이에는 알아채기가 어렵다. 보통은 5~6개월을 경과하며 점차 상호작용에 반응성이 떨어지는 것을 알아채게 된다. 나는 1기 치료 성공 후에 치료를 중지했다가 재퇴행이 이루어지고 다시 치료를 시작하는 사례를 수없이 많이 접하였다. 부모가 재퇴행을 알아채고 다시 치료를 시작하는 경우는 그나마 다행이다. 아이에게 재퇴행이 진행되고 있음에도 많은 부모가 퇴행 없이 상태가 유지되고 있다고 착각한다. 아이의 재퇴행을 평가하는 간단한 방법이 있다. 치료에 성공한 후에 또래와의 차이가 점점 줄어들어 간다면, 이는 퇴행이 없이 회복이 이루어지는 것이다. 그러나 여전히 또래와의 격차가 그대로 유지되거나 점차 벌어진다면 이는 사실상 완만하게 퇴행하는 중인 것이다.

두 번째 문제는 이미 손상된 신경망과 대사능력의 완전한 복구가 이루어지지 않은 것이다. 앞서 2장에서 자폐에는 다양한 대사장애가 동반됨을 확인하였다. 뇌조직에는 인슐린 저항성이 형성되어 있으며, 간 기능도 저하되어 해독기능은 여전히 문제가 된다. 그리고 장의 흡수장애도 여전히 광범하게 존재하는 상태이다. 이미 무너져내린 대사능력은 6개월간의 치료만으로는 재퇴행이 방지될 정도까지 회복되지 못한다. 정확한 기간을 산정할 수는 없지만, 일정한 시점이 요구되는 것은 명백하다.

세 번째 문제는 장내세균 재증식의 위험이 여전히 남아 있다는 것이다. 2차 퇴행까지 진행된 경우 장내세균은 매우 공고하게 구축되어 있으며, 식이요법과 한약으로 SIBO(소장 내 세균 과증식)가 해결되어도 장내세균이 소멸한 것은 아니다. 불리한 환경에서 장내세균들은 사멸하는 것이 아니라 포자로 변형되어 잠복기에 들어간다. 소화기능이 떨어지거나 식이요법이 해제되면 언제든지 포자는 재활동을 시작하며 장내세균의 과증식으로 빠르게 이어진다. 결국 무너진 대사능력이 완전히 회복되고 손상된 신경망이 다 회복되는 시점까지는 식이요법과 한약 요법 그리고 지정된 영양제 요법을 유지해야 한다. 치료의 '성공'은 자폐를 벗어날 수 있는 솔루션을 찾았음을 의미할 뿐이다. 치료의 '완성'까지는 시간이 필요하며, 그때까지 치료는 지속되어야 한다.

이번에는 교육적인 측면에서 치료의 '성공'과 '완성'을 구별한 이유를 이해해보자. ASD 퇴행 과정에서 1차 퇴행이 이루어진 경우는 미숙하고 느리지만 사회성 발달이 이루어진다. 그러나 2차 퇴행이 진행된 이후에는 눈맞춤이 거의 사라지고 외부 세계에 반응성이 떨어지기에 사회성 발달은 사실상 정지상태가 된다. 그 이후 시간이 지나면서 ASD 아동은 생물학적인 연령과 정신연령 사이에 차이가 발생한다. 예를 들어 영아기 퇴행 중 후기 퇴행을 하는 경우 보통은 생후 18개월 이후로는 발달이 멈춘 경우가 많다. 이런 아동이 36개월경 치료를 시작하여 치료에 성공하는 경우 6개월이 더 경과하여 생물학적으로는 42개월의 아동이 된다. 그러나 여전히 정신연령은 18개월 수준에 멈추어 있다. 사회성을 자가학습할 수 있는 능력이 소실된 18개월 아동에서 자가학습능력을 회복한 18개월 아동으로의 변화에 성공한 것이다. 나는 이것을 부모들에게 이해하기 쉽게 설명하기 위해서 바보스럽게 느껴지는 18개월에서 똑똑하게 느껴지는 18개월로 변화하는 과정이라고 이야기한다. 이 변화에 성공한 시점에 아이는 또래 아이들과 비교하여 발달상에 2년의 뒤처짐이 존재한다. ASD를 벗어나 정상범주로 회복된다는 것은 또래와의 격차를 해소하고 생물학적인 연령에 맞추어 정신연령이 회복되는 과정이다. 즉 치료에 '성공'한 시점은 또래 수준에 도달하는 과정이기 때문에 나는 치료 2기, 3기 과정을 통틀어 '또래 따라잡기 시기'라고 표현한다.

이 과정은 절대 뛰어넘는 경우가 없다. 18개월 아동이 한두 달 지나고 바로 24개월 수준이 되고 또다시 한두 달 지나면 42개월 또래 수준에 도달하는 것이 아니다. 아래서부터 단계적으로 한 계단씩 정신연령이 발달해가는 것이다. 나는 이를 부모들에게 학력 격차를 좁히는 과정으로 설명한다. 예를 들어 치료에 성공한 아이가 초등학교 1학년 수준의 실력을 갖추고 있다면, 친구들은 3학년 수준의 실력을 갖춘 것이다. 이때 친구들과 경쟁을 시킨다고 3학년 것을 가르칠 수는 없다. 1학년 것부터 빠르게 가르쳐서 2학년, 3학년 것을 단계적으로 따라잡아야 한다. 그 사이에 또래 아이들도 발전하기 때문에 2년간 4년 치를 공부해서 따라잡아야 학력 격차를 줄이는 데 성공할 수 있다. 사회성 격차를 줄이는 과정도 동일하다. 18개월, 19개월, 20개월 이런 식으로 아래서부터 사회적인 경험을 쌓아가야 한다. 나는 2년의 격차를 따라잡으려면 2년간 4년 치 사회성 발달을 이루어야 한다고 이야기한다.

이렇게 빨리 사회성 발달수준을 따라잡는 것이 가능한지 의문을 가질 만하다. 그러나 나는 아주 명백히 가능하다고 답할 수 있다. 무엇보다 가장 큰 이유는 신경학적인 손상이 없는 ASD 아동은 대부분 평균보다 지능이 높게 나타나기 때문이다. 사회성을 발달시키는 과정도 결국 학습 과정이기에 지능 수준에 의존한다. 그러므로 높은 지능과 학습능력을 지닌 아동은 자가학습능력만 회복하면 뒤처진 사회성을 따라잡을 수 있다. 그리고 자폐아동은 정신연령은 떨어져 있지만 그동안 왜곡된 사회적 경험을 했던 정보들이 쌓여 있기에 정상발달 과정을 거치며 왜곡된 정보를 재활용하며 사회성 발달 속도를 높일 수 있는 것이다. 이 '또래 따라잡기 시기'에 정신연령 수준이 서서히 단계적으로 발달해가는 것을 이해한다면 부모들은 절대 조급하게 아이를 대해서는 안 된다.

그렇다면 치료의 '성공'에서 '완성'까지는 얼마나 긴 시간이 걸릴까? 이것은 실질적으로 치료 기간을 결정하는 문제이기에 중요하다. 나는 이를 생물학적인 연령과 정신연령의 차이만큼 걸린다고 설명한다. 즉 앞서 말한 사례를 기준으로 이야기하면 42개월의 연령에서 18개월의 정신연령을 빼면 2년은 족히 걸린다는 것이다. 이는 치료에 성공한 시점에서 아동의 뇌 속 정보를 분석해보면 충분히 이해가 갈 것이다. 아이의 뇌 속에는 18개월짜리 정상적인 데이터가 존재한다. 그리고 24개월의 오류 데이터 즉 오티즘적으로 경험한 데이터가 공존한다. 이때 아동은 정상적인 사회 활동 시기에는 18개월 수준의 정상 행동을 보인다. 그러나 짜증이 난다든지 화가 난다든지 심심하든지 하는 불안정한 상황이 발생하면, 아이는 상동행동을 하거나 감각추구를 하며 자폐적인 행동방식을 다시 사용한다. 즉 오랫동안 형성된 습관을 사용하게 되는 것이다. 이런 자폐적인 습관 행동까지도 사라지려면 오류 데이터만큼의 정상적인 데이터가 뇌 속에 쌓이는 기간과 과정이 필요한 것이다. 즉 왕성한 상호작용을 이룬 정상적인 경험 데이터가 2년 치는 들어가야 오류 데이터를 대신하여 새로운 습관 행동을 형성한다. 그때쯤 되면 아이는 ASD였던 흔적조차 사라진 상태에 도달한다. 이렇게 교육적인 방면에서 '성공'과 '완성'을 이해한다면 치료 기간을 추산할 수 있다.

의학적으로 '성공'에 도달하는 기간이 어느 정도인지를 확인하거나 평가할 방법은 없다. 다만 임상 경험상 아이가 자폐의 흔적도 사라진 시점이 되면 대부분 의학적으로도 '완성'된 상태에 도달함을 누차 확인하였다. 그 정도 시점이 되면 식이요법과 한약을 중지해도 재퇴행 없이 아주 안정적으로 정상발달을 유지한다. 그러나 어린 시절 조기에 치료를 시작한다면 대부분 2~3년 치료를 지속하며 아무런 문제 없이 정상범주로 회복되어 생활할 수 있다.

## 치료 2기: 사회적 인지 발달기(지능 회복기)

치료 2기는 정상범주로 회복을 향해 갈 때 가장 고비가 되는 시기이다. 상기한 도표에서 보듯이 치료 2기는 외형상 큰 변화가 나타나지 않기 때문이다. 사회성 변화를 수치화하는 것은 어려운 일이지만 외견상 관찰되는 행동 변화를 기준으로 수치로 환산해보겠다. 100% 호전을 자폐 치료 성공이라 했을 때 치료 1기가 6개월간 60%가량의 호전도를 보인다면, 치료 2기는 12개월 동안 10%의 행동 변화가 나타난다. 이를 두고 부모들은 정체기라는 표현을 자주 한다. 치료 1기 때 급격한 호전 변화가 있었던 반면, 2기 때는 상대적으로 변화가 크게 나타나지 않기 때문이다. 그러나 이 시기에 내적으로는 진정한 변화가 격렬하게 일어난다. 치료 2

기의 변화를 이해하려면 '사회적 인지'가 어떤 경과를 거치며 발달하는지를 먼저 이해해야 한다.

사회적 인지란 사회적인 상황에 맞게 적절하게 행동할 수 있도록 사람들의 상황을 이해하는 능력을 말한다. 사회적 인지발달에는 다양한 이론이 있는데, 근본적으로는 상호작용 경험을 통하여 발달이 이루어진다는 점에는 이론의 여지가 없다. 이는 매우 단순한 사실이다. 사회성 발달, 사회적 인지발달은 절대 암기를 통하여 형성되지 않는다. ASD를 호전시키겠다는 대부분의 접근법이 암기를 통하여 사회적 인지를 형성하려고 시도한다. 가장 대표적인 것이 ABA 접근법이다. 또한 대부분 부모가 가정에서 사회적인 규칙을 훈육하고 암기시키는 것을 사회성 교육이라 착각하고 있다. 그러나 암기를 통해서는 절대로 화용성 있는 사회성 발달은 이루어지지 않는다. 오로지 암기된 규칙만을 재실행할 수 있을 뿐이다. 화용성 있는 사회적 인지는 오로지 경험을 통하여 발전한다.

친구와의 관계를 예로 들어보자. 1차 경험은 관찰을 통하여 이루어진다. 친구의 어떤 눈빛은 나를 싫어하는 눈빛이라는 것을 경험한다. 2차 경험은 내가 이런 행동을 하니까 친구의 눈빛이 나를 싫어하는 눈빛으로 바뀜을 경험한다. 즉 친구의 눈빛과 자기 행동 사이의 인과관계를 경험한다. 3차 경험은 친구가 나를 싫어하는 눈빛을 보이면 우호적인 눈빛으로 바꿀 목적으로 친구에게 애교를 떨어 반응변화에 성공하는 것이다. 이렇게 친구의 행동 변화를 예상하며 자신의 행동 변화까지 만드는 다양한 경험이 누적되며 사회적 인지가 발달하는 것이다. 치료 1기의 성공이 없다면 사회적 관찰 능력이 없기에 2기의 사회적 경험은 불가능하다.

이렇게 사회적 경험이 쌓이는 과정은 엄청난 오류의 반복을 거쳐야 함을 이해해야 한다. 인간은 그 누구도 처음부터 정답 맞히기 식으로 사회적 인지를 형성하지 못한다. 친구의 눈빛이 자기를 싫어하는 눈빛이라는 것을 경험을 통해서 이해하려면 무수히 많은 친구와의 갈등을 경험해야 한다. 친구와의 갈등과 마찰은 필수적인 과정이다. 이를 두고 세상은 문제 행동이라고 비난할 수도 있다. 그러나 이는 아이가 ASD를 벗어나는 데 필수적인 갈등 경험이다. 그래야만 자신의 행동과 친구의 눈빛 변화의 상관성을 이해할 수 있다. 또한 친구의 눈빛을 우호적으로 바꾸고자 노력은 무수한 실패를 반복하고 나서야 적절한 행동방식에 도달할 수 있다. 무수한 실패를 거치며 아이는 좌절할 수도 있고 우울해할 수도 있다. 그러나 이 과정 역시 필수적이다.

이를 지켜보는 부모의 마음은 속이 타들어갈 것이다. 그러나 이런 좌절과 오류를 경험하지 않고서는 세련된 사회적 인지능력을 획득할 수 없다. 인공지능 알파고와 이세돌의 바둑 시합을 상기해보면 이해가 갈 것이다. 인공지능 알파고는 바둑 실력이 9급도 안 되는 수준에서 10만 번 이상 바둑 시합을 경험하면서 성공과 실패를 반복하며 점차 바둑 실력이 높아져 이세돌을 이기게 된 것이다. 그리고 지금은 더욱 진화하여 프로기사들이 인공지능에게 바둑을 배워야 하는 경지까지 도달한 것이다. 모든 인공지능이 창조적인 결과물을 만드는 과정은 동일하다. 경험한다. 실패와 성공을 반복한다. 실패는 필연적이다. 인간의 사회적 인지가 발달하는 과정 역시 인공지능의 발달과정과 동일하다. 인공지능이 무수한 바둑 시합에서 실패를 경험했듯이 아이도 사회적 실패와 갈등을 경험해야만 한다.

치료 2기는 사회적 인지가 형성되는 과정이므로 외견상의 변화는 매우 작다. 그러나 내면에서는 풍부하게 데이터가 축적되며, 내면적인 성숙을 겪고 있다. 나는 치료 2기의 성공 지표를 주변머리가 형성되는 것으로 삼는다. 주변머리란 다양한 상황을 정확하게 인지하고 적절하게 대처하는 능력을 의미한다. 치료 1기가 사회적인 눈치가 형성되는 시기라면, 치료 2기는 사회적인 주변머리가 형성되는 시기이다. 치료 2기의 출발 시기에는 소속 집단에서 수많은 갈등과 문제 행동을 경험하게 되지만, 점차 그 빈도수는 줄어든다. 치료 2기의 완성 지점에 도달하면 커다란 문제 행동이나 갈등은 조정이 된다. 그러나 친구 관계에서 갈등을 피할 수 있는 수준 정도이며 여전히 미숙하다. 친구와의 격차가 존재하기에 여전히 주도성을 발휘하는 사회활동은 어렵다. 능동성과 주도성의 회복은 치료 3기나 되어야 가능해진다.

치료 2기의 또 다른 특징은 지능 회복기라고 볼 수 있다. ASD 아동은 실질적으로는 높은 지능을 가지고 있지만, 지능검사는 이를 제대로 반영하지 못한다. 지능검사란 검사자의 의도에 맞추어 빠른 답변을 해야 높은 평가를 받는다. 자폐 상태에서는 검사자의 의도에 제때 반응할 수가 없다. 자폐 상태를 벗어나야만 제대로 된 지능측정이 가능하다. 그러므로 치료 1기에 성공한 후에야 지능측정은 의미가 있다. 그러나 치료 1기의 회복만으로 제대로 된 지능측정은 불가능하다. 지능평가는 정보처리속도와 종합적인 추론능력까지 포함하고 있기 때문이다. 정보처리속도는 앞서 2장에서 살펴본 대로 뇌조직의 인슐린 저항성과 연관성이 강하다. 그러므로 다양한 대사능력이 회복되며 점차 정보처리속도는 높아진다. 종합적인 추론능력은 정보를 종합하고 예측하는 능력이다. 사회적 인지가 발달하는 과정은 바로 이 종합적인 추론능력이 발달하는 과정이기도 하다. 그러므로 치료 2기 과정을 거치며 사회적 인지가 형성될 즈음이면 지능검사상 자신의 재능에 맞는 지능지수를 확인할 수 있을 것이다. 또한 이 시점에 이르면 ASD 아동은 학습능력도 매우 높은 수준으로 발전된 상태를 보인다. 그러기에 이 시기를 나는 지능 회복기라고도 부른다.

# 치료 3기: 사회성 발달 비약 완성기

치료 3기는 이제 ASD를 완전하게 벗어나서 또래 수준의 사회성 발달에 도달하는 시기이다. 치료 2기를 거치면서 사회적인 인지능력이 발달하면 ASD 아동은 이제 상황에 맞게 결과를 예측하며 사회적인 행동을 시작할 수 있다. 그러므로 이 시기는 자력으로 환경에 맞는 사회화 전략을 수립할 수 있는 시기이다. 스스로 판단하고 기대한 결과를 도출하기 위하여 자신의 행동을 만든다. 그러나 모든 행동이 예측된 결과로 이어지는 것은 아니다. 기대와 다른 결과와 실패가 이루어지면 바로 사회 행동 전략을 수정하고 바로 새로운 시도로 이어져야 한다.

이 시기에 도달해야 아이는 또래와의 교류에 능동성을 보이기 시작한다. 쉬운 관계부터 시작하여 점차 어려운 관계까지 교류를 시도한다. 처음에는 한 사람과 관계를 시작하는 것부터 출발하여 점차 다수와 함께 관계하는 능력을 발전시키며 점차 이를 확장한다. 이 교류 과정을 통하여 또래 아이들의 표현방식과 교류방식을 모방 습득하며 ASD를 벗어난 아이는 급속하게 또래 수준에 근접한다.

치료 3기 과정이 지나고 나면 안정적으로 또래 수준의 사회적 교류 능력에 도달한다. 이때가 되면 정상적인 수준의 상호작용 경험이 누적되어 ASD적인 습관을 대체할 수 있는 새로운 수준의 생활 습관이 정착된다. 결국 자폐의 흔적은 사라지고, 유전적인 기질만 남는다. 자폐의 흔적이 사라진다는 이야기는 정상범주의 일반아동 수준의 사회적 교류능력을 보인다는 의미이다. 그리고 유전적인 기질만 남는다는 의미는 사람들과 어울리는 것을 즐기기보다는 자신의 관심사에 몰두하는 것을 즐기는 사람으로서의 특징은 남는다는 의미이다. 이렇게 3기 치료과정을 다 거치고 치료에 성공하면 아이는 ASD가 있었다는 사실을 믿기 어려운 수준으로 완전한 회복에 도달한다. 이를 나는 '완치'라고 표현한다.

# 신경학적인 손상이 있는
# ASD의 호전 과정

신경학적인 손상 없이 신경계 염증반응만 있는 경우 전형적인 호전 경과를 보이면 빠른 속도로 정상범주로 회복된다. 반면 ASD 퇴행이 고강도로 오랜 시간 지속된 경우 매우 느리지만 꾸준하게 호전되는 비전형적인 호전 경과를 보인다. 이때의 호전 속도나 경과는 개별 차가 너무 커서 하나의 도표로 정형화하기는 쉽지 않다. 다만 아래에 도식화한 그림대로 치료 1기와 치료 2기의 특징이 동시에 나타나는 양상을 보이는 것은 공통적이다. 즉 감각처리장애가 개선되는 것은 느리지만 꾸준하게 진행되고, 동시에 사회적 인지도 조금씩 지속적인 호전 양상을 보인다. 이 시기를 나는 '신경학적인 손상 회복기'라고 정의한다.

이렇게 비전형적인 호전 양상을 보이는 경우는 다음과 같다. 36개월이 넘은 무발화 ASD의 상당수가 이 같은 경우에 속한다. 그리고 60개월 넘어선 ASD 아동 중 언어능력이 매우 조악하여 자발어가 거의 없는 경우도 이런 방식의 호전 경과를 보인다. 느리지만 꾸준한 치료를 지속하면 정상범주로 회복할 수 있는 경우가 많다. 아동에 따라서는 '신경학적 손상 회복기'가 3~4년 넘게 걸리는 경우도 있다. 그러므로 꾸준히 치료에 유효반응이 존재한다면 유효한 프로토콜을 지속할 필요가 있다.

[도표 8] 자폐스펙트럼장애의 비전형적인 호전 경과

⟨36개월~60개월 아동 기준⟩

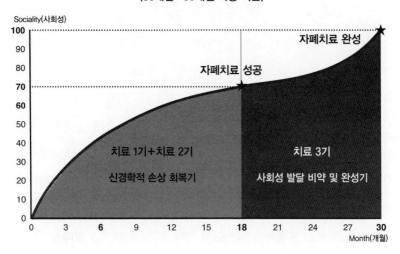

신경학적인 손상이 동반된 ASD를 치료할 때는 이미 비가역적인 손상 수준이 3차 퇴행에 도달한 ASD와 구별해야 한다. 이미 비가역적인 손상에 도달한 경우는 의학적인 개입을 한다고 해도 ASD 증세의 호전을 기대할 수 없다. 불필요한 의료적 개입을 피하려면 비가역적인 손상이 있는 경우를 구별해서 보아야 하는데 이를 단정적으로 구별하는 것은 현재 불가능하다. 성인기 ASD 환자 중 수용언어도 떨어지고 새로운 것을 배우는 지시수행이 불가능한 경우의 대부분이 여기에 속할 가능성이 높다. 그러나 이 역시도 확률적인 의미일 뿐 뇌를 해부해 보기 전에는 비가역적인 손상 여부를 확진할 수는 없다. 그러므로 우리는 치료적인 진단을 하는 수밖에 없다. 즉 닥터 토마토 프로토콜로 최선의 치료를 진행해도 초기에 의미 있는 호전 반응이 나타나지 않는다면, 이미 비가역적인 손상이 고착화된 경우로서 치료를 중지하고 교육적인 개입에 매진하는 것이 타당하다.

4-3

# 무발화 자폐 또는
# 자발어가 부족한
# ASD 아동의 언어능력 회복의
# 6가지 발달 단계

ASD 아동을 키우는 부모들이 가장 민감하게 대하는 문제가 언어발달지연이다. 부모들은 ASD 아동의 사회성 발달지연의 원인을 언어발달이 늦다 보니 의사소통을 못 해서라고 잘못 이해하기 때문이다. 그러다 보니 준비도 되지 않은 아동에게 언어치료만 집중하는 우를 범하기도 한다. 또한 치료과정에서 큰 호전이 이루어져도 언어가 늘지 않으면 의미 없는 치료로 여기기도 한다.

닥터 토마토 프로토콜로 언어능력이 떨어지는 ASD 아이를 치료하려면 아이가 어떤 과정을 거쳐 정상적인 언어능력에 도달하는지 잘 알아야 한다. 아동이 언어를 이용하여 의사소통을 이루기 위해서는 거쳐야 할 합법칙적인 발달 단계가 있다. 이런 발달 단계를 무시한 채 조급하게 아동에게 발성을 유도하고, 단어 한두 개를 발화하는 데 성공하는 것을 목표로 하는 언어치료도 많다. 이는 언어를 이용하는 상호작용 능력을 형성하는 것이 아니라 단지 발화를 흉내 내는 것에 불과하다. 비유하자면, 구관조에게 발화를 시키는 것과 하등 다르지 않다.

아동발달에서 언어를 이용하여 상호작용이 출현하는 과정은 대단히 합법칙적이다. ASD 아동의 사회성이 안정적으로 발달하고 언어가 출현하는 경로는 신경학적으로 전형적인 아동들이 발달하는 경로를 관찰하면 알 수 있다. 신경학적으로 전형적인 아동은 생후 3개월경 엄마와 안정적인 눈맞춤을 하며 사회적 미소를 띠기 시작한다. 여기서 출발하여 생후 18개월에 도달하며 언어를 이용한 의사소통이 출현하기까지 거치는 발달과정이 있다. ASD 아동도 이와 거의 동일한 발달과정을 거친다. 이점을 분명히 이해하지 못하는 부모들은 정상발달로 호전되고 있는 아동을 두고 호전 속도가 늦다며 치료를 포기하는 우매한 선택을 하기도 한다. 안타까운 부모가 되지 않기를 바라며 ASD 아동이 언어를 이용한 상호작용에 도달하기까지 거쳐야 할 6가지 발달 단계를 잘 이해하기를 바란다.

[도표 9] 무발화 자폐 아동이 정상발달로 회복되며 거치는 6가지 발달단계

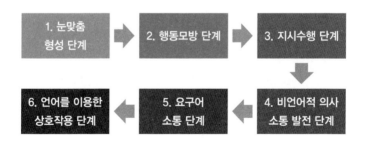

## 1) 눈맞춤 형성 단계

보통 자폐아동의 눈맞춤은 없거나 매우 약하다. 간혹 눈맞춤이 있다고 해도 매우 선택적으로 익숙한 사람과 자신이 원하는 순간에만 눈맞춤을 하는 경우가 대부분이다. 이런 시선처리능력으로는 사람을 관찰할 수 없으며, 사람들과의 상호작용 욕구를 형성시킬 수 없다. 자연스러운 눈맞춤 능력이 회복되는 것이 자폐 치료의 출발점이다. 닥터 토마토 프로토콜의 치료법은 자연스러운 눈맞춤 능력을 회복시키는 것이 가장 먼저 눈에 띄는 변화이다.

대부분의 자폐 치료 프로그램도 눈맞춤의 중요성을 이해하고 있다. 그러므로 사람들과 눈맞춤을 만드는 인지행동치료를 훈련으로 접근하는 경우가 많다. 사람을 볼 때 눈을 보게끔 반복 훈련을 통하여 교정한다. 나는 이렇게 형성된 눈맞춤 능력을 훈련으로 형성된 눈맞춤이라고 한다. 훈련된 눈맞춤으로는 사회성 발달이 이루어질 수 없다. 내가 원하는 눈맞춤 능력은 호모사피엔스라는 인간종만이 가지는 고유한 시선처리능력이 회복된 눈맞춤이다. 안정적인 눈맞춤 능력은 다음 3가지 지표를 통하여 확인된다.

첫째, 사람을 위주로 세상을 관찰하는 본능적인 시선처리 방식을 회복해야 한다. ASD의 시선처리 방식은 사물 위주인데 이를 사람 위주로 바꾸어야 한다. 이는 집단생활을 하는 포유동물들이 공유하는 시선처리능력이다. 새로운 장소, 새로운 공간에서도 저절로 사람 관찰이 먼저 이루어져야 한다. 그리고 상황이 변화할 때마다 같은 공간에 있는 사람을 본능적으로 관찰하기를 반복해야 한다. 이런 본능적 시선처리능력을 눈맞춤이라고 할 수 있다.

둘째, 눈빛에 자신의 감정변화와 의도를 담아낼 수 있어야 한다. 즉 의사소통의 도구로 사용되는 눈맞춤이다. 인간의 눈맞춤 능력은 집단생활을 하는 포유동물보다 더 섬세하다. 집단생활을 하는 포유동물도 눈맞춤을 하지만, 눈빛으로 의사소통하지는 않는다. 인간은 언어를 사용하는 영장류로서 눈빛을 통한 감정교류 능력을 갖추고 있다. 즉 눈빛의 교환이 가장 원초적인 언어인 것이다. 그러므로 자신의 의도를 몸짓이나 언어로 이야기하기 전에 눈빛에 자신의 감정 정보를 담아 타인에게 먼저 전달할 수 있는 상태로 회복되어야 한다.

셋째, 상대방의 의도를 관찰하는 눈맞춤이어야 한다. 앞서 말한 대로 눈빛의 교환은 가장 원초적인 의사소통 방식이다. 그러므로 우리는 사람들과 대화할 때 소리에 집중하기 전에 눈빛을 통하여 상대방의 의도를 직관적으로 먼저 이해한다. 그리고 언어는 이를 구체화하는 과정에 불과하다. 그래서 우리는 단순히 기계적인 눈맞춤을 하는 것이 아니라 상대방의 의도를 이해하려는 의도관찰의 눈맞춤을 유지한다.

이런 시선처리능력의 회복이 없이는 ASD를 벗어나는 것은 불가능하다. 나는 닥터 토마토 프로토콜이야말로 이런 시선처리능력을 가장 빠르게 형성시킬 수 있는 치료법이라고 생각한다.


## 2) 행동모방 단계

눈맞춤 능력이 형성되며 아동은 사람들을 관찰할 수 있다. 관찰을 통하여 사람들의 행동에 흥미를 느끼기 시작하며 자연스럽게 사람들의 행동을 모방하는 단계로 진입한다. 자연스럽고 자발적인 행동모방의 등장은 사회성 발달을 위한 자가학습능력이 나타나는 것으로 자폐를 벗어나기 시작했다는 강력한 신호탄이 된다. 보통의 인지행동치료에서는 행동모방을 가르치려고 시도한다. 따라 해보라는 명령에 아이가 행동을 따라 하는 것을 통해 모방능력을 키운다고 하는데, 닥터 토마토 프로토콜이 원하는 모방은 이런 피동적인 모방이 아니다. 이런 피동적인 모방으로는 자연스러운 사회성 발달을 이룰 수가 없다.

사회성을 발달시키는 정상적인 아동의 모방은 다음의 특징을 가지고 있어야 한다. 첫째는 피동적인 모방이 아니라 어떤 지시가 없이도 아동이 즐거워서 주도적으로 이루는 능동적인 모방이다. 둘째로 부모나 형제, 친구의 행동을 관찰한 현장에서 약간의 시차만 두고 이루어지는 즉각적인 모방이다. 자폐아동에게서 자주 관찰되는 지연적인 모방은 사회성 발달로 이어지기 어렵다. 사회성 발달로 이어지는 모방은 즉각적인 행동모방이다. 셋째로 단발적인 모방이 아니라 지속성을 가지는 모방이다. 정상적인 아동은 모방 자체에서 오는 즐거움을 깨달아 사람들의 행동을 모방하는 것을 놀이로 일상화하는 수준까지 이르게 된다. 마지막으로 행동모방이 일상적으로 정착되면 소리에 대한 모방으로 발전하는 경우가 많다. 행동모방이 소리모방으로까지 이어지면 언어발달은 아주 자연스럽게 이루어진다. ASD 아동에게 능동적이며 즐거움이 넘치는 즉각적인 행동모방이 등장하면 치료는 매우 성공적으로 진행되고 있는 것이다.

## 3) 지시수행 단계

행동모방이 익숙해질 때쯤이면 아동은 이제 서서히 지시수행을 하기 시작한다. 지시수행이란 부모가 무엇을 원한다는 언어표현을 이해하고 이를 행동으로 나타내는 것이다. 그러므로 행동모방이 안정화된 이후에 복합적인 지시수행도 등장하기 시작한다. 결국 지시수행은 사회성 발달을 인지적으로 학습하기 시작한 결과이다. 다양한 지시수행이 축적되며 아동은 복잡한 사회적인 규칙을 깨닫게 된다. 지시수행 단계 들어서야 사회성 발달은 속도를 낼 수 있다.

이 시기가 되어야 호명반응이 정착된다. 흔히들 호명반응을 눈맞춤과 함께 자폐 성향을 평가하는 중요한 도구로 삼는다. 그러나 눈맞춤의 형성과 호명반응의 형성은 전혀 다르다. 갓 태어난 아이는 생후 3개월만 되어도 부모와 눈맞춤을 시작한다. 그리고 호명반응이 등장하려면 생후 6개월은 지나야 한다. 즉 부모가 주는 언어의 의미를 이해하고 그것에 맞게 반응하는 방식이 정착되며 나타나는 것이다. 그런 의미에서 본다면 눈맞춤은 호모사피엔스 종인 인간의 본능적 영역이다. 반면 호명반응은 여러 차례 사회적인 상호작용이 누적된 결과 위에서 학습에 의하여 등장하는 현상이다. 그러므로 호명반응은 지시수행이 왕성해지는 단계에서 출현한다. 이름을 부르면 돌아보며 반응해야 한다는 인지학습의 결과로 나타나는 것이다.

## 4) 비언어적 의사소통 발전 단계

지시수행이 등장할 즈음 아동도 자신의 요구를 부모에게 관철하고자 하는 욕구를 표현하기 시작한다. 부모에게 역으로 지시수행을 시키고자 하는 행동이 등장한다. 다만 아직 언어발달이 미숙한 단계이기에 몸짓이나 표정, 음성 등 비언어적인 방법—즉 보디랭귀지(body language)—를 사용하여 자신의 요구를 전달하며 의사소통한다.

비언적인 의사소통 단계는 매우 중요하다. 실질적으로 사람들과 의사소통이 이루어진다는 의미에서 아동은 자폐에서 실질적으로 벗어난 단계로 성공적으로 진입한 것이다. 즉 자폐 성향 벗어나기 치료에 성공한 것이다. 비언어적인 의사소통 능력이 활성화되어야 이후 언어를 이용한 의사소통 능력이 쉽게 발전할 수 있다. 그러므로 언어 출현에 조급해하지 않고 비언어적 의사소통이 활발하게 이루어지도록 아동과의 상호작용 놀이에 집중해야 할 단계이다.


## 5) 요구어 소통 단계

비언어적 의사소통이 활성화되면 아동은 점차 언어를 이용한 의사소통을 시도한다. 언어를 이용할 때 자신의 요구를 관철하는 게 가장 효율적이기 때문에 비언적 의사소통을 점차 언어를 이용한 소통으로 전환한다. 보통의 아동은 엄마나 아빠 등의 호칭부터 언어를 시작하지만, 자폐아동은 독특하게도 요구어에서 출발하는 경우가 많다. 자신의 요구를 관철하려는 절실함이 클 때 아동은 언어지연을 넘어서 발화를 시도하는 것이다. 결국 요구어에서 출발하여 언어발달이 이루어지는 것이 일반적이라는 사실을 명심해야 한다.

이때 조심해야 하는 것은 ASD 아동은 신체를 정교하게 조작하는 능력이 떨어지는 실행장애가 있기에 정확한 발음을 힘들어한다는 사실이다. 어설픈 발음을 한다고 해도 이를 지지하고 성원하는 태도를 견지하는 것이 중요하다. 어설픈 발음이라도 적극적으로 시도하기를 반복해야 점차 정확한 발음을 할 수 있기 때문이다. 발음 교정을 무리하게 유도하면 아이가 언어모방 시도를 기피할 수도 있다. 아이가 부모의 입 모양을 관찰하여 발음을 모방하려 노력한다면 시간이 좀 걸리더라도 무리 없이 언어 출현으로 이어질 것이다.

비언어적 상호작용이 왕성하게 이루어짐에도 언어 출현의 지연 현상이 있다면, 이는 언어기능의 손상이 이루어지고 있는 것이다. 이런 상태를 장기간 방치하면 언어가 발달하는 것은 어려워진다. 언어 출현을 유도할 수 있도록 치료 강도를 높여야 한다. 무발화 아동의 언어 출현을 위한 고강도 치료에 관해서는 보론 부분에서 이야기할 것이다.

## 6) 언어를 이용한 상호작용 단계

요구어가 활성화되면 단어로만 되던 요구어가 점차 문장으로 바뀌기 시작한다. 문장의 사용이 다양해지며 결국은 언어를 이용한 상호작용이 완성되는 단계로 진입한다. 이 시점에 이르면 자폐를 벗어난 치료가 완성되는 것이다. 이 시기에 상당수의 ASD 아동은 긴 시간 동안 매우 불안정한 언어발달 양상을 보임을 이해해야 한다. ASD 아동에게 뿌리 깊게 존재하는 실행장애가 원활한 발음을 방해하기 때문이다. 그러므로 일반 아동 수준으로 원활한 대화까지 만들어지려면 시간이 소요된다.

다만 아동이 끝없이 언어를 이용하여 의사소통을 시도한다는 사실 자체가 중요하다. 반복적인 시도를 통하여 아동은 스스로 발음을 교정하고 유창하게 문장으로 말하는 법을 익혀나가게 된다. 절대 조급해하지 말고 아동의 언어 시도를 지지하고 성원해야 한다. 지속적인 시도를 유지하는 것이 중요하기 때문이다. 아주 느리게라도 조금씩 언어가 늘어만 간다면 결국 정상적인 언어능력에 도달한다.

# 아스퍼거증후군이
# 사회적 고립을 벗어나기 위한
# 3단계 발전 과정

인지기능이 좋고 언어가 유창한 아스퍼거증후군 같은 경중의 ASD는 아동기에는 별문제 없이 성장하는 경우도 많다. 증세가 경미할수록 학령기에 교우 관계에서 문제가 발생한다. 단순 놀이가 반복되는 저학년에는 문제가 은폐되어 있다가 고학년으로 올라가면서 놀이와 대화가 복잡해지면서 또래 집단의 화용적인 대화에서 뒤처진다. 그 결과 공공연하게 친구들에게 공격과 냉소를 받는 왕따 현상으로 고통받기도 한다. 격렬한 왕따는 아닐지라도 사실상 친구가 없이 혼자 지내는 사회적 고립상태에 빠진다. 이때쯤 되면 아스퍼거증후군 아동은 자신감이 부족해지면서 불안·우울 증상을 동반하며 스스로 교류를 포기하는 현상을 보이기도 한다.

사회적 고립상태에 빠진 아스퍼거증후군에게 제공할 수 있는 치료법은 매우 제한적이다. 의료적인 접근법으로는 기껏해야 우울증을 치료하는 정도가 전부이다. 사회적 고립을 벗어나기 위해서는 적절한 사회성 발달이 이루어져야 한다. 그러나 아스퍼거증후군에게 제공되는 치료법은 중증 자폐증에 비하여 매우 제한되어 있다. 그나마 인지행동치료가 적용되기도 하는데, 이 방식으로는 사회성 발달을 능동적으로 만들어내기 어렵다. 인지행동치료에서의 교육은 특정한 공간에서의 사회적인 행동 규칙을 반복적으로 숙지시키는 방식으로 이루어진다. 이 과정을 통해 문제 행동이 사라지고 사회적인 규칙이 잘 엄수되면 이를 호전된 것이라고 착각한다. 그러나 이는 매우 제한된 조건에서만 행동 재현이 될 뿐이다. 변화된 환경에서는 응용력 있는 대응을 하지 못하고 기계적인 대응으로 미숙한 사회성이 드러나게 된다.

그러나 경증의 아스퍼거증후군도 닥터 토마토 프로토콜 치료에 의하여 사회성 발달에서 매우 빠른 호전을 경험할 수 있다. 이 과정은 학령기 아동에게서 관찰되는 사회성 발달의 단계 경과를 따라 매우 합법칙적으로 발달한다. 즉 사회성을 스스로 발달시킬 수 있는 원천적인 능력을 형성시키는 치료 경과를 보인다. 즉 스스로 친구들을 적절한 방식으로 사귀며, 사람들과 깊은 공감 능력을 유지하며 대화를 지속할 수 있는 능력이 형성되는 과정을 겪는다. 그러므로 아스퍼거증후군 아동을 양육 중인 부모라면 다음에 설명할 호전의 3단계를 잘 이해해야 한다.

**[도표 10] 닥터 토마토 프로토콜에 의한 아스퍼거증후군 호전 경로의 3단계**

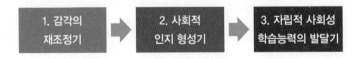

1. 감각의 재조정기 ➡ 2. 사회적 인지 형성기 ➡ 3. 자립적 사회성 학습능력의 발달기

## 1) 감각의 재조정기
### (평균 6개월가량 치료 기간 소요)

아스퍼거증후군 역시 경미하기는 하지만 중증 자폐와 병리적 구조가 다르지 않다. 뇌간의 손상과 시상의 손상이 동일하게 진행된다. 다만 그 증세가 경미하여 1차 퇴행에만 머물러 있는 상태인 것이다. 아스퍼거증후군은 2차 퇴행이나 3차 퇴행 현상이 존재하지 않는다. 그러나 증세는 경미할지라도 뇌간과 시상하부의 손상에서 진행되는 감각처리장애와 자율신경계의 불안정에서 유발되는 이상증세가 문제의 본질이다. 그러므로 자력으로 사회성 발달을 학습할 수 있도록 감각처리능력을 회복시키고, 자율신경계를 안정시키는 것이 치료에서 가장 선행되어야 할 과제이다. 이 과정을 닥터 토마토 프로토콜에서는 감각의 재조정기라 말하며, 치료 기간은 대체로 6개월가량 소요된다.

감각의 재조정기를 거치며 불안정한 눈맞춤이 안정화되고, 청각적인 집중력이 조정되어 대화를 지속할 능력이 형성된다. 또한 촉감 방어와 신체적인 조작능력이 안정화되어 이상 동작이나 행동이 수정될 수 있다. 이 과정을 통하여 사람에 대한 이해력이 증진되며 관심도 증가한다. 또한 자율신경계의 불안정이 개선되어 아스퍼거증후군을 괴롭히는 만성적인 불안증과 수면 방해, 집중력장애 등에서 해방될 수 있다. 이러한 감각의 재조정을 동반하지 못하는 어떠한 인지행동치료나 교육적인 치료도 모두 한계를 가지는 것이 자명하다. 그러나 닥터 토마토 프로토콜은 근본 문제를 해결하여 아스퍼거증후군을 극복할 수 있게 한다.

## 2) 사회적 인지 형성기
### (평균 1년 반가량 치료 기간 소요)

감각의 재조정에 성공해도 아스퍼거증후군의 사회성에 급작스러운 변화가 생기는 것은 아니다. 새로운 경험을 할 때 감각적인 반응이 정확하게 이루어지기에 새로운 사회성 학습을 정확히 이룰 수 있는 능력이 생겼을 뿐이다. 오랫동안 아스퍼거증후군으로 형성된 잘못된 사회경험이 만들어낸 미숙한 사회성은 그대로 존재한다. 그러므로 과거 경험과 기억에서 오는 불안정한 사회적 교류능력이 만드는 오류는 그대로 반복된다.

그러나 이제 전과 다른 아스퍼거증후군이다. 즉 이제는 새로운 경험에서 반복되는 오류 반응을 스스로 수정할 수 있는 능력을 갖춘 것이다. 이 시기는 적극적으로 오류를 경험하고 스스로 행동을 수정하며 사회적인 인지능력을 발전시키는 때이다. 닥터 토마토 프로토콜에서는 이 시기를 '사회적 인지 형성기'라고 한다. 사회적 인지 형성기를 발전시키는 가장 강력한 힘은 오류를 긍정적으로 경험하고 성찰하는 것이다. 이때 절대적으로 필요한 것은 부모와 가족들의 친절한 대화와 안내이다. 그리고 가능하다면 배려심 많은 친구의 도움이 필요하다. 아동은 사회적 인지 형성기를 거치면서 미숙한 사회적 행동을 자가 성찰하며 스스로 행동을 수정하고, 사회 적응력을 높이며 사회성을 세련되게 발전시킨다.

결과적으로 다양한 사람들과 평퐁으로 대화할 수 있는 능력이 향상된다. 사람들과 나누는 대화의 양이 늘어나고 대화의 질도 깊어진다. 따라서 친구들이 늘어나고 친구들과의 관계가 깊어진다. 또한 사회적으로 관심사를 두는 집단이 다양해지고 놀이방법도 다양해진다. 긴 시간을 거치며 사회적인 미숙함이 제거되어 자폐적인 성향이 소거되는 것을 확인할 수 있을 것이다.

## 3) 사회적 고립 탈출기
### (자립적 사회성 학습능력의 발달기)

사회적 인지 형성기를 지나면서 비로소 아스퍼거증후군은 타인의 도움 없이 스스로 새로운 사회 환경에 적응할 수 있는 능력이 형성되기 시작한다. 즉 새로운 환경에 들어서도 부모나 친구의 도움이 없이 스스로 겪을 미래를 예상하고 자신의 행동을 결정할 수 있다. 그리고 오류가 발생하면 또다시 계획을 수정하여 새로운 전략으로 행동하는 전략적인 수정 능력이 형성된다.

이 시기는 새로운 환경이나 미래를 추론할 수 있는 인지능력과 자신의 문제점을 스스로 인지하여 수정할 수 있는 자기성찰능력이 형성되는 시기이다. 결국 자기 힘으로 왕따와 같은 극한 고립상태에서 탈출하기 시작한다. 이제 새로운 환경에 들어가서도 시행착오 없이 새로운 환경에 적응할 수 있는 사회적인 행동 전략을 수립하는 능력이 발달하게 된다. 즉 친구들의 상태를 이해하고 그에 따라 자신의 행동을 기획하여 행동하기에 매우 창조력이 있는 사회성을 발휘하기 시작한다.

결국 아스퍼거증후군이 사회적 고립에서 탈출하는 것은 몇 가지 심리 상담이나 사회적 기술을 습득한다고 해결되는 문제가 아니다. 또래들과 화용성 있는 놀이와 농담을 주고받을 정도의 능력을 획득해야 가능한 것이다. 이는 결국 신경계 퇴행을 완전히 회복하고, 그에 기초하여 사회적 경험을 확장해 나갈 때 가능한 것이다.

# 닥터 토마토 프로토콜의
# 자폐 치료율 로우 데이터

## 논문으로 보고된 닥터 토마토 프로토콜의 치료율

한약을 이용하여 ASD를 실질적으로 치료한다는 접근법은 매우 생소하다. 이를 공식적인 치료법으로 입증하기 위하여 우리는 지속적인 연구 논문작업을 진행하고 있다. 그 결과 2023년 신경학 분야 SCI급 3대 저널 중 하나인 《Frontiers in Neurology(impact factor 4.8)》에 자폐 증례 연구논문을 게재하였다. 한약을 이용한 자폐 치료 증례 보고로는 세계 최초일 것이다. 이 연구보고는 소아 자폐스펙트럼장애 환자 18명을 대상으로 진행했으며, 환자들에게 전향적으로 6개월간 한약, 플로어타임, 감각 강화 등의 통합치료를 실시한 후 자폐스펙트럼장애의 개선 정도를 조사했다. 연구결과 자폐스펙트럼장애의 중증도를 평가하는 'Childhood Autism Rating Scale(CARS)'과 'Autism Behavior Checklist(ABC)' 설문값이 각각 치료 전 평균 34.58점 및 69.28점에서 6개월 치료 후 평균

28.56점 및 39.67점으로 유의하게 감소하며 정상범주로 회복됐다. 나아가 연구 기간 중 치료와 관련된 심각한 이상반응은 관찰되지 않았으며, 개별 치료에 대한 순응도는 평균 90% 이상으로 높았다.

이 논문의 결과는 닥터 토마토 프로토콜을 완성하기 전의 임상 결과로 몇 가지 한계를 지니고 있다.

첫째, 식이요법은 글루텐 카제인 다이어트만 적용되었으며, 그 역시도 매우 느슨하게 적용되어 식이요법의 효과가 매우 제한적인 수준으로 나타났다. 현재 닥터 토마토 프로토콜은 글루텐 카제인 다이어트보다 당질 제한 다이어트를 더욱 중요시하며 이를 아주 엄격하게 적용하고 있다.

둘째, 영양제 요법을 거의 적용하지 않고 한약만을 사용한 치료성과이다. 닥터 토마토 프로토콜에서 장내세균의 과증식에서 오는 중추신경계 염증반응을 조절하기 위해서는 영양제 요법이 보조요법으로 적용되며 이는 매우 중요한 역할을 한다. 영양제 요법이 결합되어야 한약 치료 중 재퇴행이 진행되는 것을 막을 수 있으며, 치료율에서도 현격한 상승을 만들 수 있다.

셋째, 연구 대상자 선정에 오류가 있어 18명의 치료 대상자 중 중증 지적장애인과 뇌전증 환자가 포함되어 있다. 또한 치료 대상 아동의 연령도 높은 경향이 있어 전체적인 치료율이 실제 치료율보다 낮게 나타났다.

그러나 이런 한계에도 불구하고 1차 논문의 치료율만으로도 기성 치료의 성과를 뛰어넘고 있다. 현재 닥터 토마토 프로토콜의 치료율은 1차 논문의 치료율을 현격히 웃도는 성과를 내고 있지만, 일단 1차 논문의 성과를 공유하도록 해보자.

◆ ADOS 기준으로 자폐, 자폐스펙트럼이 비자폐스펙트럼으로 호전된 경우를 완치로 분류

◆ ADOS 기준으로 6개월 치료 후 완치율 22%

[도표 11] ADOS-2 결과 (6개월 기준)

| 완치율 | 22.2% | 18명 중 4명 완치 | 평균 49개월 |
|---|---|---|---|
| 호전율 (완치 포함) | 55.6% | 18명 중 10명 호전 | |
| 비스펙트럼 경계 (2인 포함 시) | 33.3% 완치율로 보정 가능 | 18명 중 6명 완치 근접 | 평균 47개월 |

◆ CARS 기준 30점 이상이 30점 미만으로 개선된 치료율 70% 상회함

◆ 6개월 평균 6점 개선된 치료성과

◆ CARS 기준으로 25점 미만으로 호전이 자폐 범주 벗어난 회복으로 평가해야 정확함

◆ CARS 기준으로 25점 미만으로 호전된 완치율은 33%

[도표 12] CARS 결과 (6개월 기준)

| 평균 개선도 | 34.6 → 28.6점 (평균 6점 정도 개선) |
|---|---|
| 10점 이상 | 22% |
| 5-9점 이상 | 33% |
| 4.5점 이하 | 44% |
| 30점 미만 | 73% |
| 25점 미만 | 33% |

# 현재 완성된 닥터 토마토 프로토콜의 자폐 치료율 추정치

닥터 토마토 프로토콜로 자폐를 치료하면 자폐스펙트럼장애로 진단되어도 뇌 손상이 구조화되어 있는 10%가량의 아동을 제외하고 90%가량에서 현격한 증세 호전을 경험할 수 있다. 현격한 호전은 대략 치료 3개월 이내에 확인된다. 그러나 현격한 호전을 보인 모든 아이가 정상범주로 회복되는 것은 아니다. 실제로 정상범주로 회복되는 데는 지적장애와 학습장애가 가장 큰 걸림돌로 작용한다.

자폐성장애의 퇴행은 진행형이라 나이를 먹어가면서 점차 지적장애가 심화된다. 닥터 토마토 프로토콜에 의하여 현격히 호전해도 지적장애에 머물러 있다면, 정상범주로 회복이 불가능하다. 지적능력과 학습능력의 손상은 나이를 먹어가면서 증가하는 경향이 있다. 닥터 토마토의 임상경험에 의하면, 무발화 상태의 중증 자폐아동을 기본으로 했을 때 5세 이전의 아동 중 30%가량에서 이미 지적장애가 진행된 것으로 추정된다. 또한 10세 정도로 성장한 아동 중 무발화 아동에서는 40~50%에 근접한 아동이 지적장애로 고착되는 것으로 보인다.

그러나 언어능력과 학습능력이 양호한 아스퍼거증후군의 경우는 나이와 무관하게 현격한 호전이 정상범주로의 회복으로 이어진다. 즉 아스퍼거증후군의 경우는 나이를 먹어도 퇴행이 심하게 진행되지는 않는다. 그러므로 아스퍼거증후군으로 분류된 자폐스펙트럼장애 아동은 나이와 무관하게 대부분 정상범주로 회복할 수 있다.

**자폐증** 언어장애와 감각장애가 심각한 수준이고, 사회성장애도 높은 수준의 아동의 치료율은 다음과 같이 나타나는 것으로 추정된다.

| 아동의 나이 | 정상범주로 회복률 |
|---|---|
| 6~36개월 | 90% |
| 36~60개월 | 70% |
| 60~120개월 | 60% |

**아스퍼거증후군** 언어능력과 인지능력은 정상범주이나 감각장애로 인하여 사회성장애가 나타나는 자폐스펙트럼 범주의 아동들. 아스퍼거증후군은 지적장애가 동반되지 않기에 대부분 정상범주로 회복이 가능하다. 그러나 20세 이상으로 진행된 경우는 사회적인 교류능력에서 미숙함이 심해 완전하게 사회생활에서 안정성이 만들어지려면 상당한 시간이 경과해야 하는 경우가 많다.

| 환자의 나이 | 정상범주로 회복률 |
|---|---|
| 2~20세 | 95% 이상 |
| 20세 이후 | 현격한 증세 개선이 가능하지만, 상당한 치료 기간이 필요함 |

# 감기와 자폐

자폐스펙트럼장애를 유발하는 일련의 증세들이 바이러스 감염에서 시작되는 것은 대단히 분명해 보인다. 바이러스에 기원하는 가장 흔한 증세는 감기다. 그러므로 감기를 계기로 ASD는 매우 특별한 변화를 보인다. 이 변화 추이를 잘 알고 이해하는 것은 자폐 치료에서 장기적인 예후를 결정하는 데 매우 중요하다.

무발화 자폐아동이 감기를 앓던 중 고열상태에서 잠꼬대로 말을 하더라는 이야기를 부모에게 들었을 때 나는 내 귀를 의심했다. 단 한 번도 살면서 발화를 한 적이 없던 무발화 자폐아동이 갑자기 문장으로 말을 한다니 믿어지는가? 그 아이는 열이 내린 아침에 일어나서는 여느 때와 같이 심한 감각추구를 하는 무발화 자폐아동의 모습이었다고 한다. 그 당시는 매우 특별하고 희귀한 사건이라 생각했다. 그러나 이는 오산이었다. 이후 상당수의 무발화 자폐아동이 고열상태에서 말하기 시작하는 것을 경험했기 때문이다. 심지어 고열로 힘들어하기는 했지만, 잠꼬대도 아니고 각성상태에서 말만 하는 것이 아니라 상호작용도 매우 좋아진 상태를 보였다고 한다. 나는 ASD 아동이 발열의 시기에 발화능력 개선 이외에도 다양한 개선을 보였다고 이야기하는 부모를 많이 접했다. 이는 특이한 현상이 아니라 ASD 아동에게는 아주 일반적인 현상인 것이다.

ASD 아동이 감기로 열이 날 때면 자폐증세가 호전된다는 보고는 다양하게 많이 있어 왔다. 2007년 커랜(Laura K Curran)과 동료들은 발열 시 자폐성장애 아동의 행동을 비교한 전향적 연구를 발표하였다. 이 연구에 의하면 응답에 참여한 ASD 부모 중 80%가 발열의 시기에 한 가지 이상의 자폐증세의 호전을 경험하였다고 한다. 부모들이 경험한 호전 내용은 감각적인 과민성의 감소, 과잉행동의 감소, 그리고 열이 나는 동안 상동행동이 감소했으며 언어능력의 개선이 나타났다고 한다.[127]

2014년 짐머만(Zimmerman)은 발열이 본격화하기 전에도 호전 증세를 보이는 아이들이 있음을 확인하였다. 그리고 해당 부모들의 보고를 다음과 같이 요약했다. "내 생각으로는 발열이 나타나기 전에 개선되는 아이들은 발열 기간에 개선되는 아이들보다 호전 효과가 지속적인 영향을 미칠 가능성이 더 높다."[128] 그리고 짐머만은 발열 효과가 나타난 사람 중 발열하기 전에 효과를 보이는 경우는 10%가량일 것이라고 추정하면서 대체로 발열 6~8시간 전부터 호전증세가 나타난다고 하였다. 결국 짐머만의 관찰은 발열 전 효과가 나타나는 경우는 발열 효과가 지속되는 경향을 보인다고 하며, 발열에 의한 ASD 자연관해의 가능성을 인정한 것이다.

---

**127)** *Behaviors Associated With Fever in Children With Autism Spectrum Disorders*, 2007.
**128)** *spontaneous reports. Poster presented at the 7th International Meeting for Autism Research (IMFAR) London*, 2008.

허버트(Herbert)와 그의 동료들은 열이 내는 효과를 더욱 분명하게 옹호하였다. 그들의 연구관찰에 의하면 열이 가라앉은 후에도 몇 주 동안 언어가 지속되는 경우도 있었다며, 발열 현상은 자폐증이 "만성 동적 뇌병증(chronic dynamic encephalopathy)"임을 보여준다는 결론을 내렸다.[129] 이는 자폐가 고정된 신경병증이 아니라 매우 역동적으로 증세가 변할 수 있는 신경병증이라는 의미이다. 또한 발열 효과도 단기적인 것이 아니라 상당히 장기간 효과를 나타낼 수 있음을 확인한 것이다.

굿 피터(Good Peter)는 2016년 발열 과정에서 ASD 증세가 극적 호전을 보이는 메커니즘에 관하여 상당히 구체적인 가설을 제시하였다.[130] ASD 아동과 청소년에게서는 비정상적인 수초화 지연 현상과 미엘린의 변질이 확인된다고 한다. 임신 10주부터 7세까지 인간 두뇌는 정상적인 성장을 급격하게 이루는데, 주로 출생 후 단계적으로 성장이 급격하게 진행된다고 한다. 가장 먼저 뉴런의 증식 단계를 거쳐 신경 교세포의 증식(주로 수초를 생성하는 과정), 그다음은 지질의 침착, 뇌의 수분 함량 감소가 동시에 이루어지는 지질 증가 과정을 겪으며 성숙 발달과정을 거친다. 즉 축삭이 길어짐에 따라 수초도 같이 길어지고, 성숙기 성장으로 지질이 침착되고, 수분이 치환되며, 수초가 두꺼워지는 과정을 거치게 된다. 이와 관련해 헨드리(Hendry)와 동료들은 6~12세 자폐증 남아의 백질에는 일반아동에 비하여 더 많은 수분이 함유되어 있음을 발견했다[131]. 또한 자폐증 아동 및 청소년의 뇌의 미엘린에도 물 분포가 미성숙한 것이 확인된다고 한다.

---

[129] *The autism revolution: Whole-body strategies for making life all it can be*, 2012.
[130] *Simplifying study of fever's dramatic relief of autistic behavior*, 2016.
[131] *White matter abnormalities in autism detected through transverse relaxation time imaging*, 2005.

피터의 연구는 발열을 발생시키는 복잡한 메커니즘을 모두 해명하기는 어렵지만, 발열이 주는 ASD 호전 효과의 결정적인 요인은 뇌 미엘린에서 방출되는 물이라고 결론지었다. 열이 나면서 근육과 뇌에서 방출되는 삼투질인 글루타민과 타우린에 의하여 성상교세포로 물이 흡수되며, ASD 아동에게 만연한 수초화 미성숙 문제가 일시적으로 해결된다는 것이다. 그리고 발열이 종료된 후에는 수분이 다시 반환되는 메커니즘을 통하여 자폐적 행동 패턴이 다시 복구된다고 주장하였다. 결국 자폐아동에게서 관찰되는 미엘린의 미성숙 문제에 발열 과정이 성숙화 자극으로 작용한다는 것이다.

현재로서는 감기로 열이 날 때 자폐증세가 어떤 과정을 통하여 호전되는지 세부적인 과정을 알기는 어렵다. 그러나 대단히 분명한 것은 몇 가지 존재한다. 첫째로 감기와 자폐는 동일한 병인인 바이러스 감염에 의하여 발생한다는 점이다. 둘째로 감기로 열이 나는 과정은 자폐를 발생시키는 신경생리학적 원인을 상당 부분 제거한다는 것이다. 그리고 셋째로 일부 ASD 아동은—주로 경중으로 추정— 발열 과정의 일시적 호전에 머물지 않고 상당한 수준으로 개선된 상태를 유지한다. 이를 종합해보면 결국 ASD란 바이러스 감염으로 신경계의 불안정한 손상이 진행되는데 인체에 항바이러스 작용으로 이어지는 면역 활동이 부재하여 신경계 염증이 만성화되는 현상인 것이다. 면역 활동 부재의 원인이 발열 과정을 발동하지 못할 정도로 미약한 감염상태의 지속 때문인지 또는 바이러스 감염의 양상이 발열 시스템의 교란 때문인지는 알 수 없다. 다만 분명한 것은 감기로 감염이 진행되면 인체는 매우 강력한 면역 활동을 전개하여 발열 시스템을 가동시키고, ASD 아동은 자연관해를 향한다는 사실이다.

자폐는 유전에 기초한 질환임에는 분명하다. 그런데 자폐가 마치 전염병같이 유전적인 해석을 넘어서는 비율로 급증가하는 것도 사실이다. 여기에는 유전적인 현상을 교란하는 환경적인 개입이 존재한다. 즉 자폐적인 성향을 자폐성장애로 기정사실화하고, 경중의 ASD를 중증으로 악화시키는 유전 교란 현상이 자폐로 진단될 만한 아동의 비율을 증가시키는 것이다. 예를 들어 아빠가 만 3세가 넘도록 말을 못 했지만 정상발달을 했기에 아들도 말이 늦지만 정상발달을 기대하며 지켜보다가 뒤늦게 아이가 중증 자폐 진단을 받는 경우가 아주 흔하다. 이런 경우가 전형적으로 환경적 요인이 유전적 표현형을 교란하여 자폐 유병률을 증가시키는 것이다. 이런 환경 요인에는 여러 가지 원인이 있겠지만 자연관해를 방해하는 요인으로 작용하는 다양한 요소들이 존재한다. 그중 감기로 이환된 경우 사용되는 해열제는 아주 심각하게 자연관해를 방해하는 요소로 추정된다. 열의 차단은 미생물 공격에서 인체를 보호하기 위해 수백만 년에 걸쳐 진화한 생리 과정을 억제한다. 중추신경계의 발열 면역 메커니즘은 이러한 신경계 보호 과정의 일부인 것이다. 해열제로 열이 막히면 뇌의 정상적인 면역 발달을 방해하여 유전적 및 면역학적으로 성향이 강한 특정 개인에게 자폐증과 같은 신경발달장애를 유발할 수 있다는 주장은 빈번하게 제기된다. [132]

가장 대표적으로 사용되는 해열제는 타이레놀이라는 제품명으로 널리 알려진 아세트아미노펜이다. 아세트아미노펜은 체온조절중추에 작용하는 해열제로 소염·진통 작용도 겸하고 있다. 아세트아미노펜이 아동의 발달장애를 유발한다고 주장하는 연구는 이미 다수 발표되었다. 아

---

[132] *Is fever suppression involved in the etiology of autism and neurodevelopmental disorders?*, 2003.

세트아미노펜은 일반적으로 임산부의 열과 통증을 치료하는 데 사용되는데 이때 자손의 ADHD와 ASD를 유발할 수 있다고 한다. 많은 역학 연구에 따르면 산모의 자궁이 아세트아미노펜에 노출된 뒤에 발달상의 장애 발생률은 평균 약 25% 증가한다고 한다. [133] 임신한 쥐에게 아세트아미노펜을 위관영양제로 투약한 경우 자손에게서 이상행동이 확인되었는데 어떤 메커니즘으로 이런 현상이 나타나는지는 불분명하다고 한다. [134] 또 다른 연구에서는 아세트아미노펜이 주로 엔도카나비노이드 시스템(ECS, endocannabinoid system)을 방해하여 ASD를 유발할 수 있다고 보고하였다. ASD 아동은 낮은 수준의 엔도카나비노이드 혈중농도를 보이는데, 아세트아미노펜이 바로 ECS를 통하여 소염·진통 작용을 일으킨다고 한다. [135] 한편 아세트아미노펜의 사용이 신경계 산화스트레스를 증가시킴으로써 자폐 발생의 원인이 된다는 주장도 있다.

대표적인 해열제인 타이레놀보다 연구논문은 적지만 또 다른 해열제인 이부프로펜 역시 ASD를 유발한다는 아주 강력한 근거가 존재한다. 프로피오닉산(PPA)은 장내 미생물에 의하여 발생하는 단쇄지방산인데 과다하게 신경계로 유입되면 ASD를 유발할 수 있는 것으로 확인된 물질이다. 이부프로펜은 프로피오닉산의 유도체로 알려져 있다. 실험실에서 인간의 신경계 줄기세포에 이부프로펜을 노출시키고 신경계의 증식과 분화를 관찰하였다. 그 결과 매우 높은 농도에서는 ASD에서 관찰되는 성상교증이 유발됨을 확인하였다. 따라서 해당 연구는 태중이나 성장기에 고

---

**133)** *The role of oxidative stress, inflammation and acetaminophen exposure from birth to early childhood in the induction of autism*, 2017.

**134)** *Paracetamol (Acetaminophen) and the Developing Brain*, 2021.

**135)** *Endocannabinoid System Dysregulation from Acetaminophen Use May Lead to Autism Spectrum Disorder: Could Cannabinoid Treatment Be Efficacious?*, 2021.

농도의 이부프로펜에 노출되면 평생 장애가 발생할 수 있다고 추정하였다.[136]

아세트아미노펜과 이부프로펜 모두 바이러스 감염 자체를 치료하는 효과는 전혀 없다. 오로지 해열과 소염·진통을 목적으로 투약되는 것이다. 위험한 수준의 고열이 아니라 미열에도 광범하게 처방되고 있으며 의사 처방 없이도 손쉽게 구입하여 복용할 수 있다. 결국 인체에 전혀 필요가 없는 해열 과정을 상시화시킴으로써 아동들의 면역계는 만성적인 혼란을 경험하는 것이며 이는 신경계 발달에 치명적 이상을 초래한다.

같은 방식으로 중이염과 장염에 관해서도 살펴봐야 한다. 중이염과 감염 및 항생제 치료는 자폐스펙트럼장애 발병 위험과 관련이 있다. 광범위한 항생제는 장내 미생물총의 구성을 변화시킬 수 있으며, 이는 면역체계의 조절에 관여한다고 추정된다. 덴마크에서 전체 인구를 대상으로 중이염과 항생제 사용 및 그에 따른 자폐증 발병 위험 간의 상호작용을 10년간 조사하였다. 그 결과 중이염 진단으로 항생제 처방이 사용된 아동의 경우 10세 이전 자폐증의 절대 위험이 증가했다고 보고하였다.[137] 그 외에도 중이염에 노출된 경우 ASD 발생률이 높다는 연구는 다수 존재한다. 중이염이 있을 경우 항생제 남용이 쉽게 이루어지는데 이 과정에서 항생제 내성균이 증가하며 장내세균총의 불안정이 증가하여 자폐 발생의 원인이 된다는 것이다. 어린이 중이염의 경우 대부분은 자연 호전 경과를 보인다. 통증과 발열이 심한 경우라도 항생제를 사용해서 얻을 수 있는 이익과 신경계의 교란 현상을 유도하는 부작용 중 무엇이 우선되어야 할지

---

**136)** *Effect of Propionic Acid-derivative Ibuprofen on Neural Stem Call Differentiation; A Potential Link to Autism Spectrum Disorder*, 2019.

**137)** *Otitis media, antibiotics, and risk of autism spectrum disorder*, 2018.

우리는 진지하게 재성찰을 해봐야 한다.

감염에서 유발되는 장염과 설사의 경우도 마찬가지다. 대부분의 감염성 장염은 발열과 더불어 설사를 동반한다. 그러나 대부분 염증으로 발생한 감염성 분변들이 설사로 배출되고 나면 자연 호전 경과를 겪기 마련이다. 그러므로 감염성 설사도 탈수증세만 예방하면서 자연 호전을 유도하는 것이 가장 좋은 치료법이다. 그러나 이때 해열제도 사용되지만 항생제 역시 자주 사용된다. 앞서 중이염에서 살펴본 대로 장염에 남용되는 항생제는 항생제 내성균을 유도하고, 장내세균총의 불안정을 가속한다. 이는 당연히 자폐 발생과 악화의 원인으로 이어진다. 더욱 치명적인 것은 지사제의 사용이다. 설사란 장내에 비정상적으로 증식된 세균을 배출하는 과정으로 장내세균총의 유독성 물질 배출에서 중추신경계를 보호하는 필수 불가결한 방어기제이다. 그래서 이때 인위적으로 지사제를 사용하는 것은 자폐를 악화하는 장내세균의 유해성 배설물이 중추신경계를 공격하게 하는 우매한 결과로 이어진다.

성장기 어린이가 바이러스 감염이나 세균성 감염을 경험하며 이를 극복하는 과정은 단지 열이나 통증이 해결되는 것만은 아니다. 미성숙한 중추신경계가 면역적으로 성숙하며 조직학적으로도 성숙하는 과정으로 이어지는 것이다. 화학적으로 합성한 제약의 등장과 해열제 및 항생제의 남용은 이런 신경계의 성숙 과정을 방해·왜곡하는 것이다. ASD의 원인으로 지목되는 바이러스 감염과 장내세균총의 불안정 역시 감기와 장염을 경험하며 자연관해를 향해 나갈 가능성이 매우 높다. 우리가 성장 중인 아동을 상대로 항생제와 해열제를 완전히 중지하는 거대한 임상 실험을 진행하여 이를 입증하는 것은 불가능할 것이다. 그러나 몇 가지 역사적 사례를 통하여 이 주장의 타당성은 추론할 수 있다. 소말리아에서 이주한 아프리카 이주민들의 이야기를 상기해보라. 그들에게는 자폐라는 용어 자체가 존재하지 않았다. 그들에게는 자폐와 같은 발달장애 현상이 없었기 때문이다. 그리고 그들에게는 현대화된 의료서비스 역시 매우 부족했거나 없었다. 그들은 서구사회로 이주한 후에 다양한 현대의학의 치료 혜택을 받았으나 그 결과 자폐 발생률이 서구사회의 발생률보다 훨씬 높게 나타나게 되었다. 해열제와 항생제의 사용은 자폐의 자연관해를 인위적으로 방해하고 중추신경계 발달을 교란시켜 장애를 유발하는 중대한 원인으로 작용하는 것이 분명하다.

나는 이런 이유로 닥터 토마토 프로토콜로 ASD를 치료할 때 감기나 장염 등을 해열제나 항생제 사용 없이 자연요법으로 치료하는 것을 원칙으로 하고 있다. 천연허브를 이용하여 감염성 질환을 치료하는 과정은 오히려 인체가 지닌 면역 메커니즘을 강화하는 방식으로 증세를 호전시킨다. 그러나 이 과정은 응급적인 상황을 구별하여 치료를 진행해야 하기에 자연요법에 능숙하면서 의학적으로 전문성을 갖춘 의료진의 진료과정은 필수적이다.

# 영아연축(웨스트증후군)과 자폐

영아연축은 1841년 웨스트(West)가 처음 기술한 뇌전증 증후군이
다. 영아연축(infantile spasm)이라고 부르기도 하지만 웨스트증후군
(west syndrome)이라고 표현하기도 한다. 생후 3개월에서 3년 사이에 발
생하는데 주로 생후 3개월에서 9개월 사이에 발병하며, 일부는 생후 1년
에서 3년 사이에 발생하기도 한다. 워낙 특징적인 근간대성 발작의 양상
을 보이는데, 기도하며 절하는 모양의 발작(salaam attack) 양상을 보인
다. 뇌파검사상 특징적인 고진폭 부정뇌파(hypsarrhythmia)의 소견을 보
여 다른 소아뇌전증과 뚜렷하게 구별된다. 특징적 연축은 보통 적게는
3~4번에서 많게는 수십 번이 넘어서 발작하는 군집성(cluster) 양상을 보
이는데, 보통 잠에서 깨어날 때나 잠이 들려고 할 때 자주 나타난다.

영아연축은 경련을 조절하기도 어렵지만 심각한 발달장애를 동반
하기에 파멸적 뇌전증이라고 불리기도 한다. 보통은 정상발달을 하는 경
우에도 연축성 경련이 관찰되기 전후로 하여 눈맞춤이 사라지기 시작하

며 목 가눔도 떨어지는 등 운동능력의 저하도 동반된다. 그리고 사물 탐색을 하는 호기심 저하와 같은 인지저하 현상도 동반되며 옹알이가 줄어들고 사람에 대한 반응성이 저하된다. 연축성 경련은 일부 다른 양상의 경련으로 변질되기도 하지만 대부분은 3세를 넘어가며 소실된다. 그러나 발달장애는 대부분 개선되지 않은 채 남아 심각한 경우는 언어능력 자체가 소실된 무발화 상태이며, 사람에게 아무런 관심을 보이지 못하는 자폐성장애 양상을 보인다. 그리고 지적장애도 광범하게 진행되어 경미한 경우도 학습장애와 사회성장애를 남기게 된다. 통계마다 차이가 있지만 자연 경과를 관찰했을 경우 적게는 5% 많게는 20%가량만이 정상적인 생활을 유지할 수 있다고 하니 한 인간의 삶 자체를 파괴하는 무서운 질환이라고 할 수 있다.

영아연축은 자폐스펙트럼장애와 마찬가지로 신경계 바이러스 감염에 기원을 두고 있다는 것이 아주 강력하게 의심되는 질환이다. 최근 에콰도르에서 진행된 연구에서는 소두증을 유발하는 지카바이러스 감염과 영아연축의 상관성을 보고하였다. 선천성 지카바이러스에 감염된 영아 147명을 후향적으로 관찰하였을 때 7.5%가 웨스트증후군을 앓고 있는 것으로 확인되었다고 한다. [138] 보통의 영아연축 유병률을 10만 명 기준으로 30여 명 정도로 추산하는 것에 비교한다면 지카바이러스 감염이 영아연축을 유발하는 원인 중 하나로 작용한다는 것은 분명하다.

또 다른 측면으로 영아연축의 바이러스 감염 기원을 추정하게 하는 현상은 바이러스 감염 후 자연관해 현상이 뚜렷하게 관찰된다는 사실이

---

138) *West Syndrome in Children With Congenital Zika Virus Infection*, 2021.

다. 이런 현상은 필자도 여러 차례 경험하였다. 영아연축으로 경련이 반복되며 발달지연이 나타나던 아이가 감기로 고열을 앓으면서 연축도 소실되고 발달도 정상화되는 경우가 종종 관찰된다. 이런 현상은 나만의 경험이 아니다.

2001년 일본에서 일본 의학 문헌 데이터베이스를 조사한 연구보고에 의하면, 1970년부터 2000년까지 자연관해를 보인 웨스트증후군 환자는 29명이었다고 한다. 그 환자 중 25명 즉 86%는 바이러스 감염이 자연관해가 일어나기 전에 발생했다고 한다. 또 여러 종류의 바이러스 감염 중 돌발진이 우세했다고 한다. 그중 일부는 2개월 후 재발했지만, 45%가량은 경련이 영구적으로 완화되었다고 한다. 연구자들은 바이러스 감염과 자연관해 사이의 이러한 연관성은 면역학적인 염증 과정이 웨스트증후군의 기초가 됨을 암시한다고 주장하였다. [139] 또한 중국에서는 2019년 항경련제 치료에 전혀 반응하지 않던 웨스트증후군 아동이 헤르페스바이러스의 일종인 HHV-7 감염 후에 자연관해에 도달하였다는 케이스리포트를 보고하였다. [140] 바이러스에 감염된 후 관찰되는 자연관해 현상은 앞서 '감기와 자폐'에서 살펴본 바와 동일하다. 즉 자폐나 웨스트증후군이나 바이러스 감염에 고열이 동반된 경우 자연관해 되는 메커니즘을 공유하는 것이다. 이는 이 질환들이 바이러스 감염에서 기원한다는 합리적 추론을 가능하게 한다.

---

**139)** *Spontaneous remission of spasms in West syndrome—implications of viral infection*, 2001.

**140)** *Spontaneous remission of West syndrome following a human herpesvirus 7 infection in a Chinese infant*, 2019.

영아연축을 소아뇌전증의 하나로 분류하고, 이를 소아신경과의 진료과목으로 다루는 것은 매우 불합리하고 불행한 결과를 초래한다. 영아연축의 본질은 경련이 아니라 급속하고도 심각하게 발달장애로 진행되는 중추신경계 퇴행성질환이다. 경련은 본질이기보다 부속 증세이며, 일정 기간 지속되는 이벤트에 불과하다.

모 한의사가 자기 아이의 영아연축을 한약으로 치료했다며 나를 찾아온 적이 있었다. 아이는 사람과 상호작용이 소실된 중증 자폐로 언어발달이 중지된 무발화 상태였으며 인지학습능력도 상당히 손상된 상태였다. 호전된 것은 단지 연축이 소실되었다는 것 하나였다. 나는 그에게 다음과 같은 논리로 설명을 해주었다.

"연축은 뇌조직의 염증 손상이 진행되며 나타나는 결과에 불과하다. 이 아이에게서 연축이 소실된 것은 한약이 치료한 것이 아니라 뇌조직의 퇴행 손상이 다 마무리가 되었기 때문에 중지된 것으로 이해해야 한다. 즉 뇌전증이 치료된 것이 아니라 중추신경계 퇴행이 완성 고착화된 것이다." 소아신경과 의사들 대부분도 크게 다르지 않은 잘못을 지속하고 있다. 연축이라는 경련과 싸울 뿐 발달의 퇴행 현상과 싸우지 않고 있다. 연축의 소실 과정을 영아연축 치료라고 착각한다. 그들에 의하여 치료되었다는 영아연축 아동들은 광범하게 장애아로 남게 된다.

영아연축에서 연축은 치료가 어렵다는 평가에도 불구하고 자연소실 경향이 뚜렷하다. 경련은 3세까지는 50%의 어린이에게서 사라지며, 5세까지를 기준으로는 90%에서 사라진다(Cowan & Hudson, 1991). 또한 영아연축을 정의하는 특징적인 뇌파검사(EEG) 패턴인 고진폭의 부정뇌파(hypsarrhythmia)는 대체로 3세 정도가 되면 사라진다(Aicardi, 1994). [141] 영아연축의 주된 치료로 통용되고 있는 비가바트린(Vigabatrin)과 프레드니솔론(Prednisolone)의 사용은 연축이라는 경련은 감소시키지만, 고진 폭 부정뇌파를 정상화하지는 못하며 발달장애가 진행되는 퇴행 현상을 막지도 못한다. 2년가량 경과하면 자연소실될 연축을 몇 달 내로 진정시 키는 것을 치료라고 착각하고 있을 뿐이다.

1996년 핀란드에서는 영아연축 환자들을 장기 관찰한 연구보고를 발표하였다. 이 논문은 성인기까지 영아연축을 관찰한 최초의 보고이다. 1960년부터 1976년 사이에 태어난 영아연축 어린이 214명을 대상으로 생 후 3개월~30세까지 대략 25~30년간 추적 관찰을 진행하였다. 그 결과 30살 이전에 사망한 사망률은 31%(환자 214명 중 67명)로 상당히 높은 사 망률을 보였다. 그리고 생존 환자 중 36명은 일정 정도 교육 능력을 갖추 고 있는 것으로 평가되었는데, 그중 지능이 정상인 경우는 25명이었으며 11명은 지능이 손상된 상태였다고 한다. [142] 이를 종합해보면 영아연축 환자 중 교육과 학습이 가능한 경우는 16%가량이며, 이중 지능이 정상범 주로 보존된 경우는 11%가량에 불과한 것이다. 즉 90%가량의 연아연축 환자는 학습능력이 손상된 지적장애나 학습장애로 퇴행한다는 것이다.

2007년 아이슬란드에서는 영아연축 환자의 자폐성장애 발병률에 관한 연구보고가 발표되었다. 1981년에서 1998년 사이에 태어난 영아연 축 아동 중 17명 아동의 부모가 연구에 참여하였다. 그중 14명은 한 가 지 이상의 신경발달장애를 가지고 있었는데, 6명 즉 35.3%는 자폐스펙트 럼장애 진단이 가능한 상태였다고 한다. [143]

---

**141)** *Seizure Outcome in infantile spasms—A retrospective study*, 2011.

**142)** *Long-Term Outcome of West Syndrome: A Study of Adults with a History of Infantile Spasms*, 1996.

**143)** *Autism Spectrum Disorders in Children With a History of Infantile Spasms: A Population-Based Study*, 2007.

이런 정보를 종합해보면 연축이라는 경련의 발생이 퇴행을 유발하는 것은 아니다. 연축이 소실되어도 광범한 신경계 퇴행으로 지적장애와 자폐스펙트럼장애는 남는 것이다. 즉 중추신경계 염증반응으로 인한 손상의 진행이 근본적인 것이며, 퇴행성 발달장애와 연축성 경련은 염증 진행의 두 가지 표현형에 불과한 것이다. 연축이라는 표현형은 시간이 되면 자연소실되는 증세에 불과하며, 퇴행성 발달장애는 영구히 지속되는 표현형이다. 무엇을 치료하는 것이 진정한 치료인지는 대단히 분명하다.

영아연축에서는 자폐와 마찬가지로 수초화 지연 현상이 공통으로 관찰된다. 1996년 자기공명영상(MRI)을 사용하여 웨스트증후군 환자 8명의 뇌 수초화를 연구한 보고가 있다. 보고에 의하면 8명 중 결절성경화증(tuberous sclerosis) 환자 2명은 대뇌백질의 비대칭이 관찰되었지만 정상적인 수초화 패턴을 보였는데, 나머지 6명은 중뇌를 제외한 중추신경계 전반에 걸쳐 수초화 지연이 뚜렷하게 나타났다. 이 사례들은 심각한 정신·운동지체와 지속적인 발작을 보였다. 이 결과를 종합해보면 수초화 지연은 정신지체와 연관이 있음을 확인할 수 있다. **144)**

또 다른 MRI 연구는 웨스트증후군을 앓고 있는 18명의 어린이를 상대로 이루어졌다. 뇌의 10개 영역의 수초화를 MRI 검사에서 후향적으로 평가했다. 이 연구에서는 결절성경화증이 있는 아이에게서도 수초화 지연을 확인할 수 있었다. 특히나 이 연구에서는 수초화 지연 현상이 진행성으로 악화 경향이 있음을 확인하였다. 경련이 시작된 후 첫 달에는 수초화가 정상이거나 경미하게 지연되었지만, 이 그룹에서는 웨스트증후군이

---

**144)** *An MRI study of the myelination pattern in West syndrome*, 1996.

진행됨에 따라 지연이 증가하는 것으로 나타났다. [145] 결국 이는 웨스트 증후군이 진행됨에 따라 수초화 지연도 심해짐을 의미한다.

또 다른 연구는 웨스트증후군의 수초화 지연 현상이 피질의 대사저하와 관련이 있다고 보고하였다. 해당 연구는 MRI뿐 아니라 양전자방출단층촬영(PET)장치를 이용하여 연구를 진행하였다. 18명의 영아연축 환자를 경련이 시작된 시점에 검사하고, 10개월 뒤 재검사를 실행하였다. 경련 발생 시점의 MRI 검사에서 수초화 이상이 확인된 경우는 2명이었는데, 10개월 뒤 검사에서는 12명으로 증가하였다. 그리고 PET상으로 대사이상이 확인된 경우는 경련을 시작한 시점에 12명이었는데, 10개월 뒤에는 6명에게서 관찰되었다. 그리고 대사이상이 확인된 경우 수초화 지연이 더욱 심하게 나타났다고 한다. [146] 결국 대사이상이 수초화 이상을 유발하는 것이며 일정 시점이 지나면 수초화 지연을 심화시킨 이후 대사이상이 멈추는 것으로 보인다. 이에 영아연축은 중추신경계를 손상시키는 과정을 완성하면서 점차 퇴행성 진행으로 완화된다는 점을 추론할 수 있다.

결국 영아연축이란 바이러스 감염이 관여하여 염증이 유발되며 중추신경계 대사이상이 초래되어 수초화 지연이라는 신경계 퇴행 손상이 고착화되는 현상이다. 이로 인하여 자폐성장애와 지적장애 그리고 연축성 경련이 초래되는 것이다. 이런 병리학적 메커니즘은 자폐스펙트럼장애의 발병과 퇴행 과정과 아주 유사하다. 바이러스 감염에서 유발된다는 점, 그리고 뇌전증성 경련 발생과 자폐라는 사회성장애 그리고 정신지체라는 인지장애를 표현형으로 가진다는 공통성을 보인다. 다만 퇴행의 속도에서는 차이가 매우 크게 나타난다. 웨스트증후군이 발병 후 2~3개월이나 1

---

145) *Delayed myelination in children with West syndrome: an MRI-study*, 1994.
146) *Cortical Hypometabolism and Delayed Myelination in West Syndrome*, 1996.

년 이내에 퇴행이 완성된다면, 자폐스펙트럼장애는 12년에서 20년가량에 걸쳐 느리게 퇴행이 완성된다는 차이가 있다. 자폐와 영아연축이 같은 병리학적 구조를 가진다고 단언할 수는 없지만, 아주 유사한 구조인 것은 명확하다.

현재 영아연축 치료는 부신피질자극호르몬(ACTH)를 이용한 치료법과 더불어 비가바트린(Vigabatrin)과 프레드니솔론(Prednisolone)의 사용이 권유되고 있다. 그러나 비가바트린과 프레드니솔론의 사용을 권유하는 것은 경련의 감소를 치료의 최우선 목표로 정하는 잘못된 치료법이다. 앞서 반복적으로 이야기했지만, 연축성 경련은 자연소실 경향이 뚜렷하다. 그러므로 웨스트증후군 치료의 실질적인 목표는 신경학적인 퇴행 손상을 방지하여 정상적인 발달수준을 유지하는 것으로 해야 한다. 그러나 비가바트린과 프레드니솔론의 사용은 발달의 정상화에 별다른 기여를 하지 못한다. 비가바트린을 단독 사용할 때 연축이 소실되는 확률은 60%가량으로 나타나며, 프레드니솔론을 병행하여 사용할 때 연축 소실률은 더 증가하여 70~80%가량에 근접하는 것으로 보인다. 그러나 두 가지 약을 혼합하여 사용하여도 지적장애 발생이나 자폐스펙트럼장애 발생률을 크게 줄이지는 못한다. 경련 소실의 속도만 높일 뿐 고진폭 부정뇌파라는 웨스트증후군 고유의 뇌파에도 변화를 일으키지 못하며, 발달장애 예방효과도 거의 없어 보인다. 따라서 약물 사용으로 얻는 이익이 거의 없다고 봐도 무방하다. 어차피 일어날 연축의 소실을 1~2년 앞당기는 것이 영아연축에 이환된 아동의 미래에 무슨 큰 의미가 있는가?

반면 ACTH의 사용은 전혀 다른 결과로 이어진다. 신경 퇴행을 중지시키고 발달이 정상적으로 이루어질 가능성이 생기는 것이다. 아이슬란드에서는 10년 사이(1981~1990)에 확인된 13건의 영아연축에 ACTH를 사용한 사례를 분석하였다. 모든 환자는 ACTH 요법에 유효반응을 보였으며, 10명은 완전히 연축이 통제되고 3명은 부분적으로 유효반응이 나타났다. 특히 조직학적인 이상 원인을 발견할 수 없는 잠복성(crytogenic) 영아연축은 연축도 소실되고 정신발달도 모두 정상발달이 이루어졌다. 그러나 조직학적인 이상이 발견되는 증상성(symptomatic) 영아연축—대부분 결절성경화증—은 모두 정신지체가 나타났다고 한다.[147] 결국 ACTH의 사용은 여러 가지 문제에도 불구하고 잠복성 영아연축에서는 발달장애로의 퇴행을 방지하는 효과를 보이는 것이다.

2004년 핀란드에서 발표된 ACTH 치료 효과에 관한 논문은 더욱 진일보한 결과를 내놓았다. 이 논문은 고용량 합성 부신피질자극호르몬(ACTH)을 주 치료로 하고 프레드니솔론을 보조요법으로 사용한 사례를 관찰연구하였다. 치료 전 발달평가를 진행하였으며, 치료 후 6년에서 21년 후에 인지 결과를 평가하였다. 그 결과 경련 발생 후 1개월 이전에 치료를 시작한 22명의 영아 환자는 모두 100% 정상적인 인지 상태로 정상발달을 유지하였다. 그러나 경련 발생 1~6.5개월 사이에 치료를 시작한 15명 중에서는 40%만이 정상적인 인지 상태를 유지하였다[148]. 결국 ACTH는 영아연축 발생 후 1개월 이내에 치료를 시작한다면 정상발달을 유지할 수 있는 치료법인 것이다. 그러나 시간이 경과하여 신경계 손상이 이미 진행된 이후에는 ACTH의 사용만으로는 인지발달을 회복시키지 못하는 한계를 보이는 것이다. 경련이 발병하고 시간이 경과한 이후에도 연

---

**147)** *Epidemiologic Features of Infantile Spasms in Iceland*, 1991.
**148)** *Long-term Cognitive Outcomes of a Cohort of Children with Cryptogenic Infantile Spasms Treated with High-dose Adrenocorticotropic Hormone*, 2004.

축 억제와 인지발달의 효과를 보일 수 있는 치료법은 현재로는 케톤 식이 요법만이 인정된다. 사실상 주류의학에서는 ACTH 요법과 케톤 식이요법을 제외하면 인지발달을 개선할 수 있는 치료법이 존재하지 않는다.

물론 ACTH 요법을 대중화하기엔 현실적인 장벽이 너무 높다. 생산과 유통과정에서 품귀현상으로 인하여 치료비가 초고가로 책정되기 때문이다. 이런 비현실적인 치료비를 감당할 수 있는 사람은 아주 일부분일 뿐이다. 그러므로 현실적인 대안으로 비가바트린을 위주로 사용하는 것은 이해할 수 있다. 그러나 비가바트린의 사용이 마치 치료 효과가 있는 듯이 이야기하는 것은 어불성설이다. 치료 효과는 오로지 ACTH에만 있음을 냉정하게 인정하고, 이를 합리적인 가격으로 환자에게 공급할 수 있도록 노력하는 것이 오히려 정당한 의료행위일 것이다.

나는 영아연축 아동을 대상으로 ACTH 요법을 빠르게 적용하는 치료법을 아주 열렬하게 지지한다. 그러나 현실적인 어려움이 있다면 비가바트린의 사용에만 의존하느니 천연허브 치료를 병행할 것을 권유한다. 이미 3장과 4장에서 이야기한 바 있지만, 천연허브에는 포괄적인 항바이러스 효과가 있다. 즉 영아연축에 관여하는 바이러스가 무엇인지 분명하지 않은 상태라도 천연허브의 사용은 대부분 바이러스의 활동력을 약화시키는 것이다. 그러므로 영아연축이 바이러스 기원성 질환이라면 구태여 ACTH를 사용하지 않아도, 천연허브의 적절한 사용만으로도 영아연축을 유발하는 원인을 진정시킬 수 있다.

나는 항경련제를 복합적으로 투약해도 경련 조절이 되지 않는 약물 난치성 뇌전증에 천연허브의 복합처방을 이용하면 경련 감소가 가능함을 2016년 논문으로 발표하였다. 당시 사용된 한약 처방은 시호계지탕

(SGT)을 기본으로 하여 아동의 건강 상태에 따라 몇 가지 약재를 추가한 한약을 투약하였다. 두 가지 이상의 항간질제에 반응하지 않고 SGT로 치료를 받은 간질 환자 54명에게 6개월 투약 후 경과를 평가하였다. 그 결과 24.1%는 경련이 소실되었으며 44.4%의 아동이 50% 이상의 경련 감소를 나타냈다. [149] 당시 54명의 아동 중에서 35%인 19명은 영아연축으로 진단되어 비가바트린은 물론이고 토파맥스 등의 항경련제가 추가되어도 경련이 조절되지 않는 아동이었다. 당시 논문은 경련 억제율만 조사하여 발표하였지만, 경련이 감소한 영아연축 환자들은 퇴행이 멈추고 발달지연이 회복되는 양상이 매우 뚜렷하게 관찰되었다.

약물 난치성 뇌전증 양상을 보이는 아동에 한정하지 않고, 비가바트린만 복용 중인 영아연축 아동을 대상으로 한약을 투약한 효과는 더욱 극적으로 나타났다. 그 양상은 ACTH가 보이는 효과 양상과 매우 유사하였다. 연축 발생 한 달 이내에 비가바트린과 한약을 복합투약한 경우 경련 조절도 매우 안정적으로 나타났으며, 발달 회복도 정상적으로 이루어져 대부분 정상발달 경과를 나타내었다. 그러나 경련 발생 한 달 이상이 경과한 아동은 경련 발생 기간이 길어짐에 따라 치료에 대한 순응도가 점차 떨어졌다. 그 결과 연축 발생 2~3개월이 경과한 아동은 정상발달로 빠르게 회복되는 사례가 없었으며, 경련의 감소와 발달의 부분적인 개선만이 관찰될 뿐이었다. 결국 영아연축은 중추신경계 염증반응으로 인한 손상이 진행되는 퇴행성질환이기에 신경계가 손상되기 전 염증반응을 진정시키는 치료법인 ACTH와 시호계지탕가미방이 유사한 치료 효과를 나타내는 것이다. 결국 퇴행적 손상이 진행되기 전 조기치료를 진행한다면

---

149) *Effect and Safety of Shihogyejitang for Drug Resistant Childhood Epilepsy*, 2016.

영아연축 아동의 정상발달 가능성이 열리는 것이다.

나는 영아연축과 자폐스펙트럼장애가 매우 유사한 발병 구조를 가진 중추신경계 퇴행성질환이라고 추정한다. 이런 가정 아래서 나는 영아연축 병력으로 지적장애 진단을 받았으며 무발화 자폐증세도 보이는 5살 여아를 상대로 닥터 토마토 프로토콜을 적용하여 치료 성과를 낸 임상례를 경험하였다. 아동은 생후 6개월경 경련을 시작하여 영아연축 진단을 받은 후 비가바트린 치료를 진행하였고, 이후 경련은 빠르게 소실되어 치료는 안정적으로 종료되었다고 한다. 경련 억제라는 측면에서는 아주 우수한 치료 효과를 나타냈지만, 아동은 그 이후 발달에 심각한 정체 현상을 보이며 중증 자폐 및 지적장애 상태로 언어사용이 전혀 불가능한 상태로 고착되었다. 이에 닥터 토마토 프로토콜에 따라 중증 자폐에 사용되는 치료법으로 변형된 앳킨스 식이요법을 진행하면서 신경계 자가면역반응을 감소시킬 수 있는 약재를 집중적으로 투약하였다. 그리고 항생 요법과 킬레이션 요법을 교차적으로 적용하는 교차요법을 적용하자 아동은 잠에서 깨어나듯 점차 발달을 재개하기 시작하였다. 눈맞춤이 회복되고 비언어적 상호작용을 시작하였으며, 치료한 지 6개월째가 되자 아주 미숙하지만 언어모방이 출현하였다. 아동의 변화는 나에게 감동과 확신을 선물하였다. 영아연축과 ASD가 유사한 병리구조를 가졌음을 확신하게 되었으며, 영아연축으로 인한 신경계 손상도 비가역적인 손상이 아니라 회복될 수 있음을 확인한 것이다. 치료는 아직도 진행 중이며, 느리지만 꾸준한 회복세를 보이고 있다. 더욱 많은 호전 케이스가 쌓이면 체계적인 연구논문으로 보고할 수 있을 것으로 기대한다.

## 글을 마치며

이 책의 글을 마칠 즈음 미국 에모리대 연구진이 아동의 눈동자 움직임으로 자폐스펙트럼 증상을 정량화하는 데 성공해 그 내용을 국제학술지 《미국 의학협회지(*JAMA*)》에 발표했다. 16개월부터 30개월 사이의 아동이 상호작용을 하는 비디오를 시청하는 동안 시선처리 방식을 모니터링하여 자폐를 진단하는 진단기가 미국 FDA의 승인을 받았다고 한다. 이 진단기를 이용하면 자폐를 빠르게 조기진단 하는 것이 가능해지기에 조기치료의 길이 열린다고 신문에 대서특필되었다.

나는 오래전부터 이 진단기의 등장을 목 빠지게 기다렸다. 이 연구진을 이끄는 에모리대 의과대학 에이미 클린(Amy Klin) 박사의 연구 내용을 알고 있었다. 나는 2016년경 미리 진단기를 구입할 수 있는지 의뢰했었고, 에이미 클린 박사는 FDA 승인 후에 판매할 수 있다고 답하였다. 당연하게 난 8년여를 기다렸고 최근에야 그 결과를 뉴스로 접하였다. 진실로 퇴행 초기에 자폐를 조기진단할 수 있다면 자폐 치료에 새 역사가 열릴 것이라는 기대 때문이었다.

그러나 그 결과는 매우 실망스러운 내용이었다. 에이미 클린 박사의 조기진단기는 내 기대를 한참 벗어난 상태로 FDA 승인을 마친 것이다. 원래 에이미 클린의 주장은 생후 6개월만 돼도 자폐 진단이 가능하다는 것이었다. 자폐아동은 시선처리능력이 점차로 퇴행하기 때문에 시선처리 능력을 꾸준히 평가하여 퇴행 경향을 확인한다면, 자폐는 생후 6개월에도 진단할 수 있다고 주장하였다. 그러나 이번에 승인 절차를 마친 것은 생후 16개월 이후에야 자폐 진단을 할 수 있는 진단기다. 그것도 비디오 시청이 의도적으로 이루어지는 과정을 거쳐야만 진단이 되는 것이니 지시수행에 순응할 수 있는 자폐아동에게나 적용할 수 있을 듯하다. 그 정도라면 ADOS2-TODDLER 검사법을 이용하면 상당히 정확성 있게 조기진단이 가능하다.

책의 본문에서 이야기한 바 있지만, 자폐는 영아기 퇴행 과정을 거친다. 영아기 퇴행은 이미 생후 6개월에서 12개월 사이에 진단할 수 있어야 한다. 16개월이 넘어가면 이미 자폐적인 퇴행이 고착화되는 시기로 넘어가기에 신경학적인 손상이 고착된 아동도 상당수 존재한다. 그러므로 생후 12개월 전 퇴행이 시작되는 시점에 자폐를 진단해야만 진정 조기진단이라는 의미에 부합하며, 아주 손쉽게 자폐를 치료할 수 있는 조기치료의 길을 열 수 있다. 자폐를 정복하기 위하여 진정으로 요구되는 것은 12개월 전 자폐 퇴행이 시작되는 시점에 자폐를 알아낼 수 있는 진단기이다.

조기진단기를 이야기한다면 조기치료에 관해서도 생각해봐야 한다. 현재 조기진단과 조기치료를 해야 한다는 생각은 조금이라도 어릴 때 빠르게 교육을 시작해야 한다는 개념일 뿐이다. 조기에 질병을 발견하면 근본적인 치료를 할 수 있다는 생각은 전혀 없다. 안타까운 이야기지만, 현재 존재하는 주류의학적인 도구로는 조기진단을 한다고 해도 자폐아동의 미래에는 아무런 차이를 만들어내지 못한다. 이미 신경학적인 퇴행과 손상이 진행되어 눈맞춤은 점점 약해지고 인간을 향한 관심은 점차로 소실되어가는 ASD 아동에게 ABA나 감각통합이나 언어치료 따위는 참 우스운 접근법이다.

이런 접근법을 나는 다음과 같은 비유로 설명한다. 엔진에 불이 난 차를 운전하는 운전자에게 제대로 된 운전법을 가르쳐야 한다고 주장하는 것과 다를 바가 없다고. 자폐 퇴행은 자폐아동의 신경망에 불이 난 것과 진배없다. 그런 위험한 상황에 운전법을 교육한다면 정말 바보 같은 선택일 것이다. 안타깝지만 지금 자폐를 치료한다고 이야기하는 의사들이 하는 행동이 전부 이와 같다.

책에서 닥터 토마토 프로토콜을 설명하며 이야기했지만, 자폐는 퇴행을 방지할 수 있는 질환이다. 특히나 12개월 전 퇴행이 시작되는 그 시점에 바이러스 감염에 대한 대항력을 회복시키고 신경계 손상을 방지한다면, 자폐는 완벽하게 예방적인 치료가 가능한 질환이다. 그리고 닥터 토마토 프로토콜은 그 방법을 부족하지만 제시하고 있다.

꿈을 꾸어본다. 에이미 클린 박사가 원래 꿈꾸던 진단기를 꿈꾸어본다. 생후 12개월 전 자폐를 진단할 수 있는 진단기의 등장을 간절히 꿈꾸어본다. 그리고 재차 꿈을 꾸어본다. 자폐가 시작되는 그 시점에 자폐를 유발하는 염증을 완전히 극복시키고 신경계 발달을 정상화하는 아주 단순한 치료제의 등장을 기대해본다. 머지않은 시간 내에 가능할 것으로 기대한다. 그렇게 된다면 인류는 자폐 치료에서 진정한 의미의 조기진단과 조기치료를 완성할 수 있을 것이다. 감기에 걸려도 걱정 없이 감기를

치료하듯 자폐를 유발하는 바이러스에 감염이 되어도 걱정 없이 자폐를
치료하는 그때가 조만간 올 것이다.

자폐와 아스퍼거 치료를 위한

# 의학적 접근법

Dr. TOMATO PROTOCOL FOR AUTISM

ⓒ 김문주

초판 1쇄 인쇄  2024년 2월 10일
초판 1쇄 발행  2024년 2월 19일

지은이  김문주
펴낸이  조동욱
편집  이현호

펴낸곳  와이겔리
등록  제2003-000094호
주소  03057 서울시 종로구 계동2길 17-13(계동)
전화  (02) 744-8846
팩스  (02) 744-8847
이메일  aurmi@hanmail.net
블로그  http://blog.naver.com/ybooks
인스타그램  @domabaembooks

ISBN  978-89-94140-46-9  03510

＊책값은 뒤표지에 있습니다.
＊잘못 만들어진 책은 바꿔 드립니다.